ΙΣΟΒΙΑ ΥΓΕΙΑ
Ποιο είναι το μυστικό;

Β΄ Έκδοση

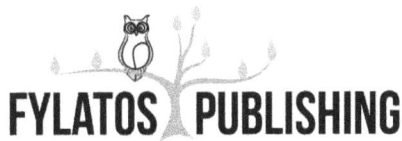

FYLATOS PUBLISHING

FYLATOS PUBLISHING

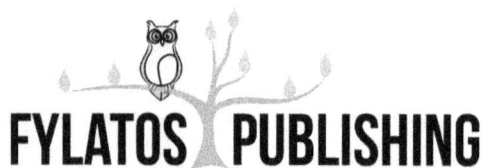

ΕΙΣΑΙ ΣΥΓΓΡΑΦΕΑΣ; ΓΙΝΕ ΕΚΔΟΤΗΣ!

ΣΤΙΣ **ΕΚΔΟΣΕΙΣ ΦΥΛΑΤΟΣ**

Copyright για ελληνική έκδοση
© Εκδόσεις Φυλάτος, © Fylatos Publishing, Θεσσαλονίκη 2013

Συγγραφέας: Στέργιος Μάλαμας

© Εκδόσεις Φυλάτος, © Fylatos Publishing
e-mail. contact@fylatos.com
web: www.fylatos.com
Σχεδιασμός Εξωφύλλου: © Εκδόσεις Φυλάτος
Σελιδοποίηση-Σχεδιασμός: © Εκδόσεις Φυλάτος

ΕΠΙΜΕΛΕΙΑ: Παναγιώτα Καρατσοβάλη, φιλόλογος.

ISBN: **978-960-88824-1-6**

ΣΤΕΡΓΙΟΣ ΜΑΛΑΜΑΣ M.D.

ΙΣΟΒΙΑ ΥΓΕΙΑ
Ποιο είναι το μυστικό;

Επιστημονική επιμέλεια
Γεώργιος Βαρλάμης
Καθηγητής Ιατρικής Σχολής Α.Π.Θ.

Εκδόσεις Φυλάτος, Θεσσαλονίκη 2013

*Η διατροφή ενός έθνους είναι πιο σπουδαία
από τα νοσοκομεία του.*

Πίνακας Περιεχομένων

Εισαγωγή

ΜΕΡΟΣ ΠΡΩΤΟ
Η επιστήμη και η φιλοσοφία
των γηρατειών

1 **107 ετών** 19
2 **Αθανασία, ένα παρήγορο ψέμα** 21
3 **Παραδεχθείτε την ηλικία σας** 28
   α. Τα διατροφικά συμπληρώματα 34
   β. Τα καλλυντικά προϊόντα 43
   γ. Η πλαστική χειρουργική 52
4 **Γερνάμε, είναι φυσιολογικό** 59
   α. Η καραμελοποίηση 61
   β. Οι ελεύθερες ρίζες 70
   γ. Η αντιοξειδωτική άμυνα 78
   δ. Βιταμίνες, η κατάρρευση του μύθου 83
   ε. Οξειδωτική τάση και φλεγμονές 97
5 **Αντιγήρανση, όταν η ιατρική παραπλανά** 102

ΜΕΡΟΣ ΔΕΥΤΕΡΟ
Η βελτίωση των βιολογικών μας πόρων

6 **Αντιφλεγμονώδης διατροφή, η αληθινή αντιγήρανση** ... 121
   α. Μια αναγκαία επανάληψη 129
   β. Χοληστερόλη, η αλήθεια και το ψέμα 131
   γ. Η συνέχεια με τις φλεγμονές 142
   δ. Τα λίπη 144
   ε. Διατροφικές οδηγίες 153
   στ. Οι υδατάνθρακες 160
   ζ. Οι πρωτεΐνες 165
   η. Άλλοι αντιφλεγμονώδεις παράγοντες 169

7   Το υγρό διαμάντι 178
8   Αλήθεια, γιατί τρώμε τόσο πολύ; 184
9   Η σωστή διατροφή για ηλικιωμένους 192
10 Κάπνισμα, το μεγάλο λάθος 202
11 Φυσική δραστηριότητα 220
12 Η δέσμευση... 229

ΜΕΡΟΣ ΤΡΙΤΟ
Η διανοητική και συναισθηματική διαχείριση

13 Ύπνος, ανάπαυση, χαλάρωση 235
14 Η διαχείριση του στρες 244
15 Αρνητικά συναισθήματα, κατάθλιψη 255
16 Μνήμη, η διατήρησή της 264

ΜΕΡΟΣ ΤΕΤΑΡΤΟ
Μερικές ακόμη συμβουλές

17 Οδήγηση και τρίτη ηλικία 272
18 Ποιες εξετάσεις να κάνω; 279
19 Οι 5 τροφές που μας κρατάνε νέους 284
20 Οι 5 τροφές που μας γερνάνε 286
21 Το χειρότερο γεύμα 288
22 Τα 10 κορυφαία αντικαρκινικά τρόφιμα 290

ΠΑΡΑΡΤΗΜΑ
Τα θρεπτικά συστατικά

23 Τι είναι η τροφή μας; 297

Λεξιλόγιο 309
Βιβλιογραφία 317

ΠΡΟΛΟΓΟΣ

ΕΙΝΑΙ ΜΙΑ ΚΑΤΑΘΕΣΗ Αγάπης για τον Άνθρωπο, μια βαθειά γνώση της φύσης, μια θερμή φωνή που καλεί να σεβαστούμε τη Φύση, τη Δημιουργία, τον Εαυτό μας.

Είναι ένα κάλεσμα αυτογνωσίας, ένα ξεκλείδωμα και διάφανος φωτισμός σκοτεινών ή ημίθαμπων θαλάμων γνώσης και επίγνωσης, ένας ύμνος στην Υγεία.

Με όπλο την έμφυτη ικανότητα επικοινωνίας του με τον άνθρωπο ο συγγραφέας, γνώστης της Βιολογίας και της Βιοχημείας, γνώστης της Ψυχολογίας του σύγχρονου ανθρώπου, έχει την αίσθηση πως σε παίρνει από το χέρι και σε οδηγεί στο μεγάλο κήπο της ζωής, δείχνοντάς σου το προαιώνιο δίλημμα, τη γνώση του καλού και του κακού, απλοποιώντας το φαινόμενο της ύπαρξής σου, μεταδίδοντάς σου το σεβασμό και την αγάπη για ζωή και την ανάγκη επιστροφής στα ανθρώπινα μέτρα διαβίωσης.

Ο συγγραφέας εξηγεί, καθοδηγεί, καταθέτει τη δική του πρόταση για τη ζωή και ήρεμα σε καλεί να μιμηθείς, να ζεις υγιής, να μεγαλώνεις και να γερνάς ήρεμα και υπερήφανα.

Τοποθετεί τον αναγνώστη μπροστά σε ένα ιατρικό φόντο και του εξηγεί με καταληπτό και ευχάριστο τρόπο πώς θα θωρακίσει την υγεία του και πώς θα καταφέρει να ζήσει καλύτερα και, ίσως, περισσότερο.

Γεώργιος Βαρλάμης
Καθηγητής Ιατρικής Σχολής Α.Π.Θ.

ΕΙΣΑΓΩΓΗ

ΣΕ ΚΑΘΕ ΕΟΡΤΑΣΤΙΚΗ και χαρούμενη στιγμή οι ευχές που ακούγονται είναι «χρόνια πολλά», «υγεία», «να ζήσεις», «να τα εκατοστίσεις» και πολλές άλλες παρόμοιες που επικαλούνται ευτυχία και μακροημέρευση. Οι ευχές αυτές είναι πάντοτε ευπρόσδεκτες γιατί ακριβώς ταυτίζονται με την ενδόμυχη επιθυμία του καθενός από εμάς να ζήσει πολλά χρόνια, να γίνει αιωνόβιος και όλα αυτά τα χρόνια να είναι υγιής. Μάλιστα η επιθυμία για μακροημέρευση είναι τόσο ισχυρή ώστε βαθμιαία μετατρέπεται σε πίστη. Τελικά όλοι ή σχεδόν όλοι πιστεύουμε ότι θα ζήσουμε εκατό χρόνια. Όπως όμως συνήθως συμβαίνει, πεθαίνουμε όλοι ή σχεδόν όλοι νωρίτερα, μερικοί μάλιστα πολύ νωρίτερα.

Η ιατρική, παλαιότερα ως τέχνη και σήμερα ως επιστήμη, επίμονα έψαχνε για τρόπους που θα επιμήκυναν την ανθρώπινη ζωή και ταυτόχρονα θα την έκαναν καλύτερη. Και επειδή πάντα ο άνθρωπος εμπιστευόταν την ιατρική, στην οποία αρκετά συχνά απέδιδε δυνατότητες μεγαλύτερες από αυτές που πραγματικά είχε, αποζητούσε από αυτήν οτιδήποτε θα ικανοποιούσε την ισχυρή επιθυμία του για μακροζωία.

Η ελπίδα είναι η εξαδέλφη της επιθυμίας. Η ελπίδα έχει καλή εμπορική αξία. Στην εποχή μας οι λειτουργοί των διαφόρων θρησκειών έχουν χάσει μεγάλο μέρος του εμπορίου αυτού, που μεταπήδησε βαθμιαία στον ιατρικό και φαρμακευτικό χώρο. Στο όνομα της ωφέλειας για υγεία και μακροημέρευση, η ιατρική πλέον και όχι η θεολογία[1] είναι αυτή που διδάσκει την εγκράτεια, είναι αυτή που ορίζει τους κανόνες, που πρέπει να τηρούνται με ευλάβεια και να είναι απαράβατοι. Με τους κανόνες αυτούς ελέγχεται πλέον η κοινωνία η οποία έχει για τα καλά ιατρικοποιηθεί, καθώς καθοδηγείται συστηματικά η προσωπική και οικογενειακή ζωή. Για τις θρησκείες, αν κάνουμε κάτι που δυσαρεστεί το Θεό θεωρείται αμαρτία. Για την ιατρική, ακόμη κι αν είμαστε υγιείς, αν ξεφύγουμε ελάχιστα από αυτά που σήμερα αυτή πρεσβεύει, βλάπτουμε την υγεία μας και ενδεχομένως, συντομεύουμε τη ζωή μας. Δεν έχει σημασία ότι τα ισχύοντα στην ιατρική σήμερα είναι διαφορετικά από όσα ίσχυαν χθες, ούτε ότι εκείνα που θα ισχύουν αύριο, πιθανόν, θα είναι ακριβώς αντίθετα από τα ισχύοντα σήμερα. Κάθε συμπεριφορά που αποκλίνει από τα εκάστοτε ιατρικώς κρατούντα θεωρείται πάθηση ή σύνδρομο. Και όπως η θρησκεία έχει συνδέσει την αμαρτία με την αρρώστια ως τιμωρία, έτσι έκανε και η ιατρική. Η αμαρτία έγινε *διαταραχή* και ο κολασμός έγινε *νόσος*. Η κοινωνία μας μετατράπηκε σε μια απέραντη θεραπευτική κοινότητα. Και αφού ανήκουμε σ' αυτήν, είμαστε ένας ακόμη ασθενής του γενικού αυτού θεραπευτηρίου που ορίζει ότι αυτά πρέπει να τρώμε, αυτά να πίνουμε, τόσο να κινούμαστε, έτσι να σκεφτόμαστε, τόσο να κοιμόμαστε και το χειρότερο, αυτά τα χάπια να καταπίνουμε προληπτικά κάθε μέρα.

Η βιομηχανία των προϊόντων διατροφής δεν έχασε την ευκαιρία. Γέμισε τα ράφια των καταστημάτων με πολλά άχρηστα τρόφιμα-σκουπίδια που υπόσχονται από το γρήγορο αδυνάτισμα μέχρι την πρόληψη του καρκίνου και τη μείωση της κακής χοληστερόλης. Στο χορό μπήκαν και τα φαρμακεία με τα αμέτρητα παραφαρμακευτικά και καλλυντικά προϊόντα που διαθέτουν και υπόσχονται τα πάντα.

Σήμερα το προσδόκιμο επιβίωσης στις ανεπτυγμένες χώρες εγγίζει τα 80 χρόνια, διπλάσιο περίπου απ' ότι πριν έναν αιώνα. Χωρίς αμφιβολία σ' αυτό συνέβαλε η εξέλιξη της ιατρικής επιστήμης. Δεν έχει μεγάλη σημασία να διευκρινιστεί εδώ ποιο από τα ιατρικά επιτεύγματα των δύο τελευταίων αιώνων συνέβαλε περισσότερο. Πόσο δηλαδή συνέβαλε η εφαρμογή των ευεργετικών εμβολίων, πόσο η χρήση των αντιβιοτικών, πόσο η έγκαιρη και επιτυχής διάγνωση με τη βοήθεια και της τεχνολογίας και πόσο η βελτίωση των εγχειρητικών μεθόδων. Μια προσεκτικότερη ματιά στις αιτίες αύξησης της διάρκειας της ζωής αποδεικνύει ότι οφείλεται σε μεγάλο ποσοστό στη μείωση της βρεφικής θνησιμότητας. Πράγματι, αν αφαιρεθεί[2] από τους υπολογισμούς η βρεφική θνησιμότητα, το προσδόκιμο επιβίωσης έχει αυξηθεί, κατά μέσο όρο, το πολύ κατά 3,7 έτη. Αν ακόμη εξαλειφθεί παντελώς ο καρκίνος, η ζωή θα αυξηθεί κατά άλλα 2,5 χρόνια. Κατά 14 επιπλέον χρόνια θα αυξηθεί, αν εξαλειφθούν ο σακχαρώδης διαβήτης με τις συνοδούς του νόσους και όλες οι ασθένειες του κυκλοφορικού. Συνεπώς, χωρίς τις κυριότερες αιτίες θανάτου του ανθρώπου, η μέση ζωή του θα διαρκούσε το πολύ 95 χρόνια.

Η καταγεγραμμένη μέγιστη διάρκεια ζωής του ανθρώπινου είδους είναι τα 122 χρόνια και 164 ημέρες, ρεκόρ που πέτυχε η κυρία Jeanne Calment που ζούσε στη νότια Γαλλία και πέθανε το 1997.

Η βιομηχανία τροφίμων λοιπόν, με τα νέα προϊόντα που συνεχώς προσθέτει στα ήδη υπάρχοντα, δημιούργησε νέες συνήθειες και συνέβαλε στην αύξηση της συχνότητας γνωστών ασθενειών και στην εμφάνιση νέων. Οι νέες τροφές, όντας πολύ μακριά από τη μητέρα φύση, δημιούργησαν καινούρια διατροφικά πρότυπα, κατά κανόνα βλαπτικά. Το εργοστάσιο έχει αλλάξει τη φύση πολλών τροφίμων. Τα έχει κάνει πιο ραφινάτα, πιο εμφανίσιμα με την προσθήκη μερικώς υδρογονωμένων λιπαρών, διαφόρων χρωστικών, αρωματικών, συντηρητικών ουσιών αλλά και αλατιού. Οι ουσίες αυτές είναι όμως ξένες προς τις διατροφικές μνήμες του οργανισμού μας, όπως αυτές διαμορφώθηκαν με το πέρασμα των χιλιετιών. Επίσης, για τον ίδιο λόγο, ξένα είναι και τα γενετικώς τροποποιημένα τρόφιμα, τα λεγόμενα μεταλλαγμένα. Μπροστά στην κατάσταση αυτή αμύνονται τα κύτταρά μας με τους αναρίθμητους μηχανισμούς που διαθέτουν. Συχνά στο τέλος χάνουν τη μάχη και όταν τη χάσουν, αρρωσταίνουν.

Ύστερα από αυτό, η βιομηχανία φαρμάκων δεν θα άφηνε την ευκαιρία να πάει χαμένη. Αφού από το ρύζι και το σιτάρι απομακρύνθηκε ο φλοιός και μαζί οι ίνες και οι βιταμίνες, έπρεπε να δημιουργηθούν υποκατάστατα που θα περιέχουν ίνες και βιταμίνες. Σταδιακά πέρασε στον πληθυσμό η αντίληψη ότι τα σκευάσματα αυτά είναι απαραίτητα. Αυτό συνέβη και σε δεκάδες άλλες περιπτώσεις και έτσι βαθμιαία η κοινωνία μας μετασχηματίστηκε, χωρίς λόγο, σε ένα απέραντο θεραπευτήριο.

Πολλοί άνθρωποι πιστεύουν ότι αν μία τροφή δεν είναι εμπλουτισμένη με βιταμίνες, με ιχνοστοιχεία, με σίδηρο, με ασβέστιο ή με το πιο απίθανο εκχύλισμα που προέρχεται από το τάδε φυτό που φυτρώνει στο δείνα εξωτικό μέρος, δεν πρέπει να καταναλωθεί. Αυτό που για χιλιετίες σε πλήρη αρμονία μας το προσέφερε ο κήπος, ο αγρός, η θάλασσα, το ζώο, με άλλα λόγια η φύση, μέλη της οποίας είμαστε κι εμείς, τώρα το αγοράζουμε από το φαρμακείο σε συγκεκριμένη δοσολογία και με οδηγίες χρήσης. Αν μάλιστα οι οδηγίες δεν μας διαφωτίζουν ικανοποιητικά, προστρέχουμε στην αυθεντία του φαρμακοποιού ή του γιατρού.

Έχουμε αποκοπεί από τη φύση. Την έχουμε δίπλα μας και την παρατηρούμε σαν κάτι το μουσειακό, μακρινό κι εξωτικό. Δεν επωφελούμαστε ούτε και τη χαιρόμαστε. Ίσως για το λόγο αυτό δεν την προστατεύουμε. Δεν αισθανόμαστε πλέον μέλη της. Απομακρυνθήκαμε από αυτήν, φύγαμε από το σπίτι μας και τώρα που μας λείπει προσπαθούμε να την αναπληρώσουμε και να την βάλουμε σε μπουκάλια μαζί με…έκδοχα. Η φύση δεν εγκλωβίζεται, δεν αντιγράφεται, δεν χειραγωγείται. Η φύση είναι η δεσπόζουσα δύναμη, ο αιώνιος τροφοδότης μας, η μεγάλη αγκαλιά. Η φύση τιμωρεί σκληρά όσους την παραβλέπουν, την υποτιμούν και τη βλάπτουν, ενώ αντίθετα επιβραβεύει αυτούς που την σέβονται, που την επιζητούν, που ζητούν τις χάρες της.

Για χιλιάδες χρόνια οι μητέρες θήλαζαν τα παιδιά τους, που μεγάλωναν φυσιολογικά και γίνονταν κυνηγοί, πολεμιστές ή ολυμπιονίκες. Τώρα τα θηλάζει το μπιμπερό που προσπαθεί να αντικαταστήσει το μητρικό μαστό και που είναι γεμάτο με ένα υγρό που προσπαθεί να μιμηθεί το μητρικό γάλα. Το ψυχρό θήλαστρο από σιλικόνη είναι το πρώτο πράγμα που βάζει το νεογέννητο στο στόμα του. Η σιλικόνη θα το ακολουθεί σε όλη του τη ζωή.

Η πρώτη του γουλιά παρασκευάσθηκε σε κάποια ανοξείδωτη δεξαμενή εργοστασίου πολύ μακριά. Περιέχει συστατικά γάλακτος, ζάχαρη, αλάτι και καθόλου ή ελάχιστα αντισώματα. Το νεογνό μεγαλώνει χωρίς να αισθάνεται τη ζεστασιά της μητρικής θηλής, χωρίς ν' ακούει και να νιώθει το σφυγμό, την ανάσα και τη ζέση της μάνας του. Αυτή είναι η πρώτη του ρήξη με τη φύση. Στη συνέχεια της ζωής του θα επαναλάβει τις ρήξεις και θα πληρώσει αμέτρητες φορές το ίδιο λάθος. Γιατί άραγε ο σακχαρώδης διαβήτης τύπου 2, που παλαιότερα αποκαλούνταν *διαβήτης των ενηλίκων,* το άσθμα και η παχυσαρκία είναι πλέον συνηθισμένες ασθένειες της παιδικής ηλικίας; Και να ήταν μόνον αυτές... Υπάρχουν ήδη παιδιά με διατροφικής αιτιολογίας υπερχοληστερολαιμία και με υπέρταση. Με ασθένειες που πιθανόν να μην παρατηρούνται ούτε στους παππούδες τους. Θα ζήσουν αυτά τα παιδιά όσο οι γονείς τους ή οι παππούδες τους; Αν ναι, τι ποιότητα ζωής θα έχουν; Ποια μακροζωία ευαγγελίζεται η σύγχρονη επιστήμη όταν γύρω της συμβαίνουν αυτά; Ασχολείται η ιατρική επιστήμη με την υγεία του ανθρώπου όσο πρέπει ή ασχολείται αποκλειστικά με τις ασθένειες; Έχει διακρίνει τη διαφορά; Και αν ναι, γιατί το κάνει αυτό;

Μέσα σ' αυτό το περιβάλλον, μέσα στο πλέγμα των ποικίλλων συμφερόντων, υπάρχει ακόμα, ευτυχώς, λίγος χώρος όπου μπορεί να ζήσει κάποιος χωρίς να εξαρτάται από άλλους, χωρίς να αισθάνεται μέλος θεραπευτικής κοινότητας. Ολοένα και εμφανίζονται στην αγορά τρόφιμα που προέρχονται από μικρούς παραγωγούς. Οι υποψιασμένοι τους εμπιστεύονται ολοένα και πιο πολύ. Όλο και περισσότεροι θέλουν να ζήσουν πλέον μέσα σε απλά και εύχρηστα πλαίσια. Όλο και περισσότεροι επιθυμούν μια ζωή στα ανθρώπινα μέτρα. Σιγά σιγά οι ναρκωμένες βιολογικές μνήμες μας ξυπνούν και επανασυνδέονται με τη φύση.

Η ζωή μας κατά κανόνα θα έχει τη διάρκεια του μέσου όρου της ζωής του ανθρώπου. Η μεγάλη ηλικία είναι το πιο απροσδόκητο απ' όλα τα πράγματα που μπορούν να μας συμβούν. Αυτό είναι δεδομένο. Το μόνο που μπορούμε να κάνουμε εμείς είναι να μην την συντομεύσουμε με τις συνήθειές μας, να βελτιώσουμε την ποιότητά της, να απαλύνουμε τα τυχόν προβλήματά της και, ίσως έτσι να την επιμηκύνουμε κατά τι. Αυτό εξαρτάται από εμάς τους ίδιους. Το βιβλίο αυτό προσπαθεί να μας βοηθήσει να βάλουμε τον εαυτό μας σε μια τάξη και να δημιουργήσουμε τα ατομικά μας υγιή βιωματικά πρότυπα μέσα από τις δικές μας συνήθειες. Να οριοθετήσουμε νέους ορίζοντες, να επανατοθετηθούμε.

Ας δούμε το περιεχόμενο αυτού του βιβλίου όχι σαν μια σειρά από κανόνες και διαταγές που πρέπει να ακολουθήσουμε υποχρεωτικά, αλλά σαν μια σειρά από πληροφορίες και συμβουλές που, αν τις ακούσουμε, θα ωφεληθούμε σημαντικά. Μπορούμε στους μοντέρνους καιρούς να ζήσουμε με φυσικές συνήθειες. Πώς; Αυτό είναι το ζητούμενο.

ΜΕΡΟΣ ΠΡΩΤΟ

Η επιστήμη και η φιλοσοφία των γηρατειών

1

107 ΕΤΩΝ

Σύντομη αναφορά σε έναν απλό αλλά ιδιαίτερα
χαρισματικό άνθρωπο που έζησε 107 χρόνια

ΠΙΣΤΕΥΩ ΠΩΣ ΕΙΝΑΙ χρήσιμο και συνάμα ευχάριστο, εδώ στο σημείο αυτό, να ξεδιπλώσω μερικές εικόνες που αντιπροσωπεύουν ελάχιστες από τις στιγμές ενός ανθρώπου που είχε την ευλογία να ζήσει 107, βεβαιωμένα, χρόνια[3]. Ήταν ο άνθρωπος που επηρέασε τις καθημερινές μου συνήθειες και όχι μόνο. Ήταν ο παππούς μου.

Προφανώς η φύση τον προίκισε με ένα, γενετικά, προνομιούχο οργανισμό τον οποίο όμως ο ίδιος στη συνέχεια σεβάστηκε και διαχειρίστηκε με περίσσια σύνεση. Στη διαχείριση αυτή σύμβουλό του είχε τον εγκρατή και ήπιο χαρακτήρα του και το ισχυρό του ένστικτο.

Γνώριζε ανάγνωση, γραφή, αρίθμηση και αρκετούς αρχαίους μύθους που συχνά τους ανέφερε σαν παράδειγμα.

Παρήγαγε δικό του μέλι, κρασί, ελαιόλαδο, δημητριακά, καρύδια, όσπρια και κηπευτικά. Το καλοκαίρι είχε φρέσκα φρούτα και το χειμώνα αποξηραμένα· σύκα, δαμάσκηνα, σταφίδες, καρύδια. Αυτή ήταν η δουλειά του και με αυτά συντηρούσε την οικογένειά του. Ήταν αυτάρκης κι ευχαριστημένος που έβλεπε τον ήλιο ν' ανατέλλει κάθε πρωί. Πριν από το φαγητό ή τον ύπνο έκανε απαραίτητα προσευχή και κάθε Κυριακή πήγαινε στην εκκλησία. Δεν τον άκουσα ποτέ να συκοφαντεί, να βλασφημεί ή να υβρίζει.

Βοηθούσε οποιονδήποτε, χωρίς εξαίρεση, όπως και με ό,τι μπορούσε. Έχαιρε μεγάλης εκτίμησης και σεβασμού στο χωριό, λόγω της ηλικίας αλλά και λόγω του χαρακτήρα και όχι σπάνια τον ανέφεραν ως πρότυπο και παράδειγμα, ακόμα και ως διαιτητή στην επίλυση διαφορών.

Μία ημέρα πριν πεθάνει έχασε την όρεξη και την επιθυμία για τροφή, χωρίς να εμφανίσει άλλο σύμπτωμα, ενόχλημα ή δυσφορία. Ανακοίνωσε ότι διαισθάνθηκε το τέλος του. Το βλέμμα του ήταν φωτεινό και το πρόσωπό του ήρεμο, σχεδόν χαρούμενο. Είχε εκπληρώσει το χρέος της ζωής του στο ακέραιο και όντας έτοιμος από καιρό για τη στιγμή αυτή δεν δέχτηκε καμιά ιατρική φροντίδα θεωρώντας τη μάταιη. Αποχαιρέτησε οικείους και γείτονες και παρακάλεσε να μην τον ενοχλήσουν. Προσευχήθηκε, ξάπλωσε με τη δεξιά του πλευρά και έβαλε τις δυο παλάμες του κάτω από το μάγουλο. Η αναπνοή του σιγά σιγά γινόταν πιο αραιή και πιο βαθιά. Καθώς περνούσαν οι ώρες έφερνε τους μηρούς του προς την κοιλιά και έγερνε το πρόσωπό του προς τα γόνατα. Στη στάση αυτή, που θυμίζει έμβρυο στη μήτρα, άφησε την τελευταία του πνοή. Έφυγε από τη ζωή όπως ήρθε, επιστρέφοντας στη μήτρα της φύσης, θα μπορούσε να πει κανείς, με τον ταυτόχρονο θάνατο όλων των κυττάρων του. Η τελετή της κηδείας του μας φάνηκε σαν γιορτή. Ήταν περισσότερο η τελετή λήξης ενός πολιτισμού που βίωσαν οι πολυάριθμοι απόγονοι και συγχωριανοί του· ο πολιτισμός να ζεις με ένα σοφό υπεραιωνόβιο.

Στα επόμενα κεφάλαια, ο άνθρωπος αυτός, *ο παππούς*, με αποσπάσματα από τις αφηγήσεις του, τα γνωμικά του και τα πνευματικά αποστάγματα ενός αιώνα, θα εμφανίζεται σαν *το χορό* στο αρχαίο θέατρο για να μας θυμίζει πως η φύση είναι ο καλύτερός μας φίλος, πως η ζωή έχει ανάγκη από απλούς κανόνες, πρακτικούς και εφαρμόσιμους και πως τα ανθρώπινα μέτρα είναι τα καλύτερα μέτρα για μια ευτυχισμένη ζωή.

2

ΑΘΑΝΑΣΙΑ,
ΕΝΑ ΠΑΡΗΓΟΡΟ ΨΕΜΑ

Θεοί-άνθρωποι, άνθρωποι-θεοί. Οι θεοί ζούνε (αιώνια) χάρη στο
θάνατο των ανθρώπων, οι θνητοί όταν πεθάνουν χάνουν την
(αιώνια) ζωή των θεών. Ηράκλειτος.

ΔΕΝ ΕΙΝΑΙ ΣΤΙΣ προθέσεις μου να γράψω για το θάνατο
ή για το φόβο του θανάτου στο βιβλίο αυτό. Συνάμα, μου
είναι αδύνατο να το αποφύγω εντελώς, δεδομένου ότι τα επερ-
χόμενα γηρατειά μας δημιουργούν αρνητικά συναισθήματα που
κυρίως βασίζονται στο φόβο.

Καθώς γράφω έχω απλωμένες μπροστά μου τέσσερις φωτογρα-
φίες που δείχνουν τον παππού. Στην παλαιότερη από αυτές που
είναι και η πιο φθαρμένη, φαίνεται νεαρός, τριάντα χρονών πάνω
κάτω. Έχει μαύρα πυκνά μαλλιά και κατάμαυρη περιποιημένη γε-
νειάδα. Χωρίς καμιά προσποίηση, το πρόσωπό του φανερώνει
ένα άτομο αποφασιστικό γεμάτο δύναμη.

Σε μια μεταγενέστερη φωτογραφία, πενηντάρης πλέον, δείχνει
την ίδια αποφασιστικότητα, την ίδια θέληση. Ρυτίδες τώρα αυλα-
κώνουν το μέτωπο και τα περισσότερα μαλλιά του είναι γκρίζα,
το ίδιο και τα γένια. Μια φαλάκρα σαν του Σωκράτη κάνει εμ-
φανή την παρουσία της. Το βλέμμα του πέφτει κατευθείαν πάνω
μου διεισδυτικό, υπάρχει και δεν υπάρχει χαμόγελο.

Σε μια τρίτη φωτογραφία που φαίνεται και ο αδελφός του, η

φαλάκρα κυριαρχεί. Τα λίγα μαλλιά είναι κάτασπρα το ίδιο και τα γένια. Οι ρυτίδες είναι πολλές και βαθιές, τα μάγουλα ρουφηγμένα. Φαίνεται ελαφρά αδυνατισμένος. Είναι ήδη εβδομήντα ετών με ένα βλέμμα γεμάτο συγκατάβαση.

Στην τελευταία φωτογραφία είναι καθιστός σε μια παλιά καρέκλα κρατώντας ένα μωρό, το γιό μου, πάνω στα γόνατά του. Η ηλικία του επετειακή, 100 ετών. Διακρίνεται αδυνατισμένος, σχεδόν σκελετωμένος. Το πρόσωπό του, βγαλμένο από την ιστορία, μοιάζει με Βυζαντινή αγιογραφία. Είναι ο Αβραάμ με το γιό του Ισαάκ στα χέρια, αμέσως μετά τη θυσία, όταν ο Θεός του χάρισε τη ζωή.

Έχω δει τις συγκεκριμένες φωτογραφίες τόσες φορές, που τώρα είμαι σε θέση να αφαιρώ το είδωλο και να βλέπω απομονωμένο μόνο του το χρόνο. Το χρόνο στα τριάντα, το χρόνο στα πενήντα, το χρόνο στα εβδομήντα το χρόνο στα εκατό. Ασταμάτητο, αμείλικτο το πέρασμά του, εμφανή τα ίχνη πίσω του. Ποιος μπορεί να τον σταματήσει ή τουλάχιστον να τον επιβραδύνει; Όλοι βιώνουμε το πέρασμά του και τα μόνιμα σημάδια που αφήνει πάνω μας. Πολλοί από εμάς αρνούνται να ομολογήσουν ότι, κακά τα ψέματα, έχουν μεγαλώσει, επαναλαμβάνοντας σε κάθε ευκαιρία ότι αισθάνονται σαν εικοσάχρονοι. Όντως μπορεί να είναι έτσι, αυτό είναι ευχάριστο. Πίσω όμως από την εικόνα αυτή τα κύτταρά μας εξακολουθούν να κάνουν τη δουλειά τους αθόρυβα. Εκτελούν τον προγραμματισμό τους μέχρι το τέλος, όπως αυτός είναι προκαθορισμένος από τις μνήμες που δημιούργησε η εξέλιξή τους, αδιαφορώντας για τις επιθυμίες μας.

Εύλογα λοιπόν ξεπηδάει το ερώτημα: γιατί να προσέχω αυτό ή το άλλο αφού τα κύτταρά μου υπακούνε αποκλειστικά και μόνο στους δικούς τους κανόνες, όπως αυτοί είναι αποτυπωμένοι στο DNA τους; Η απάντηση είναι το ίδιο εύλογη: για να μην προκαλέσουμε εμείς την ασθένεια των κυττάρων, για να τα αφήσουμε να εκφρασθούν όπως η φύση αποφάσισε και για να διευκολύνουμε τη φύση να λειτουργήσει ανεπηρέαστα, καλύτερα. *Γηράσκουμε δηλαδή λόγω των γενετικών μας κωδίκων και εν μέρει από τον τρόπο ζωής μας.*

Είναι κοινό μυστικό ότι, ανά τον κόσμο, πολλά εργαστήρια που μελετούν το γενετικό υλικό, προσπαθούν να επινοήσουν εφαρμόσιμους και ασφαλείς τρόπους επιμήκυνσης της προσδόκιμης ζωής, πολύ πέρα από το οριακό σημείο του ενός αιώνα. Με άλλα λόγια, η προσπάθεια αυτή έχει ένα μακρινό, ορατό στόχο, που είναι η πραγματοποίηση του ονείρου που λέγεται *αθανασία*. Προσπαθούν μερικοί γενετιστές να σταματήσουν το βιολογικό ρολόι ή να το επαναπρογραμματίσουν ώστε να λειτουργεί ασταμάτητα. Προσπαθούν να μεταβάλουν νομοτελειακές λειτουργίες ακυρώνοντας ή τροποποιώντας τις προαιώνιες κυτταρικές μνήμες. Αν και είμαστε πολύ μακριά από την κατάκτηση αυτή της γενετικής, παρότι γνωρίζουμε πλέον πάρα πολλά, άρχισαν ήδη να δημιουργούνται σοβαρά ερωτήματα, όπως:

Σε ένα πλανήτη αθανάτων[4] πού θα χωρέσουμε όλοι; Μήπως θα χρειαστεί να προβαίνουμε κάθε τόσο σε γενετικές εκκαθαρίσεις;

Θα έχουμε όλοι πρόσβαση και ίσες ευκαιρίες ή θα υπάρχουν αδικίες; Πώς θα διασφαλισθεί ότι το δικαίωμα για αθανασία θα είναι ίσο για όλους;

Πώς θα διακόπτεται η ζωή όταν αυτή τύχει να είναι δυστυχισμένη για δεκαετίες;

Η παράταση της ζωής θα παρατείνει ταυτόχρονα τη σωματική και την ψυχική υγεία;

Θα έχουν όλοι επαρκείς πόρους για να ζήσουν τόσα πολλά χρόνια;

Θα αντέξει ο πλανήτης την αυξημένη οικολογική επιβάρυνση;

Αλλά το κυριότερο ερώτημα που τίθεται είναι: εφόσον η κατά Δαρβίνο εξέλιξη των ειδών θα συνεχίζεται, όπως συμβαίνει από τη δημιουργία της αρχέγονης μορφής ζωής μέχρι σήμερα, τι θα απογίνουν οι αθάνατοι, όντας πλέον μη εξελίξιμοι; Θα μείνουν πίσω συμπεριφερόμενοι σαν παραφωνία; Επιτρέπει η φύση παραφωνίες; Είναι βέβαιο ότι δεν επιτρέπει. Επομένως οι αθάνατοι θα έχουν πολλούς ανοιχτούς λογαριασμούς με τη φύση και πολλά προβλήματα και τελικά η φύση είναι που θα νικήσει.

Είναι ευνόητο ότι στα πρώτα στάδια της εφαρμογής της αθανασίας μόνον οι πολύ εύποροι θα μπορούν να την προσεγγίσουν. Έτσι αφού θα ζουν περισσότερο, θα έχουν ακόμα περισσότερες ευκαιρίες ν' αυξήσουν τον πλούτο τους. Οι φτωχοί πόσο φτωχότεροι μπορούν να γίνουν; Θα υπάρχουν δύο είδη ανθρώπων, οι μεταλλαγμένοι και οι άλλοι;

Έστω ότι η επιστήμη της γενετικής θα μπορέσει στο μέλλον να χαρίσει στον άνθρωπο την αθανασία. Ποιο είναι το ηθικό πλαίσιο αυτής της δωρεάς; Πόσο η φύση θα επιτρέψει την αθανασία του ανθρώπου όταν η ίδια προβλέπει όλα τα έμβια όντα να είναι θνητά;

Από την άλλη οι γενετιστές, αυτοί που οραματίζονται την αθανασία, πώς είναι βέβαιοι ότι μπορούν να προβλέψουν τα πάντα; Πώς, για παράδειγμα, σταματώντας το βιολογικό ρολόι ενός ανθρώπου σήμερα είναι βέβαιοι ότι ο συγκεκριμένος άνθρωπος θα μπορεί να ζήσει και μετά από μόλις εκατό χρόνια, όταν η μέση θερμοκρασία της γης θα είναι τρεις βαθμούς υψηλότερη, οι ακτινοβολίες τελείως διαφορετικές και τα αιωρούμενα ατμοσφαιρικά σωματίδια με άγνωστη σύνθεση και δράση;

Αυτό που εντυπωσιάζει με τη βιολογία[5] είναι η πολυπλοκότητα, που σε μεγάλο βαθμό στηρίζεται στην τυχαιότητα και σε αλληλεπιδράσεις, τους νόμους των οποίων αγνοούμε ως επί το πλείστο. Όσα περισσότερα μαθαίνουμε τόσο περισσότερο σκοτάδι διαπιστώνουμε ότι υπολείπεται να διασχίσουμε. Κατά τον διεθνώς κορυφαίο μοριακό βιολόγο Φώτη Καφάτο, προερχόμενο από τα έδρανα του Harvard, του Πανεπιστημίου Αθηνών, της Κρήτης και του Ευρωπαϊκού Εργαστηρίου Μοριακής Βιολογίας, καθηγητή τώρα στο Imperial College του Πανεπιστημίου του Λονδίνου, *η βιολογία είναι ο κήπος της απρόβλεπτης φύσης, δεν μπορείς να προβλέψεις την εξέλιξη.* Επομένως όταν παρεμβαίνεις κιόλας σ' αυτήν, πώς μπορείς να ξέρεις τι θα προκύψει;

Ο Ακαδημαϊκός Αθανάσιος Φωκάς, αεροναυπηγός, ιατρός και

μαθηματικός, καθηγητής μαθηματικών στο Πανεπιστήμιο του Cambridge, πιστεύει ότι *για την ώρα και για πολλές γενιές*[6] *ακόμα δεν πρέπει να κάνουμε παρεμβάσεις στα κύτταρα τέτοιες που να περνούν στις επόμενες γενιές.* Διότι ακριβώς δεν μπορούμε να προβλέψουμε εξ αρχής τα επακόλουθα, ειδικά όταν θα αλλάξουν οι περιβαλλοντικές συνθήκες. Δεν έχουμε τη δυνατότητα πρόβλεψης της σχέσης ανθρώπου-περιβάλλοντος, επειδή το περιβάλλον αλλάζει με το χρόνο. Κατά το διαπρεπή επιστήμονα, *η σπουδαιότητα μίας επιστημονικής κατάκτησης κρίνεται με γνώμονα όχι μόνο τα προβλήματα που λύνει, αλλά και με τα καινούρια ερωτήματα που θέτει.*

Πάντως, *ο χρόνος παράτασης της ζωής θα είναι πάντα εξαρτημένος από την πρόοδο της τεχνολογίας,* κατά τον Dr Rose του Πανεπιστημίου της Καλιφόρνιας.

Κατά την ταπεινή μου γνώμη οποιαδήποτε παρέμβαση στο γενετικό υλικό των κυττάρων μας θα μπορούσε να αλλάξει τις υγιείς αναμνήσεις τους, όπως αυτές δημιουργήθηκαν κατά την μακριά ανθρώπινη εξέλιξη και να ακυρώσει κάθε έννοια της ανθρώπινης ταυτότητας. Η αλλαγή του DNA με την εισαγωγή νέου γονιδιακού υλικού ή τροποποίηση του υπάρχοντος, θα αλλάξει τους ισχύοντες κώδικες με άλλους. Το εκπεμπόμενο σήμα θα γίνει διαφορετικό και έτσι οι νέοι κώδικες, με τη σειρά τους, θα αλλάξουν τα κλασικά ανθρώπινα χαρακτηριστικά, εκφράζοντας άλλα τροποποιημένα. Ο νέος άνθρωπος δεν θα έχει καμία σχέση με τον παλαιό. Η τεχνητή διαφοροποίηση των βιοχημικών δυνάμεων οι οποίες μας καθιστούν *Ανθρώπους* κρύβει πολλούς κινδύνους και λίγες υποσχέσεις.

Προσωπικά η αθανασία με φοβίζει[7] *περισσότερο από το θάνατο,* μου εκμυστηρεύτηκε επιχειρηματίας φίλος μου.

Στην πασίγνωστη νουβέλα του Oscar Wild, «Το πορτρέτο του Ντόριαν Γκρέυ», ο κύριος χαρακτήρας του έργου πουλάει τη ψυχή του για να κατακτήσει την αιώνια νεότητα αλλά στην πορεία η ζωή του γίνεται ανήθικη.

Κατά τον Leon Kass του πανεπιστημίου του Σικάγου, *αντιμετω-*

πίζοντας το ενδεχόμενο⁸ της αθανασίας, διαπραγματευόμαστε την ανθρώπινη φύση μας, που μας θέλει να είμαστε θνητοί.

Κατά τον Οράτιο ο θάνατος είναι το τελευταίο σύνορο των πραγμάτων.

Τι είναι λοιπόν ο θάνατος; Είναι μια μοιραία επιπλοκή της ζωής ή μήπως είναι η φυσιολογική της απόληξη; Και αφού είναι φυσιολογική, γιατί να την αλλάξουμε; Υπάρχει κάτι άλλο πιο φυσιολογικό από το ήδη φυσιολογικό; Χωρίς το θάνατο θα υπάρχει ενδιαφέρον για ζωή, θα υπάρχει ανθρωπιά; Κατά πόσο είμαστε ώριμοι ως ανθρωπότητα να ζήσουμε τη ζωή ενός (μυθικού) Μαθουσάλα; Σε τελική ανάλυση πόσο πράγματι μεγάλη μας φαίνεται η ζωή όλων εκείνων των ανθρώπων, που με τα έργα τους δόξασαν το είδος μας και έκτισαν το πολιτισμό μας και πόσο μικρή αυτών, που η μισαλλοδοξία, η απραξία και η έλλειψη αρετής ήταν το μοναδικό τους έργο;

Στο «Πλάτωνος Συμπόσιον»⁹ συζητείται η εκδοχή μιας άλλης μορφής της αθανασίας, που είναι όντως η αληθινή. Λέει η Διοτίμα, η δασκάλα του Σωκράτη, στους παρευρισκόμενους: *η γέννηση ενός θνητού πλάσματος είναι κάτι αιωνίως αναπαραγόμενο και αθάνατο. Η γέννηση είναι ανάγκη και είναι αντικείμενο του έρωτα. Επομένως στη βάση της αρχής αυτής και η αθανασία επίσης είναι το αντικείμενο του έρωτα. Η φύση, επειδή είναι θνητή, επινόησε τον έρωτα που είναι παντοτινή και ισχυρή επιθυμία για συνεύρεση και αναπαραγωγή προκειμένου να διαιωνίζονται τα είδη και να είναι έτσι αθάνατα. Με το τέχνασμα αυτό η φύση βρήκε τον τρόπο προς την αθανασία. Αλλά, συνεχίζει η Διοτίμα, όσοι εγκυμονούν με το σώμα το κάνουν για να αφήσουν συνέχεια και αθανασία του εαυτού τους, ενώ όσοι εγκυμονούν με το πνεύμα κυοφορούν για τη φρόνηση και τα άλλα προτερήματα.*

Η περιβόητη αθανασία, όχι βέβαια όπως την εννοούσε η Διοτίμα αλλά όπως την εννοούμε εμείς, είναι για την ώρα από επιστημονικής σκοπιάς, μια ουτοπία και τίποτε άλλο. Είναι ακόμη, από ψυχολογικής πλευράς, η ακραία εκδήλωση της ανθρώπινης απληστίας. Από τη μεριά της ηθικής πλευράς είναι μία ύβρις του ανθρώπου προς το δημιουργό του και μια βαθύτατη περιφρόνηση προς τη φύση, τη μητέρα του. Τέλος, από ποιητικής πλευράς, είναι ένα πείραμα τρελών που θα εξελιχτεί σε εφιάλτη, είναι μια κατάρα παρά μια ευλογία.

Όταν ο πλανήτης μας, η γη, βαίνει προς το τέλος του, όταν πεθαίνουν οι ήλιοι μετατρεπόμενοι σε λευκούς νάνους, όταν πεθαίνουν οι γαλαξίες, όταν τα πάντα γηράσκουν και πεθαίνουν, ποιος είναι αυτός, ο λεγόμενος άνθρωπος, που θέλει να μείνει αθάνατος;

3

ΠΑΡΑΔΕΧΤΕΙΤΕ ΤΗΝ ΗΛΙΚΙΑ ΣΑΣ

Το να μένεις προσηλωμένος στη νεότητα είναι πολύ μελαγχολικό ακόμη και όταν το καταφέρνεις. Επωμίζεσαι ένα ρόλο που δεν μπορείς να σηκώσεις.
Ξένια Καλογεροπούλου, ηθοποιός.

ΚΑΤΑ ΤΟΝ LEONARD HYFLICK το κάθε τι στο σύμπαν[10] γηράσκει ακόμη και το ίδιο το σύμπαν. Αυτός φαίνεται πως είναι ο πρώτος φυσικός νόμος, που ισχύει μάλιστα από τη στιγμή της δημιουργίας του σύμπαντος, είναι ο θεμελιώδης νόμος που γεννήθηκε ταυτόχρονα με πολλούς άλλους τη στιγμή του Big Bang.

Μια συνηθισμένη ρήση του παππού με την οποία υπενθύμιζε τη φθαρτότητα, υπονοώντας κυρίως αυτή του ανθρώπου, ήταν: *οι πέτρες και αυτές χωνεύουν σιγά σιγά και χάνονται...*

Αν και η γήρανση του ανθρώπου είναι γραμμένη στους πανάρχαιους νόμους της φύσης, η αποδοχή της είναι αμετάκλητο προαπαιτούμενο για ευτυχισμένα γηρατειά. Βλέπουμε όμως καθημερινά ότι η μη αποδοχή είναι η κυρίαρχη πεποίθηση των ηλικιωμένων ενώ δεν θα έπρεπε να είναι ούτε καν η εξαίρεση. Δεν αποδέχεται κατά κανόνα όποιος έχει τα χρονάκια του ότι πλησιάζει ή ότι έχει ήδη γεράσει. Νομίζει ότι έχει ακόμη καιρό ή ότι αποτελεί μια ξεχωριστή περίπτωση, ότι δεν είναι όμοιος με τους υπόλοιπους συνομηλίκους του. Σχηματίζει την προσωπική αυτή εντύπωση γιατί τον βολεύει, κυρίως γιατί τον παρηγορεί. Παρηγοριά είναι η καλοπροαίρετη παραπλάνηση. Αρνείται ο άνθρωπος των –ήντα και των –όντα να δει το ημερολόγιο κατάφατσα. Δεν αποκαλύπτει εύκολα την ηλικία του παρά μόνον όταν φτάσει και ξεπεράσει τα 90, οπότε αρχίζει σε κάθε ευκαιρία να τη διατυμπανίζει με υπερηφάνεια πλέον, σαν τρόπαιο. Ίσως να σταμάτησε προ πολλού να γιορτάζει τα γενέθλιά του προσποιούμενος ότι τα ξέχασε. Σε κοινωνικές εκδηλώσεις που είναι αφιερωμένες στη τρίτη ηλικία λαμβάνει μέρος με μισή καρδιά. Σε κηδείες συνομηλίκων του αν μπορούσε να μη παραβρεθεί θα το έκανε ευχαρίστως.

Όσοι έχετε κάποια ηλικία και εμπειρία από εργασιακούς χώρους γραφείου θα διαπιστώσατε με τα μάτια σας ότι οι εργαζόμενες κυρίες (αρκετές, όχι όλες) μέχρι την ηλικία περίπου των σαράντα προσπαθούν να δείχνουν μεγαλύτερες, ντύνονται και συμπεριφέρονται με κλασικό και σοβαρό στιλ. Προφανώς προσπαθούν με τον τρόπο αυτό να αυξήσουν την ταυτότητά τους και να ενδυναμώσουν τη θέση τους. Μετά την ηλικία των σαράντα ανατρέπονται όλα. Αν μπορούσαν να ντυθούν και να συμπεριφερθούν σαν έφηβες, θα το έκαναν ευχαρίστως. Όσο δε πλησιάζουν προς την κλιμακτήριο αλλάζουν κι άλλο. Το ίδιο συμβαίνει και στους άνδρες σε μικρότερη ίσως κλίμακα. Ο σπόρος της άρνησης των γηρατειών έχει ήδη πέσει και αρχίζει να φυτρώνει.

Γενικά όμως ο άνθρωπος επαινεί και εορτάζει κατά κόρον τα νιάτα και τη ρώμη, τα απεικονίζει, τα εκθειάζει, τα εξιδανικεύει και τα τραγουδά σε κάθε ευκαιρία ενώ αντίθετα δεν εορτάζει καθόλου τις αρετές της ωριμότητας. Τις επαινεί με τα λόγια αλλά δεν αφιερώνει ούτε δέκα λεπτά για μια σεμνή τελετή αναγνώρισής τους.

Διεξάγονται πολύ καλά Ολυμπιακοί αγώνες, όπου η σωματική δύναμη και η δεξιότητα αποθεώνεται και δεν έχει ποτέ διεξαχθεί ένας πνευματικός αγώνας, ας πούμε μια πνευματική αναμέτρηση, όπου η παραγκωνισμένη τρίτη ηλικία θα είχε την ευκαιρία ν' αναδείξει τις απαράμιλλες δυνατότητές της και την υπεροχή της σε έναν ανταγωνισμό μεταξύ ηλικιωμένων αλλά και ακόμη μεταξύ ηλικιωμένων και νέων. Η δικαιολογία ότι πολλοί ηλικιωμένοι δεν έχουν ακεραιότητα νοητική δεν ευσταθεί διότι πάμπολλοι νέοι είναι έτσι και χειρότερα.

Η δασκάλα και συγγραφέας παιδαγωγικών βιβλίων Άννα Δ. Παππά στο βιβλίο της «Μαθαίνοντας πώς να μαθαίνω», ένα βιβλίο που συνιστώ ανεπιφύλακτα σε εκπαιδευτικούς, γονείς και παππούδες που μένουν με μικρά παιδιά, λέγει μεταξύ άλλων: *ευτυχισμένοι, διακεκριμένοι και επιτυχημένοι[11] ενήλικες είναι όσοι στην παιδική τους ηλικία άκουσαν αμέτρητα παραμύθια, (όσοι δηλαδή είχαν την ευλογία να έχουν στο σπίτι που μεγάλωναν παππούδες). Αυτός που σαν παιδί δεν άκουσε καθόλου παραμύθια στερήθηκε διά παντός την ευκαιρία ν' αναπτύξει γόνιμη φαντασία και εφευρετικότητα και αργότερα ως ενήλικας θα μειονεκτεί.*

Η ίδια δασκάλα, σε προσωπική επικοινωνία, με εντυπωσίασε αιτιολογώντας ότι *οι παππούδες, πέρα από την απλή φύλαξη των παιδιών, έχουν και σημαντικότατο παιδαγωγικό ρόλο, κάνουν την παιδική ζωή πιο ευτυχισμένη και γεμάτη. Δείχνουν με τον τρόπο τους στα παιδιά ποια είναι τα ανθρώπινα πλαίσια. Το σπίτι δε που έχει παππούδες είναι ένα καλό παιδικό καταφύγιο στον άκαρδο ετούτο κόσμο και προετοιμάζει τα παιδιά ν' αποδεχτούν και ν' αγαπήσουν τα γηρατειά τους όταν με τον καιρό έρθουν. Οι παππούδες είναι το λιμάνι προστασίας των παιδιών από τις θύελλες που δέχονται, ακόμη κι όταν προέρχονται από τους γονείς τους.*

Τι ψυχή, τι ωραίες σκέψεις! Κατά την εξαίρετη δασκάλα, *τα ευτυχισμένα παιδικά χρόνια διαρκούν μέχρι τα γηρατειά.*

Παρά λοιπόν τα όσα θετικά απορρέουν από τα γηρατειά, δίνεται δυσανάλογη βαρύτητα στα αρνητικά που τα συνοδεύουν. Λες και ο νέος έχει συγκεντρώσει όλα τα θετικά, ενώ ο γέρος όλα τα αρνητικά. Σε άλλους πολιτισμούς, σύγχρονους αλλά και παλαιότερους, τα συμβούλια των γερόντων εκτός από το σεβασμό και την τιμή που απολάμβαναν ασκούσαν επιρροή και εξουσία.

Στο καλύτερο βιβλίο που γράφτηκε ποτέ, στην *Ιλιάδα του Ομή-*

ρου, ο Αγαμέμνων κατέχει σημαντικότατο ρόλο αφ' ενός επειδή συγκέντρωσε μεγάλο και τακτικό στράτευμα, αφ' ετέρου γιατί είχε κάποια ηλικία και ήταν εμπειροπόλεμος. Το όνομα «Αγαμέμνων», που κατά τον ποιητή είχε ο αρχιστράτηγος των Ελλήνων στην Τροία, δεν επελέγη τυχαία από τον Όμηρο. Προέρχεται από τις λέξεις *άγαν* και *μέμνων* που σημαίνουν σταθερός, καρτερικός, όπως ακριβώς είναι ο χαρακτήρας των ηλικιωμένων.

Σήμερα δίνουμε *τόπο στα νιάτα.* Παραιτούμαστε και αποχωρούμε ως μη έχοντες πλέον κανένα ρόλο, θεωρώντας μάλιστα ότι είμαστε εμπόδιο. Κατά την κρατούσα πλέον, ανήθικη άποψη, ενδιαφέρων και χρήσιμος είναι ο ηλικιωμένος που αφήνει πλούσια διαθήκη με πολλά μετρητά και ακίνητα. Δεν είναι τυχαίο που όλο και περισσότεροι ηλικιωμένοι ζουν πλέον σε οίκους ευγηρίας, σχεδόν ξεχασμένοι, πεταμένοι στο σύγχρονο Καιάδα.

Αξίζει στο σημείο αυτό να αναφερθώ στη θλίψη που προκαλεί η παραμέληση ή η εγκατάλειψη ενός ηλικιωμένου με νοημοσύνη στο γηροκομείο. Το γεγονός είναι ακόμη πιο σοβαρό από ό,τι φαντάζεστε. Διότι η εγκατάλειψη μεταφράζεται[12] από τον εγκέφαλο ως *φυσικός πόνος.* Ο εγκέφαλος αντιδρά στον κοινωνικό αποκλεισμό και στο σωματικό πόνο με τους ίδιους ακριβώς νευροχημικούς μηχανισμούς.

Η άρνηση των γηρατειών ως ευρύτερη κοινωνική συμπεριφορά είναι ένα πολύ μεγάλο και ενδιαφέρον κεφάλαιο, που όμως δεν μας αφορά εδώ. Η άρνηση από εμάς τους ίδιους των δικών μας προσωπικών γηρατειών είναι αυτό που μας ενδιαφέρει επί του παρόντος. Είναι επιζήμια η άρνηση αυτή, παρ' όλο που έχει πλήρως αιτιολογημένη ερμηνεία. Από όλα τα ζωντανά ο άνθρωπος είναι ο μόνος που γνωρίζει το τέλος του, που ξέρει ότι θα πεθάνει. Κανένα άλλο είδος, κανένα άλλο ανώτερο θηλαστικό δεν γνωρίζει τίποτε για το δικό του θάνατο και επομένως ζει χωρίς τη σκιά του. Υπό το βάρος αυτής της αλήθειας αντιδρά ο άνθρωπος όπως αντιδρά. Όσοι όμως είχαν την ευλογία να ζήσουν πολλά χρόνια ήταν απολύτως συμφιλιωμένοι με τα γηρατειά τους και με ό,τι αυτά συνεπάγονται και παρέμειναν έτσι από την αρχή μέχρι το τέλος. Είναι πολύ ωφέλιμο και σπουδαίο να έχει κάποιος αυτό το χάρισμα. Το περίφημο «*γνώθι σαυτόν*» δεν θα μπορούσε να βρει καταλληλότερη εφαρμογή.

Τα γηρατειά είναι λοιπόν εξοβελιστέα, ως φθαρμένα και πεπαλαιωμένα αντικείμενα. Από την άλλη όμως μεριά, που τη ζούμε καθημερινά, τα παλαιά πράγματα ασκούν ακαταμάχητη έλξη και γοητεία όπως: κονιάκ 60 ετών, ουίσκι 25, παλιό κρασί, ώριμο τυρί ή αλλαντικό, διατηρητέο σπίτι, παλαιά εικόνα και άλλα πολλά. Ακόμη και το παλαιωμένο ξίδι είναι περιζήτητο. Εδώ η παλαίωση, δηλαδή ο χρόνος, προσθέτει σπάνιες και εξαιρετικές ιδιότητες που το καθιστούν δυσεύρετο, μοναδικό και πολύτιμο.

Όλοι επιθυμούμε να έχουμε γέρικα δένδρα στον κήπο μας, συλλογή από αντίκες πάσης φύσεως. Μας αρέσει να περπατάμε ξυπόλυτοι πάνω σε χαλιά παλαιά, συλλεκτικά. Με περίσσιο θαυμασμό περιεργαζόμαστε κάποιο παλιό αυτοκίνητο και ζηλεύουμε που δεν έχουμε κι εμείς ένα. Προτιμούμε ένα παλιό βιολί από ένα καινούριο. Επισκεπτόμαστε αρχαιολογικούς χώρους και μουσεία και γενικά αναγνωρίζουμε ότι ο χρόνος προσθέτει κύρος και υπεραξία καθιστώντας τα αντικείμενα πολύτιμα ενώ πρακτικά, πολλά από αυτά, δεν έχουν παρά μόνο ελάχιστη αντικειμενική αξία. Σ' εμάς δεν κάνει ο χρόνος το ίδιο; Δίνει αξία στο ξίδι, σε ένα κομμάτι κεραμίδι και δεν δίνει στον άνθρωπο;

Περιστρέψετε το βλέμμα σας και παρατηρήστε τι γίνεται διεθνώς. Πράγματι, θα δείτε έργα σημαντικά του ανθρώπινου πολιτισμού, δυστυχώς όμως ο «πολιτισμός» των απάνθρωπων τα επισκιάζει. Ο πολιτισμός αυτός έβαλε τα γηρατειά στο περιθώριο. Αν υπήρχαν προθάλαμοι νεκροταφείων θα τα είχε βάλει ήδη εκεί να περιμένουν στη σειρά. Σαν την άγρια δύση που σκοτώνουν τα άλογα πριν γεράσουν. Αρνείται η κοινωνία μας τα γηρατειά. Τα αρνείται και ο καθένας για τον εαυτό του. Τα αρνείται γιατί γνωρίζει τι τον περιμένει και προσπαθεί να τα αναβάλει ή τα παραβλέπει χώνοντας το κεφάλι στην άμμο.

Αν επιστρέψουμε στο «Πλάτωνος Συμπόσιον»[13], θ' ακούσουμε τη Διοτίμα να λέει ότι: *ένας άνθρωπος από την παιδική του ηλικία μέχρις ότου γίνει γέρος θεωρείται πως είναι ο ίδιος, μολονότι δεν έχει ποτέ τα ίδια συστατικά στον οργανισμό του. Λέμε λοιπόν πως είναι ο ίδιος παρά το ότι διαρκώς ανανεώνεται και χάνει μερικά χαρακτηριστικά όπως τρίχες, σάρκα, οστά, αίμα σε ολόκληρό του γενικά το σώμα. Και όχι μόνο στο σώμα αλλά και στην ψυχή. Οι τρόποι, τα ήθη, οι αντιλήψεις, οι επιθυμίες, οι ηδονές, οι λύπες, οι φόβοι τίποτε από αυτά δεν μένει αναλλοίωτο σε κάθε άτομο αλλά χάνονται, ενώ από την άλλη μεριά γεννώνται άλλα.*

Γεννώνται άλλα, μοναδικά και πολύτιμα, Διοτίμα, αλλά εμείς οι σύγχρονοι τα παραβλέπουμε ή τα αρνούμαστε.

Ξεφυλλίστε ένα λεξικό, οποιασδήποτε γλώσσας. Θα διαπιστώσετε με έκπληξη ότι οι λέξεις που αναφέρονται σε γέρο άνθρωπο έχουν στη πλειοψηφία τους αρνητική σημασία. Οι λέξεις αυτές ανέρχονται σε πολλές δεκάδες και παραθέτω στην τύχη μερικές: ανήμπορος, αδύναμος, σέρνεται, ασπρομάλλης, αγκυλωμένος, αρτηριοσκληρωτικός, απόκληρος, κατουρλής, παρακμή, ξεκούτης, ζαρωμένη, μαραμένη, στεγνή, σαράβαλο, γεροντοκόρη, σαλιάρης, ετοιμόρροπος, καμπούρης, χούφταλο. Αυτές είναι λέξεις του λεξικού. Δεν θα γράψω ούτε μια από τις άλλες που ακούμε συχνά αλλά δεν περιλαμβάνονται στα λεξικά. Αντιθέτως απελπιστικά ελάχιστες λέξεις έχουν θετική σημασία όπως: βετεράνος, πεπειραμένος, σοφός, δάσκαλος. Είναι ένα από τα πολλά συμπτώματα του σύγχρονου, υποτιθέμενου πολιτισμού μας, για τον οποίο έχω αμέτρητες ενστάσεις, τόσες ώστε να αφιερώσω πολλές παραγράφους στο βιβλίο.

Οι εθνικές απογραφές στο δυτικό κόσμο αποτυπώνουν με σαφήνεια ότι οι κοινωνίες μετατρέπονται σταδιακά σε κοινωνίες γερόντων. Παρά ταύτα οι ήδη γερασμένες κοινωνίες δεν αποδέχονται το αυτονόητο, παραβλέπουν για τον εαυτό τους την πραγματικότητα ή ακόμα χειρότερα την παραποιούν.

Η άρνηση των γηρατειών είναι εδώ, δίπλα μας, μέσα μας. Είναι προσωπικό και κοινωνικό αντανακλαστικό. Με πολλούς τρόπους επιβεβαιώνεται αυτό, τρεις όμως είναι οι πιο σημαντικοί που πάνω τους αξίζει να σταθούμε περισσότερο. Και οι τρεις αποτελούν αδιάψευστα πειστήρια της άρνησης αυτής και είναι:

- Τα διατροφικά συμπληρώματα
- Τα καλλυντικά προϊόντα και
- Η πλαστική χειρουργική.

α. Τα διατροφικά συμπληρώματα

Τα διατροφικά συμπληρώματα περιλαμβάνονται εν μέρει στο κεφάλαιο αυτό, γιατί χρησιμοποιούνται συστηματικά κυρίως από άτομα που πρόκειται να εισέλθουν ή εισήλθαν ήδη στην τρίτη ηλικία. Το συνηθισμένο σκεπτικό της χρήσης αυτής από τα συγκεκριμένα άτομα είναι ότι θα βοηθηθούν σημαντικά, ότι θα βελτιώσουν την υγεία τους και ότι θα αντισταθμίσουν τις όποιες επιβαρύνσεις συσσώρευσαν τα προηγούμενα διατροφικά τους λάθη ή καταχρήσεις. Με τον τρόπο αυτό πιστεύουν ότι θα καλύψουν τις ελλείψεις, θα αναπληρώσουν τις παραλήψεις, θα επανορθώσουν τα λάθη, θα αναζωογονηθούν και θα αναχαιτίσουν την έλευση των γηρατειών, τα οποία βρίσκονται ήδη προ των πυλών. Ενδόμυχα πιστεύουν ότι θα παραμείνουν ως έχουν, χωρίς το γήρας να τους επιβαρύνει άλλο. Το αρνούνται χτίζοντας αναχώματα με υλικά τις βιταμίνες και τα εξωτικά εκχυλίσματα.

Μια άλλη κατηγορία καταναλωτών των συμπληρωμάτων διατροφής είναι οι υπέρμετρα σχολαστικοί με τη διατροφή και την υγεία τους άνθρωποι, οι σχεδόν υποχονδριακοί. Οι τύποι αυτοί υποπτεύονται ότι καθετί που θα φάνε ή θα πιουν είναι βλαβερό. Έχουν παθολογική εμμονή στην κατανάλωση αποκλειστικά και μόνο υγιεινών τροφών. Εκδηλώνουν δηλαδή σημεία *νευρικής ορθορεξίας*. Είναι κατά κανόνα άτομα ελλειποβαρή, στεγνά, ξερακιανά, μέτριας υγείας. Είναι ιατρομανείς και επισκέπτονται πολλούς ιατρούς για να έχουν διασταυρωμένες γνώμες. Στο τέλος κάνουν τον ιατρό μόνοι τους. Στο ντουλαπάκι τους έχουν δεκάδες σκευάσματα με βιταμίνες και δυναμωτικά πάσης φύσεως, τα περισσότερα ληγμένα. Κανένα δεν καταναλώνουν μέχρι το τέλος γιατί το αντικαθιστούν με κάποιο άλλο, κατά τη γνώμη τους, καλύτερο. Τα άτομα αυτά αρνούνται τα γηρατειά τους με όλη τους την ψυχή.

Η μεγαλύτερη όμως κατηγορία καταναλωτών διατροφικών συμπληρωμάτων είναι άτομα εύπορα, υποτίθεται ενημερωμένα μέσα από τη διαφήμιση ή από τα λαϊκά περιοδικά που ασχολούνται με θέματα υγείας, τα οποία αγοράζουν μετά μανίας. Γνωρίζουν επιπόλαια για τις βιταμίνες, τα ιχνοστοιχεία και τα μέταλλα. Δεν κατέχουν την αρτιότητα των ειδικών σπουδών. Έχουν όμως ισχυρή γνώμη επί των σκευασμάτων αυτών, παρέχουν σαν ειδήμονες συμβουλές στους φίλους τους και τρέφουν μεγάλη εκτίμηση σε όσους ιατρούς τα συνιστούν. Ίσως μάλιστα τους θεωρούν, ενδόμυχα, συναδέλφους! Κάποτε απέτυχα να πείσω έναν τέτοιο ασθενή μου ότι το άμυλο και η ζάχαρη δίνουν τις ίδιες θερμίδες, τέσσερις, ανά γραμμάριο. Επέμενε ότι τα άμυλα είναι πιο θερμιδογόνα γιατί περιέχουν περισσότερα... λιπαρά! Το είχε διαβάσει σε ένα περιοδικό, που μου το έφερε αργότερα ως πειστήριο. Το περιοδικό είχε οκτώ ολοσέλιδες διαφημίσεις «μαγικών» σκευασμάτων.

Κατ' αυτούς καλός ιατρός είναι, μεταξύ άλλων, αυτός που συνιστά βιταμίνες σε συνεχή χρήση. Αγνοούν ότι ο ιατρός αυτός έχει μαύρα μεσάνυχτα από διατροφολογία. Το ωραίο είναι ότι το αγνοεί και ο ίδιος ο ιατρός.

Τέλος, διατροφικά συμπληρώματα λαμβάνουν πάρα πολλά άτομα με επιτυχημένη προσωπική ζωή, νέοι μορφωμένοι, υγιείς και καλογυμνασμένοι. Είναι ιδιοκτήτες, διευθυντές ή στελέχη επιχειρήσεων και οργανισμών, συνήθως σιτίζονται πολύ καλά, εργάζονται σκληρά και αποδοτικά. Λαμβάνουν τα συμπληρώματα είτε διότι τους τα συνιστούν στα γυμναστήρια, είτε διότι πιστεύουν ότι τους προσδίδουν ενέργεια, αντοχή, ζωτικότητα, υγιή εμφάνιση και κυρίως σεξουαλικές επιδόσεις. Τα θεωρούν ως μέρη του life style. Στην περίπτωση των ανθρώπων αυτών η άρνηση των γηρατειών, καίτοι δεν έχει ως νοοτροπία ακόμη σχηματισθεί, είναι παρούσα στο δωμάτιο, κρυμμένη πίσω από την κουρτίνα.

Στη συγκεκριμένη αυτή κατηγορία ανθρώπων απευθύνεται μια

έντυπη διαφήμιση που εικονίζει έναν ανοιχτό δερμάτινο χαρτο-
φύλακα μέσα στον οποίο έχει τοποθετηθεί ένα σιδερωμένο μετα-
ξωτό πουκάμισο, μια γραβάτα, ο Economist, ένα πανάκριβο κινη-
τό τηλέφωνο και ένα μπουκάλι (με χρυσή ετικέτα) που περιέχει,
όπως καταχρηστικά τα αποκαλεί, διατροφικά συμπληρώματα.

Όσον αφορά τα διατροφικά συμπληρώματα το θέμα αρχίζει να
ξεκαθαρίζει τα τελευταία χρόνια. Ο μύθος των βιταμινών καταρ-
ρίπτεται. Για έναν άνθρωπο που σιτίζεται όπως πρέπει, και όταν
λέω όπως πρέπει μη φανταστείτε καμιά υπέρμετρη σχολαστικό-
τητα, δεν έχουν καμία βιολογική αξία, ούτε ωφέλεια, ούτε ανα-
γκαιότητα, έστω την παραμικρή.

Άνθρωποι σε επαρχίες ή ακόμα και σε μεγάλα γεωγραφικά δι-
αμερίσματα του πλανήτη που ζουν περισσότερο από άλλους
δεν γνωρίζουν καν τι είναι τα συμπληρώματα αυτά, ούτε αν και
πού ωφελούν. Απεναντίας, τεκμηριωμένες δημοσιεύσεις στα πιο
έγκυρα διεθνή επιστημονικά έντυπα όλο και πιο συχνά εμφανί-
ζονται να συνηγορούν για το αντίθετο, ότι δηλαδή βλάπτουν, με-
ρικές μάλιστα φορές πολύ. Ενίοτε σκοτώνουν!

Στην επιστήμη μπορούμε να αποδείξουμε ότι μια θεωρία είναι
λανθασμένη, αλλά ποτέ ότι είναι η σωστή, γιατί κάτι τέτοιο θα
ήταν ανόητο. Εν προκειμένω, οι ισχύουσες θεωρίες περί της ωφε-
λείας των συμπληρωμάτων ισχύουν χωρίς ποτέ κανείς να έχει πα-
ραθέσει αδιάσειστα επιχειρήματα για την ορθότητάς τους. Αδιά-
σειστες αποδείξεις υπάρχουν περί του αντιθέτου και καθημερινά
εμπλουτίζονται με νεότερες, ακόμη πιο αναμφισβήτητες. Απλά,
οι συνηγορούσες με την ωφέλεια απόψεις ευθυγραμμίζονται με
την απλουστευμένη, τώρα πια *παλαιωμένη θεώρηση*, ότι αφού
οι βιταμίνες και τα ιχνοστοιχεία είναι απαραίτητες για την υγεία,
αν λάβουμε περισσότερες, θα έχουμε καλύτερη υγεία. Και τέλος
πάντων βιταμίνες είναι, δεν είναι δηλητήρια. Πώς; Δεν είναι δη-
λητήρια;

Κατά την ιατρική επιθεώρηση The Journal of the American
Medical Association, (JAMA, εγκυρότατο ιατρικό περιοδι-
κό), όσοι παίρνουν τακτικά σκευάσματα[14] με βιταμίνες Α, Ε και

β-καροτίνη ευελπιστώντας ότι θα κερδίσουν χρόνο ζωής, απατώνται οικτρά διότι διατρέχουν σημαντικό κίνδυνο να πεθάνουν ταχύτερα! Όσοι τα έπαιρναν, σε 47 κλινικές μελέτες όπου συμμετείχαν 180.938 άτομα, ένας τεράστιος δηλαδή αριθμός, ικανότατος να δώσει την απαιτούμενη εγκυρότητα στη μελέτη, είχαν 5% μεγαλύτερο κίνδυνο πρόωρου θανάτου συγκριτικά με όσους δεν ελάμβαναν ποτέ τίποτα!

Το 5% των 180.938 είναι 9.047 άνθρωποι. Σύμφωνα με την έρευνα πολλοί από αυτούς υπό άλλες συνθήκες, εκτός έρευνας, λαμβάνοντας τα συμπληρώματα θα είχαν αποδημήσει εις Κύριον, σύμφωνα με όλους τους κανόνες της... επιστήμης. Μήπως νομίζετε πως δεν αποδήμησαν ήδη αρκετοί; Αποδήμησαν ήδη πολλοί κυνηγώντας τις ελεύθερες ρίζες τους, καταπίνοντας με τη χούφτα αντιοξειδωτικά προϊόντα. Υπέστησαν δηλαδή το λεγόμενο αντιοξειδωτικό θάνατο, inox death, όρος που θα γίνει δόκιμος αργά ή γρήγορα.

Αν παίρνετε παρ' όλα αυτά χάπια και συμπληρώματα διατροφής, μην ξεχάσετε να ενημερώσετε τον ιατρό σας. Μπορεί να πιστεύετε ότι ο ιατρός θα είναι επικριτικός ή άσχετος ή και τα δύο, όμως ενημερώστε τον. Διότι αυτά τα χάπια που παίρνετε χωρίς ιατρική συνταγή μπορεί να έχουν επικίνδυνες αλληλεπιδράσεις με τα συμβατικά σας φάρμακα.

Στην ιστορία της φαρμακολογίας καταγράφεται ότι πολύ αποτελεσματικά φάρμακα αποσύρθηκαν, σωστά, κατά καιρούς διότι πιθανόν προκάλεσαν βλάβη ή θάνατο σε ελάχιστους ασθενείς. Τα φάρμακα αυτά, αν και είχαν θεραπεύσει ή ανακουφίσει εκατομμύρια άλλους ασθενείς αποσύρθηκαν λόγω των σπανιότατων παρενεργειών τους. Οι κλινικοί ιατροί με έκπληξη βλέπουν να αποσύρονται κατά καιρούς φάρμακα που τα χρησιμοποιούσαν για πολλά χρόνια καθημερινά, με αποτελεσματικότητα, χωρίς σοβαρές παρενέργειες, επειδή κάποιος σε κάποια δημοσίευση ισχυρίζεται ότι ευθύνονται για πρόκληση βλαβών ή θανάτου. Τα διατροφικά συμπληρώματα, καίτοι είναι ανώφελα και δυνητικά μάλλον επιβλαβή σύμφωνα με αναμφισβήτητα πορίσματα γιγαντιαίων πλέον ερευνών, αυξάνονται και πληθύνονται και κατακυριεύουν τη γη, υπό την ανοχή, αν όχι τις ευλογίες της επιστήμης.

Γιατί δεν υποχρεώνονται οι κατασκευαστές των πραγμάτων αυτών να παρουσιάσουν κλινικές μελέτες, ενδείξεις, αντενδείξεις, συνέργεια, παρενέργειες, τοξικότητα, μια σοβαρή τέλος πάντων τεκμηρίωση; Για παράδειγμα, τα αντιοξειδωτικά τροποποιούν τη δραστικότητα των αντιπηκτικών και θέτουν σε κίνδυνο ζωές, αυτό όμως δεν αναγράφεται σε καμιά συσκευασία. Αντιπηκτικά λαμβάνουν καθημερινά εκατομμύρια περιπατητικοί ασθενείς. Οι περισσότεροι είναι άτομα τρίτης ηλικίας που πάσχουν από διάφορες χρόνιες ασθένειες, όπως για παράδειγμα κολπική μαρμαρυγή.

Πρέπει όμως να είμαστε δίκαιοι. Η επιστήμη είναι αυτή που έδωσε το έναυσμα για την έναρξη του κλάδου παραγωγής των συμπληρωμάτων. Από μελέτες και έρευνες που έγιναν πριν δεκαετίες είχε σχηματιστεί η εντύπωση ότι τα συμπληρώματα ήταν ωφέλιμα. Σύμφωνα με τα τότε ισχύοντα ήταν ωφέλιμα εκεί, εκεί κι εκεί. Αυτό ήταν αρκετό. Το πήραν τα εργοστάσια και το πήγαν πολύ μακριά. Έσβησαν το εκεί εκεί κι εκεί, κράτησαν μόνο το «ωφέλιμα» και έτσι τώρα, ενώ έχουν αντιστραφεί τα επιστημονικά δεδομένα, δεν υπάρχει δρόμος επιστροφής. Τα κέρδη είναι τεράστια και διογκώνονται συνεχώς. Για τη διαφήμιση και την προώθηση των προϊόντων αυτών δαπανώνται τριπλάσια κεφάλαια από όσα δαπανώνται για την έρευνα.

Τα διατροφικά συμπληρώματα υπόκεινται στους κανονισμούς μάλλον των τροφών παρά των φαρμάκων, παρά ταύτα συνιστούν ένα μεγάλο μέρος της φαρμακοποιίας και της συμπληρωματικής και εναλλακτικής ιατρικής. Κυκλοφορούν στην αγορά χωρίς απόδειξη ασφάλειας και αποτελεσματικότητας, δηλαδή χωρίς καμιά εγγύηση και παράλληλα προβάλλονται, με τις διαφημίσεις τους, ως θαυματουργά.

Επιστήμονες του Πανεπιστημίου της Κοπεγχάγης διαπίστωσαν ότι τα διατροφικά συμπληρώματα που περιέχουν βιταμίνη C και σελήνιο και λαμβάνονται ως αντιοξειδωτικά, δεν έχουν απολύτως, μα απολύτως, κανένα ευεργετικό αποτέλεσμα. Η μελέτη αυτή δεν αποτυπώνει βλαπτικές επιδράσεις σε όσους τα καταναλώνουν ως αντιγηραντικούς παράγοντες, απλά αποδεικνύει ότι δεν ωφελούν, ούτε κατ' ελάχιστον. Λαμβάνονται δηλαδή, σύμφωνα με την έρευνα, χωρίς λόγο.

Το ίδιο διατείνεται και η Ιατρική Σχολή του Harvard λέγοντας επί λέξη: *ωστόσο τα συμπληρώματα*[15] *διατροφής που περιέχουν αντιοξειδωτικά υπήρξαν απογοητευτικά.*

Το ερώτημα έκλεισε. Αλλά ακόμη κι αν όντως δεν υπάρχουν βλαπτικά επακόλουθα, η λήψη χωρίς λόγο ενός σκευάσματος επί μακρόν συνιστά κακή χρήση αυτού και επομένως κάπου κάποτε θα καταστεί επιβλαβές σύμφωνα με θεμελιώδη νόμο της φαρμακολογίας. Επιπλέον, η συχνή λήψη συμπληρωμάτων προκαλεί εφησυχασμό στο λήπτη, ότι τάχα έχει επάρκεια των απαραίτητων ουσιών, ότι είναι καλυμμένος, ότι η λήψη βιταμινών συμψηφίζεται με τις παρατυπίες και βαθμιαία χαλαρώνει ή εγκαταλείπει τη σωστή του διατροφή, τη μόνη που του εξασφαλίζει τον επαρκή και άριστο εφοδιασμό με όλα τα αναγκαία διατροφικά συστατικά.

Διαφημίζονται τα προϊόντα αυτά ότι δήθεν παρέχουν «*κάλυψη διατροφικών ελλείψεων*». Να μην επαναπαύεστε, να είστε βέβαιοι ότι οι διατροφικές ελλείψεις καλύπτονται αποκλειστικά και μόνο με τη σωστή διατροφή. Εάν η διατροφή δεν είναι σωστή, ποτέ και κανένα συμπλήρωμα δεν θα την αναπληρώσει ή συμπληρώσει.

Την ίδια μηδενική ωφέλεια παρέχουν και τα συμπληρώματα ασβεστίου που λαμβάνονται από παιδιά, αλλά και ενήλικες ιδίως γυναίκες. Σε μελέτη που δημοσιεύθηκε στην ιατρική επιθεώρηση British Medical Journal, η οποία βασίσθηκε σε 19 μεγάλες έρευνες, αποδείχτηκε ότι *η επίπτωση του ασβεστίου*[16] *στην πυκνότητα των οστών δεν πρόκειται να περιορίσει τις πιθανότητες καταγμάτων στην παιδική ηλικία ή αργότερα στη ζωή του ανθρώπου, σε τέτοιο βαθμό ώστε να αποτελέσει ζήτημα εθνικής υγείας. Συγκεκριμένα η έρευνα κατέληξε στο συμπέρασμα ότι το συμπληρω-*

ματικό ασβέστιο ενίσχυσε την πυκνότητα των οστών, μόνο των άνω άκρων, κατά μόλις 1,7% και μόνο στα παιδιά όχι σε άλλη ηλικία, χωρίς παράλληλα να ενισχύσει την αντοχή των οστών στα κατάγματα.

Στην Αμερική ο έλεγχος στα γάλατα που ανέγραφαν ότι περιείχαν επί πλέον ασβέστιο, ως πρόσθετο, έδειξε ότι έλεγαν *ψέματα*. Βέβαια οι εταιρίες δικαιολογήθηκαν ότι η ποσότητα του ασβεστίου του γάλακτος εξαρτάται από την εποχή, από τη φάρμα και από τη ράτσα των ζώων και συνέχισαν να παραπλανούν τους καταναλωτές. Από την άλλη μεριά, είναι γνωστή στους παιδιάτρους η *νεφρασβέστωση* που προκλήθηκε σε βρέφη στην Αγγλία, πριν από μία δεκαετία περίπου, λόγω εμπλουτισμού με ασβέστιο του βρεφικού γάλακτος. Ευτυχώς για τα παιδιά, που οι εταιρίες γάλακτος στην Αμερική λένε *ψέματα*.

Η βιταμίνη Α που συνιστάται για τον ίδιο λόγο αποδείχτηκε ότι σε μεγάλες ποσότητες είναι τοξική, ενώ σε μέτριες, που στο παρελθόν θεωρούνταν επαρκείς και ασφαλείς, αυξάνει τον κίνδυνο καταγμάτων. Συνεπώς η μέγιστη δόση βιταμίνης Α απέτυχε. Η ελάχιστη δόση απέτυχε και αυτή. Ποιο είναι το σωστό;

Αν εκτιμήσουμε όλες τις μελέτες, προκύπτει τελικά το συμπέρασμα ότι η ημερήσια ανάγκη σε βιταμίνη Α είναι 3,000 IU (900mcg) για τους άνδρες και 2,330 IU (700mcg) για τις γυναίκες. Οι ποσότητες αυτές είναι ιδανικές για προφύλαξη από κατάγματα αλλά και για την υγεία του οργανισμού γενικότερα. Προσλαμβάνονται δε με βεβαιότητα από το ημερήσιο σιτηρέσιο όταν είναι υποτυπωδώς σωστό. Αν κάποιος με καλή υγεία δεν πάρει επί έναν ολόκληρο χρόνο ούτε μια μονάδα βιταμίνης Α, δεν θα αντιμετωπίσει κανένα σοβαρό πρόβλημα. Τα αποθέματά της, αποθηκευμένα στο λίπος του, είναι αρκετά για να καλύψουν τις ανάγκες του επί ένα ολόκληρο έτος.

Η βιταμίνη D, που είναι απαραίτητη για την απορρόφηση των οστεοποιητικών μετάλλων, ασβεστίου και φωσφόρου, συντίθεται στον οργανισμό μας, στο δέρμα, με τη βοήθεια του ηλιακού φωτός. Δεν χρειάζεται να εκτεθεί όλο το σώμα στον ήλιο. Η έκθεση των χεριών, των ποδιών ή του προσώπου είναι αρκετή. Το παράδοξο είναι ότι οι κάτοικοι των ηλιόλουστων περιοχών της νότιας Ευρώπης έχουν χαμηλότερα επίπεδα της βιταμίνης από τους βόρειους. Αυτό πιθανόν συμβαίνει διότι οι κάτοικοι των νοτίων χωρών αποφεύγουν τον ήλιο, οι δε βόρειοι τον επιζητούν.

Η επάλειψη των εκτεθειμένων στον ήλιο περιοχών του δέρματος με αντιηλιακά προϊόντα μειώνει τη σύνθεση της βιταμίνης έως και 97%, μετά από επάλειψη με προϊόν που έχει πραγματικό δείκτη προστασίας 15. Επιπρόσθετη βιταμίνη D προσλαμβάνεται με τις τροφές, ειδικά τις γαλακτοκομικές, τα ψάρια και τα αυγά. Το ότι δεν βλέπουμε στο δρόμο ανθρώπους που πάσχουν από ραχίτιδα σημαίνει ότι η πρόσληψή της είναι επαρκής, δεν χρειάζεται άλλη.

Επειδή κατά την τρίτη ηλικία η σύνθεση της βιταμίνης D μειώνεται, αυξάνεται η ανάγκη λήψης της, που πρέπει κατ᾽ αρχήν να γίνεται με τις τροφές που την περιέχουν. Σε περίπτωση που αυτό δεν είναι εφικτό, ο ιατρός χορηγεί από του στόματος βιταμίνη D. Ένα νέο φάρμακο, που πήρε πρόσφατα έγκριση από την Ευρωπαϊκή Επιτροπή και συνδυάζει και βιταμίνη D, λαμβάνεται από τους πάσχοντες (από οστεοπόρωση) σε εβδομαδιαία βάση.

Οι βιταμίνες, τα ιχνοστοιχεία, τα αντιοξειδωτικά είναι χρήσιμα και συνεπώς απαραίτητα. Είναι δηλαδή καλά. Η περίσσεια του καλού στην περίπτωσή μας, κατά οξύμωρο τρόπο, προκαλεί κακό.

Σε έρευνα που έκανε το[17] έντυπο Harvard Heart Letter ζητήθηκε από τους αναγνώστες του (που δεν είναι ιατροί) να πουν ποιες από τις λεγόμενες εναλλακτικές θεραπείες χρησιμοποιούν για να θεραπεύσουν, να ελέγξουν ή να προλάβουν παθήσεις της καρδιάς. Μερικοί απάντησαν ότι προσέχουν τη διατροφή τους. Οι περισσότεροι ανέφεραν ότι λαμβάνουν συμπληρώματα παράλληλα με τα συνηθισμένα φάρμακα, δίαιτες, άσκηση. Είναι προφανές ότι προσπαθούν να καλύψουν όλες τις πιθανές λύσεις, να σκοτώσουν το πουλί με πολλές πέτρες. Η πιο αξιοπρόσεχτη απάντηση που πήρε το περιοδικό ήρθε από έναν αναγνώστη που μερικά χρόνια πριν είχε κάνει εγχείρηση μπάι πας: *η θεραπεία ήταν η επιδίωξη κοινωνικής επαφής. Η ενεργός συμμετοχή, η συνεχής επαφή με νέους φίλους είναι η πιο αποτελεσματική θεραπεία και πρόληψη των καρδιακών παθήσεων.*

Αξίζει να σημειωθεί ότι το 10 ως 20% των κατοίκων της Ευρώπης και της Βόρειας Αμερικής, δηλαδή δεκάδες εκατομμυρίων πολιτών, χωρίς να υπολογίζονται οι Ασιάτες και οι υπόλοιποι, λαμβάνουν σε τακτικά διαστήματα διάφορους συνδυασμούς διατροφικών συμπληρωμάτων. Εν τω μεταξύ αυτοί είναι οι πιο παχύσαρκοι λαοί. *Αν όντως αντιμετωπίζουν πρόβλημα θρέψης, αυτό είναι ο υπερσιτισμός.* Το ποσοστό αυτό των κατοίκων δεν ζει περισσότερο από τους υπόλοιπους, ούτε ζει καλύτερα, αντίθετα οι επιβαρύνσεις που προκαλεί στη δημόσια υγεία είναι σημαντικές. Αν όχι το 5 αλλά το 0,5% εξ αυτών εκτίθεται σε κάποιο κίνδυνο άνευ λόγου, υπολογίστε το μέγεθος της προσωπικής ζημιάς αλλά και της ασφαλιστικής επιβάρυνσης.

Στις Ηνωμένες Πολιτείες της Αμερικής ζουν αναλογικά οι περισσότεροι παχύσαρκοι του πλανήτη. Στη χώρα αυτή 800 εργοστάσια παράγουν διατροφικά συμπληρώματα παντός τύπου, ενώ εκατοντάδες άλλες επιχειρήσεις τα εισάγουν από τρίτες χώρες. Τα μισά είναι παράνομα. Ο ετήσιος τζίρος στις Η.Π.Α. από τη διακίνησή τους ανέρχεται στα 50 δις δολάρια. Σε 12-15 δις υπολογίζεται ο φόρος που εισπράττεται από την εμπορία αυτή.

Μια εύλογη ερώτηση που τίθεται είναι γιατί διατίθενται τα εν λόγω σκευάσματα και μάλιστα ευρύτατα; Γιατί διαφημίζονται με τελείως παραπλανητικό τρόπο; Γιατί τα συνιστούν (κάποιοι) ιατροί; Γιατί δεν εκθειάζεται όσο πρέπει η υγιεινή διατροφή και γιατί δεν δυσφημίζεται η ανθυγιεινή; Η απάντηση είναι αυτονόητη, για τον ίδιο λόγο που κυκλοφορούν και διαφημίζονται τα πούρα, τα τσιγάρα, τα τρανς λιπαρά που προστίθενται ακόμη και στις παιδικές τροφές, τα γλυκά, οι χρωστικές και αρωματικές ουσίες των τροφίμων και τόσα άλλα. Για το λόγο που διαφημίζονται οι ναργιλέδες για τους καπνιστές καθώς και οι χρυσές ταμπακέρες για την κοκαΐνη. Για τον ίδιο λόγο που η βιομηχανία «υγείας» είναι το ίδιο ισχυρή με τη βιομηχανία όπλων και καυσίμων. Για την προώθηση των προϊόντων της χρησιμοποιεί τις ίδιες μεθόδους και ξοδεύει πολλαπλάσια ποσά από ότι για την έρευνα.

Ο άνθρωπος στο σύγχρονο μάρκετινγκ είναι σε ποσοστό 50% καταναλωτής και 50% αναλώσιμος. Διαφορετικά δεν θα τον πότιζαν καθημερινά με όλο και πιο μολυσμένο νερό, δεν θα τον τάιζαν τόσο φυτοφάρμακο, κτηνοφάρμακο και μεταλλαγμένο, ούτε θα τον έκλειναν να ζει δια παντός στο γνωστό μας πλέον θερμοκήπιο. Χωρίς αυτά πώς θα ήταν η κοινωνία μας ένα τεράστιο θεραπευτήριο, με νέες τελετουργικές συνήθειες, με κανόνες ευλάβειας νέου τύπου και πώς θα ήσαν οι επιστήμονες υγείας οι νέοι ιερείς;

Οι θρησκείες έχουν κάνει πολλούς να πιστεύουν πως μια καλή ζωή εξαρτάται από το αν ευαρεστούμε το Θεό ή τουλάχιστον τους επίγειους αντιπροσώπους του. Οι ασθενείς με κάθε τρόπο προσπαθούν να ευχαριστήσουν τον ιατρό τους. Οι ιατροί, ως σύγχρονοι ιερείς της υγείας, επιζητούν και αυτοί, κατά τον ίδιο τρόπο, την ευαρέσκεια και το λιβάνισμα και ικανοποιούνται όταν οι «πιστοί» τους εφαρμόζουν τους κανόνες τους, άσχετα αν οι κανόνες αυτοί είναι μερικές φορές, όπως δείχνει η ιστορία της ιατρικής, άχρηστοι ή επικίνδυνοι. Μπορεί ν' ακούγεται υπερβολικό ή γενικευμένο, μπορεί να ενοχλεί, αλλά δεν απέχει πολύ από την πραγματικότητα.

β. Τα καλλυντικά προϊόντα

Τα καλλυντικά προϊόντα, πίσω από τα οποία κρύβεται μια άλλη τεράστια βιομηχανία και ένας κύκλος εργασιών μεγαλύτερος από τον παραφαρμακευτικό, είναι η δεύτερη διαδεδομένη μέθοδος εξορκισμού των γηρατειών.

Στο σημείο αυτό οφείλω μια διευκρίνιση. Τα διάφορα ψιμύθια, οι κολόνιες, το κραγιόν, οι διάφορες πούδρες, ό,τι εφαρμόζεται για προστασία από τις υπεριώδεις ακτινοβολίες ή βελτίωση της εμφάνισης, για το λεγόμενο καλλωπισμό, είναι ευπρόσδεκτα. Τούτο διότι επικαλύπτουν την επιδερμίδα χωρίς να απορροφώνται και αφαιρούνται εύκολα. Το πολύ πολύ να προκαλέσουν, σπάνια, σε ευαίσθητα άτομα κάποιου βαθμού τοπικό ερεθισμό. Τα καλλυντικά αυτά από αρχαιοτάτων χρόνων ικανοποιούσαν τη φιλαρέσκεια του ανθρώπου, συνεισέφεραν στη ψυχική του τέρψη και ικανοποίηση, ενώ επαύξαναν τη σεξουαλική έλξη.

Ανέκαθεν ευχαριστούσε τον άνθρωπο να βλέπει το πρόσωπό του αλλαγμένο, κατά τη γνώμη του βελτιωμένο, στον καθρέφτη. Του άρεσε, είχε μάλιστα την εντύπωση ότι άρεσε και στους άλλους να τον βλέπουν έτσι «περιποιημένο».

Μεγάλοι και σπουδαίοι πολιτισμοί, όπως ο αρχαίος Αιγυπτιακός, είχαν τον ανθρώπινο καλλωπισμό, ειδικά τον ανδρικό, ως βασικό τους γνώρισμα. Τον είχαν μάλιστα αναγάγει σε τέχνη.

Τα καλλωπιστικά προϊόντα απευθύνονται κατά κανόνα σε νέα ή σχετικά νέα άτομα που τα γηρατειά τους απέχουν πολύ. Ακόμη κι αν τα χρησιμοποιούν ηλικιωμένοι, δεν αλλάζει τίποτε, διότι συνεχίζουν να διατηρούν εν προκειμένω την ίδια διάθεση και ψυχολογία. Στο εξής, χάριν συνεννοήσεως, ως καλλυντικά προϊόντα θα εννοούμε όχι τα καλλωπιστικά, αλλά όλα εκείνα τα πάσης φύσεως θαυματουργά πράγματα που υπόσχονται να ελαττώσουν τις ρυτίδες κατά...55%, να συσφίξουν το δέρμα κατά...43% και τελικά να μας μεταμορφώσουν, ώστε να φαινόμαστε νεότεροι κατά...39%. Όλα αυτά σε τριάντα ημέρες! Οι αριθμοί είναι τυχαίοι, θα σας κάνουν όμως να παρατηρείτε με άλλο μάτι στο εξής τις αντίστοιχες διαφημίσεις. Αν όντως πραγματοποιούσαν όσα υπόσχονται δεν θα έπρεπε να περπατά στο δρόμο κανείς που να δείχνει οτιδήποτε άλλο εκτός από νέος και όμορφος.

Παρατηρείστε λοιπόν τις διαφημίσεις. Χωρίς συστολή υπόσχονται καινούρια μαλλιά εκεί που για χρόνια δεν υπάρχει ούτε τρίχα και γενικά νεανικότερη εμφάνιση, που την προσδιορίζουν με ακρίβεια και με εκατοστιαίες μονάδες. Δείχνουν το πρόσωπο πριν και μετά από τριάντα ημέρες, όσες δηλαδή απαιτούνται για να αδειάσει το βαζάκι. Μετά, για τις επόμενες τριάντα ημέρες, υπάρχει το βαζάκι της άλλης φίρμας, αφού το πρώτο «δεν μας *έκατσε καλά, δεν μας έπιασε»* και πάει λέγοντας. Η βελτίωση της διαφημιστικής φωτογραφίας έγινε βέβαια με τη χρήση των ηλεκτρονικών υπολογιστών και είναι πλέον κοινό μυστικό.

Εκείνο που ως ιατρός δυσκολεύομαι να κατανοήσω είναι πώς το δέρμα μπορεί και αξιοποιεί, μάλιστα σε τόσο υψηλό βαθμό, τα όποια ασήμαντα ή σημαντικά δραστικά συστατικά περιέχει ένα καλλυντικό, δεδομένου ότι εφαρμόζονται στην επιδερμίδα που ανατομικώς αποτελεί τη νεκρή, κερατινοποιημένη στιβάδα του. Δηλαδή τι; Διαπερνώντας την φθάνουν μέχρι τη βλαστική του στοιβάδα, εν συνεχεία μπαίνουν μέσα στα κύτταρα της όπου συναντούν τα ριβοσωμάτια και τα εξαναγκάζουν σε κατακλυσμιαία πρωτεϊνοσύνθεση και παραγωγή κολλαγόνου που σε λίγες εβδομάδες αναγεννά το δέρμα; Αν υπήρχε παρασκεύασμα με τέτοιες αναγεννητικές ιδιότητες, θα διατίθετο με ιατρική συνταγή και θα είχε δεσπόζουσα θέση στα φαρμακεία των νοσοκομείων. Δεν θα πουλιόταν στα καταστήματα ομορφιάς από κοριτσάκια που φοράνε κοντή φούστα και έχουν ψεύτικα νύχια.

Τα πράγματα γίνονται ακόμη πιο δύσκολα για τις κρέμες που ήδη περιέχουν (όπως ισχυρίζονται) κολλαγόνο το οποίο, χημικώς, είναι τεράστια μόρια πρωτεϊνών ενωμένων μεταξύ τους. Πώς δηλαδή και αυτό διαπερνά το δέρμα και τι τύχη έχει μετά; Δεν προκαλεί αντιδράσεις αντισυμβατότητας; Πολύ θα ήθελα μια απάντηση σε επιστημονικό έντυπο κύρους ή σε κάποιο επιστημονικό φόρουμ.

Δεν σχολιάζω κάποιο καλλυντικό προϊόν που, όπως ισχυρίζεται η διαφήμισή του, μας προστατεύει από τις κοσμικές ακτινοβολίες, αλλά και από τις ακτινοβολίες του κινητού μας τηλεφώνου! Η κρέμα αυτή παρασκευάζεται από επεξεργασία φυκιών που τα συλλέγουν, όπως λένε, στα βάθη των ωκεανών.

Αν μη τι άλλο στα βάθη των ωκεανών δεν φυτρώνουν φύκια. Φυτρώνουν μέχρι εκεί που φτάνει το ηλιακό φως (μερικές δεκάδες μέτρα) που τους είναι απαραίτητο για τη φωτοσύνθεση.

Μερικές πιο ειλικρινείς διαφημίσεις καλλυντικών μας πληροφορούν ότι το προϊόν επιδρά στην ξερή επιδερμίδα την οποία επιτυχώς ενυδατώνει και την κάνει να δείχνει πιο φρέσκια. Δεν μιλούν για αναζωογόνηση ή αναγέννηση του δέρματος σε βάθος. Λένε την αλήθεια. Όντως τα ενυδατικά αυτά καλλυντικά βελτιώνουν την εμφάνιση του προσώπου και μέσα από την προστατευτική τους δράση κρατούν τις υπεριώδεις ακτίνες μακριά, προστατεύοντας το δέρμα από τη μετέπειτα γήρανση, τη *φωτογήρανση*, που με βεβαιότητα προκαλεί ο ήλιος. Απεναντίας, καλλυντικά που προσφέρουν 42,5% νεότητα δεν υπάρχουν. Δεν υπάρχουν ούτε τέτοια που να προσφέρουν 0,005% νεότητα. Τα καλλυντικά αυτά απλώς καλύπτουν σαν επίχρισμα τις ατέλειες. Και ας μη ξεχνάμε τον παππού που είχε μια απλή κουβέντα για το κάθε τι: *το παλιό ταψί όσο κι αν το γανώσεις παλιό θα είναι πάλι,* έλεγε.

Υπάρχουν ήδη δεκάδες δημοσιευμένες εργασίες έγκυρων κέντρων που βεβαιώνουν την αναποτελεσματικότητα των αντιγηραντικών καλλυντικών και τη ματαιότητα της χρήσης τους. Περιέχουν *ανενεργείς φαρμακευτικά ουσίες* οι οποίες απλώς καθαρίζουν, απολεπίζουν και ενυδατώνουν την επιδερμίδα. Το ότι πωλούνται πανάκριβα και πολλοί τα αγοράζουν, επιβεβαιώνει απλά τον κανόνα της άρνησης των γηρατειών, κανόνα που γνωρίζουν και εκμεταλλεύονται όλες οι εταιρίες του χώρου. Οι εταιρίες καλλυντικών δεν χρειάζεται να αποδείξουν κι αυτές ότι είναι οι σωστές. Απλώς προτείνουν κάτι. Όποιος αμφιβάλλει, αυτός να αποδείξει ότι κάνουν λάθος, πράγμα που έγινε ήδη πάμπολλες φορές.

Παραθέτω απόσπασμα από ρεπορτάζ της έγκυρης εφημερίδας New York Times σχετικό με τα νέου τύπου προϊόντα που ευαγγελίζονται την αντιγήρανση του δέρματος. Έχουν διάφορα ονόματα, γενικά αποφεύγουν να τα αποκαλούν καλλυντικά, γιατί θέλουν να καλλιεργήσουν την εντύπωση ότι είναι ανώτερης κατηγορίας προϊόντα και όχι απλά «πατσουλιά», όπως ήδη εύστοχα τα αποκαλεί η λαϊκή σοφία. Και επειδή ούτε φάρμακα μπορούν να χαρακτηριστούν, καθόσον δεν αναφέρουν φαρμακευτική δράση με την επιστημονική έννοια του όρου, ούτε αναγράφουν δοσολογία, επακριβή σύνθεση, κλινική εμπειρία, ενδείξεις, αντενδείξεις, ανταγωνισμό ή συνέργεια με άλλα φάρμακα, παρενέργειες καθώς και μύριες άλλες πληροφορίες που είναι απαραίτητες για την επιστημονική πιστοποίηση και αδειοδότηση ενός προϊόντος ως φαρμάκου, αυτοαποκαλούνται με ονόματα που προκαλούν ιατρικούς επιστημονικούς συνειρμούς, όπως *Serum, Ορός! Οροί Αποκαταστάσεως και Βαθείας Αναμορφώσεως του Προσώπου(!)* και άλλα πολλά πομπώδη και μεγαλοπρεπή.

Γράφουν λοιπόν εν προκειμένω οι New York Times (15-6-2003), σ' ένα ρεπορτάζ που επιμελήθηκε η Ginia Bellafante, για μερικά τυπικά από τα αναρίθμητα αυτά προϊόντα:

...τα συστατικά του περιέχουν εκχυλίσματα[18] από φασόλια σόγιας, φύκια, λεμονόχορτο, κοτσάνια από τριαντάφυλλα, τον αντιοξειδωτικό παράγοντα άλφα-λιποϊκό οξύ καθώς και εκχυλίσματα πράσινου τσαγιού και σπόρων σταφυλιών.

Ο παρασκευαστής ονόμασε το προϊόν «Z. Bigatti», ένα όνομα που παραπέμπει σε εικόνες από Μιλανέζικα εργαστήρια και επιστήμονες της περιοχής των Δολομιτών. Αν και η εφευρέτης, η Dr. Jennifer Biglow είναι δερματολόγος με έδρα το St. Paul της Μινεσότα, μιλάει με προφορά που λίγοι θα την εκλάμβαναν σαν μορφωμένη.

«Ο συνεταίρος μου στις μπίζνες σκέφτηκε το όνομα Bigatti», είπε η Dr Biglow «και το θεώρησα ότι ήταν αρκετά σέξι. Θα μπορούσε να είναι όνομα για αυτοκίνητο, για κάτι δερμάτινο, για οτιδήποτε πολυτελές».

Ο Ορός Βαθείας Αναμορφώσεως Προσώπου της Dr Biglow είναι ένα μόνο προϊόν από μία ολόκληρη κατηγορία παρόμοιων, που έχουν κοστολογηθεί υψηλά, των επονομαζόμενων σκευασμάτων αντιγήρανσης και φροντίδας του δέρματος και που έκανε την πάλαι ποτέ ξακουστή Crème de la Mer, που κοστίζει μόνο 90 δολάρια η ουγγιά, να φαίνεται ευτελής.

Νωρίτερα αυτό το έτος, για παράδειγμα η Ελβετική εταιρία La Prairie εισήγαγε στην αγορά την Crème Cellulaire Radiance, η οποία όπως υποστηρίζει βελτιώνει την ελαστικότητα του δέρματος δια της συνέργειας φυτικών οιστρογόνων από φασόλια σόγιας και άγριων τσουκνίδων,(λες και υπάρχουν και ήμερες τσουκνίδες!) μεταξύ άλλων. Η κρέμα κοστίζει 500 δολάρια ανά βαζάκι της 1,7 ουγκιάς. Περιλαμβάνει εξήντα δύο συστατικά, που αναγράφονται στην ετικέτα, με πρώτο το νερό.

Επίσης νέο προϊόν για τους λογιστές των καταστημάτων τύπου Neiman Marcus είναι το Intensite Crème Lustre που κοστίζει 375 δολάρια η συσκευασία των δυο ουγκιών. Είναι προϊόν της εταιρίας Ré Vivé, που ιδρύθηκε από τον πλαστικό χειρουργό Gregory Bays Brown.

«Το Ré Vivé είναι απλά ένα ψευδώνυμο, ένα πομπώδες Γαλλικό όνομα» είπε ο Dr Brown από το γραφείο του στο Louisville. Το προϊόν, λέει, είναι τόσο ακριβό διότι το βασικό του συστατικό είναι μία πρωτεΐνη που ονομάζεται Ινσουλινοειδής Αυξητικός Παράγων (ΙΑΠ), ο οποίος, όπως ισχυρίζεται, διεγείρει την παραγωγή κολλαγόνου, έτσι ώστε να τονώνεται το δέρμα και να απαλύνονται οι ρυτίδες.

Ο ΙΑΠ κοστίζει στον Dr Brown 30.000 δολάρια το γραμμάριο, όπως δηλώνει ο ίδιος, ενώ ένα γραμμάριο αραιώνεται σε 200.000 βαζάκια των δύο ουγκιών, πράγμα που μεταφράζεται σε κόστος υλικού 15 cents ανά συσκευασία που πωλείται 375 δολάρια. Βέβαια η εταιρία υποστηρίζει ότι ξοδεύτηκαν εκατοντάδες χιλιάδες δολάρια για την έρευνα της πρωτεΐνης ΙΑΠ...

Ακόμη και αν η κρέμα του ιατρού Brown κόστιζε 15 λεπτά στο εμπόριο ή σας δινόταν τελείως δωρεάν δεν θα σας συνιστούσα να την χρησιμοποιήσετε γιατί ο Ινσουλινοειδής Αυξητικός Παράγων[19] έχει διαπιστωθεί ότι είναι ογκογόνος, σύμφωνα με τον Dr V.A. Blakesley και την επιστημονική επιθεώρηση Journal of Endocrinology.

Αυτά και άλλα πολλά γράφουν με επίγνωση οι New York Times.

Σε μια χώρα όπως η Αμερική, που οι αποζημιώσεις από αγωγές

για δυσφήμηση προϊόντων είναι τεράστιες, δεν τόλμησε κανείς να ισχυρισθεί ότι δυσφημείται από το εκτενές δημοσίευμα της γνωστής εφημερίδας. Μάλλον έκαναν πως δεν το είδαν.

Επιστημονικώς, δεν αποδέχομαι σε καμία περίπτωση ότι αυτά τα περίεργα και πανάκριβα συστατικά ασκούν οποιαδήποτε αντιγηραντική επίδραση στο δέρμα ή κάπου αλλού, εκτός αν παρέχουν κάποια προστασία από τον ήλιο, που πράγματι είναι βλαπτικός.

Αν πράγματι θέλετε να βελτιώσετε την κατάσταση της επιδερμίδας σας, μπορείτε να το κάνετε με πιο απλούς και φτηνούς τρόπους: σταματήστε το κάπνισμα, καθαρίζετε καθημερινά το δέρμα σας με νεράκι και απλό σαπούνι κατά προτίμηση από ελαιόλαδο χωρίς άρωμα, μην εκτίθεστε στον ήλιο υπερβολικά, τρώτε υγιεινά, τρώτε πολλά φρούτα και σαλάτες, τρώτε καθημερινά 3-4 καρύδια, πίνετε πολύ νερό, κοιμηθείτε επαρκώς και αν θέλετε κάποια βοήθεια που πραγματικά κάνει δουλειά, αυτή είναι τα έλαια ψαριών, τακτικά και σε μικρή ποσότητα καθώς και η φυσική βιταμίνη C που εμπεριέχεται σε αφθονία στα περισσότερα φρούτα και κηπευτικά.

Τα λιπαρά οξέα και οι βιταμίνες που περιέχονται στα έλαια των ψαριών είναι στη φυσική τους μορφή και όντως ωφελούν την υγεία του δέρματος και του οργανισμού γενικότερα. Το δε κολλαγόνο που συντίθεται με την παρουσία *φυσικής* βιταμίνης C είναι πιο σταθερό και πιο ελαστικό από το κολλαγόνο που συντίθεται χωρίς την παρουσία της. Είναι γνωστό ότι το κολλαγόνο είναι θεμελιώδες συστατικό του δέρματος και των αγγείων, των οποίων η αντοχή, η ελαστικότητα και η σφρυγιλότητα οφείλεται στην καλής ποιότητας αυτή πολυπρωτεΐνη. Αν στη συνέχεια επιθυμείτε να επαλείφεστε με κάτι, αυτό να είναι ένα φυσικό προϊόν *που έχετε διαπιστώσει ότι δεν σας ερεθίζει αλλά απεναντίας ασκεί κάποια αντιφλεγμονώδη δράση.* Τα φυσικά αυτά προϊόντα είναι φθηνά και υπάρχουν οι συνταγές να τα φτιάχνετε μόνοι σας, εκτός εάν θέλετε να τα προμηθευτείτε από το εμπόριο.

Κάποιος παρατηρητικός μπορεί να παραπονεθεί και να πει: καλά γιατρέ μου πριν λίγο μας βεβαίωσες ότι τα διατροφικά συμπληρώματα είναι ανώφελα και ίσως βλαπτικά και τώρα μας συνιστάς να λαμβάνουμε... μουρουνέλαιο; Ναι, διότι το μουρουνέλαιο δεν είναι συμπλήρωμα, είναι τροφή αφομοιώσιμη και αξιοποιήσιμη! Ο χυμός του πορτοκαλιού, αυτός που στύβετε εσείς, δεν είναι συμπλήρωμα, είναι τροφή. Το μουρουνέλαιο είναι ο χυμός του ήπατος του ψαριού και είναι απολύτως φυσικό προϊόν, με τη μορφή δε που κυκλοφορεί τώρα είναι πλέον εύληπτο. Βοηθάει εκτός των άλλων στη υγιή κατάσταση των μαλλιών, των νυχιών, της καρδιάς και των αρθρώσεων. Αν θέλετε να αποφύγετε τη λήψη βιταμίνης Α που περιέχεται επίσης στα έλαια των ψαριών, επειδή όπως πιστεύεται αυξάνει τον κίνδυνο για κατάγματα των οστών, μπορείτε να λαμβάνετε τα ωμέγα-3 λιπαρά οξέα, που είναι το πιο πολύτιμο συστατικό τους, με άλλη μορφή. Στα έλαια ψαριών θα αναφερθούμε εκτενώς στο κεφάλαιο της Αντιφλεγμονώδους Διατροφής, καθότι η βεβαιωμένη ευεργετική επίδραση τους στον οργανισμό υπερέχει και αυτής ακόμα πολλών γνωστών φαρμάκων.

Γνωρίζετε ήδη ότι, για την προστασία και την υγεία του δέρματος, δεν πρέπει να εκτίθεστε στον ήλιο υπερβολικά. Όμως η κάποιου βαθμού έκθεση κρίνεται απαραίτητη διότι βοηθά τον οργανισμό μας στη σύνθεση μερικών βιταμινών. Η ολιγόλεπτη έκθεση στον ήλιο ακόμη και μικρής επιφάνειας του σώματος, παραδείγματος χάρη των χεριών ή των ποδιών, είναι αρκετή για τη σύνθεση σημαντικής ποσότητας βιταμίνης D. Παρατεταμένη όμως έκθεση επιταχύνει τη γήρανση του δέρματος αλλά και του σώματος. Θα προσέξατε υποθέτω ότι στους πίνακες ζωγραφικής της Αναγέννησης οι μεγάλοι ζωγράφοι απεικονίζουν τα κορίτσια και τις γυναίκες με λευκή υγιέστατη επιδερμίδα. Σήμερα οι ζωγράφοι δεν θα έβρισκαν ούτε μια γυναίκα με τέτοιας ποιότητας επιδερμίδα να ζωγραφίσουν. Παρά τα μύρια σημερινά καλλυντικά, είναι βεβαιωμένο ότι οι σημερινές γυναίκες έχουν χειρότερο δέρμα από τις γυναίκες της Αναγέννησης.

Την εποχή εκείνη ήταν αδιανόητο να κυκλοφορεί μια γυναίκα χωρίς καπέλο και αν ήταν ανώτερης κοινωνικής τάξης χωρίς καπέλο και ομπρελίνο ταυτόχρονα. Ως εκ τούτου είχαν δέρμα κά-τασπρο, αρυτίδωτο, βελούδινο, χωρίς φωτογήρανση. Βοηθούσε που δεν κάπνιζαν ενώ επί πλέον ζούσαν πιο φυσικά.

Προ μερικών ετών επισκεπτόμουν συχνά τη Σαουδική Αραβία ως ιατρός μεγάλης πολυεθνικής εταιρίας, που είχε την έδρα της στην Ελβετία. Με την ευκαιρία των εκεί επισκέψεων διαπίστωσα από κοντά ότι οι ντόπιες γυναίκες, παρ' ότι ζουν σε περιβάλλον ξερό, θερμό και ηλιοφανές, έχουν θαυμάσια επιδερμίδα, καλύτε-ρη από τις Ελβετίδες. Οι γυναίκες εκεί δεν κυκλοφορούσαν τότε πολύ και πάντα, όταν έβγαιναν έξω στο δρόμο, είχαν καλυμμένο το πρόσωπο. Το αποκάλυπταν μόνο σε εσωτερικούς χώρους, σε εστιατόρια, σε πολυκαταστήματα και φανέρωναν μια εξαιρετική επιδερμίδα.

Σήμερα τι κάνουμε; Αντί να προστατευτούμε από τον ήλιο εκτι-θέμεθα όλο και πιο πολύ στις ακτίνες του για να δείξουμε μαυ-ρισμένοι και ταξιδεμένοι. Κάνουμε και σολάριουμ καταχείμωνα, βέβαια σε όλες τις περιπτώσεις πασαλειβόμαστε, με το κιλό, διάφορα προϊόντα προστασίας. Αν τα προϊόντα αυτά όντως μας προστάτευαν, δεν θα μαυρίζαμε. Αυτό βέβαια δεν προβληματί-ζει τις στρατιές των καταναλωτών. Δεν είναι το γαλάκτωμα αυτό καθαυτό που μας μαυρίζει, είναι το δέρμα που έχει την ικανότητα αυτή και το κάνει ακριβώς για να προστατευτεί. Οι υπεριώδεις ακτινοβολίες, που είναι περιοχή του φάσματος του ηλιακού φω-τός, είναι όντως εχθροί του δέρματος και όχι μόνον. Το αντηλια-κό μας προστατεύει από το έγκαυμα, όχι όμως από τη γήρανση του δέρματος, όταν εκτιθέμεθα με τις ώρες.

Ως ιατρός αποδέχομαι τη χρήση των καλλυντικών ως υλικών και μέσων καλλωπισμού που κατά τη γνώμη των χρηστών τους βελτιώνουν την εμφάνιση τους, διακονούν τη φιλαρέσκεια, που είναι ένα ισχυρό χαρακτηριστικό του ανθρώπου και βελτιώνουν τη σχέση με τον εαυτό τους και με τους άλλους. Οι υδατικές της επιδερμίδας επαλείψεις όντως προσδίδουν, όσο διαρκούν, φρεσκάδα και η όποια προστασία παρέχουν από τις υπεριώδεις ακτίνες είναι η μοναδική σίγουρη αντιγηραντική δράση των καλλυντικών αυτών. Η αγορά και χρήση πανάκριβων καλλυντικών, που προσφέρουν τόσο τοις εκατό νεότητα, είναι η τρανταχτή απόδειξη του κανόνα της άρνησης των γηρατειών.

Μην απατάσθε, εκεί που είναι κρυμμένοι οι κώδικες της γήρανσης καμία κρέμα, κανένας ορός δεν πρόκειται ποτέ να φτάσει και να αλλάξει το παραμικρό.

γ. Η πλαστική χειρουργική

Έβλεπα πρόσφατα στην τηλεόραση μια εκπομπή στην οποία καλεσμένη ήταν μια μεγάλη κυρία του θεάτρου, συγκεκριμένα του αρχαίου δράματος. Δε θα σταθώ στην ποιότητα του λόγου της που ήταν πράγματι υψηλή. Θα σταθώ στην εμφάνισή της που ήταν κλασσική, σοβαρή και απέριττη. Η ηλικία της 80 ετών κατά δήλωσή της. Τα μαλλιά της κάτασπρα πλεγμένα σε μια χοντρή κοτσίδα, το πρόσωπο με τις ρυτίδες της ηλικίας της πεντακάθαρο και φωτεινό, δεν έφερε ούτε καν το μακιγιάζ που βάζουν στη τηλεόραση. Τα μάτια της τεράστια και υγρά μ' εκείνο το βλέμμα του αλόγου. Καμία προσποίηση, καμία επιτήδευση καμία προσπάθεια για κάτι άλλο, πέραν αυτού που πραγματικά ήταν: η απλότητα, η αρχοντιά, η φυσικότητα, η αυθεντικότητα, η αξιοπρέπεια, η αλήθεια. Μια γιαγιά! Πολύτιμο μύρο σε ασημένιο μυροδοχείο.

Έβλεπα ένα άτομο υγιές, συμφιλιωμένο με το χρόνο, συνειδητοποιημένο, ήρεμο κι ευτυχισμένο. Μιλούσε για την ηλικία της με κάθε ειλικρίνεια, ευχαριστώντας τη μοίρα που την αξίωσε να φθάσει ως εδώ με πλήρη υγεία και να βιώσει αυτή την συγκλονιστική εμπειρία που λέγεται ζωή. Ήξερε ακριβώς που βρισκόταν, που πατούσε, τι προσδοκούσε. Η ιδανική για μένα περίπτωση ενηλίκου. Όταν σιγοτραγούδησε κάτι, για μια στιγμή μου θύμισε τη μάνα μου. Δεν πήρα ούτε δευτερόλεπτο τα μάτια μου από πάνω της.

Λίγες ημέρες αργότερα και ενώ ακόμα ήταν νωπή στο νου μου η παραπάνω εκπομπή, γιατί πραγματικά με εντυπωσίασε, έτυχε να παρακολουθήσω μιαν άλλη κυρία στο ίδιο κανάλι, στην ίδια ζώνη, με τον ίδιο παρουσιαστή. Η καλεσμένη και τούτη τη φορά ήταν πάλι ηθοποιός, του κινηματογράφου, πολύ όμορφη απ' ότι θυμάμαι στα νιάτα της, αλλά μέτρια ως ηθοποιός. Ήταν το πρότυπο της ομορφιάς και εξ αιτίας τούτου μάλλον κατάφερε να γίνει κάτι. Η τωρινή της ηλικία επτασφράγιστο μυστικό, υποθέτω γύρω στα 76. Αυτό που έβλεπα δεν είχε τίποτε το αυθεντικό πάνω του. Τα μαλλιά της ήταν βαμμένα, τι άλλο, κατάξανθα, η οδοντοστοιχία της πιο άσπρη και πιο δυνατή κι από αυτή του σκύλου, ούτε μια ρυτίδα δεν υπήρχε στο πρόσωπό της. Από το τάνυσμα, τα φρύδια βρέθηκαν στις άκρες του μετώπου, τα μάτια έχασαν κάθε έκφραση, κάθε θέρμη και το χαμόγελό της, αν το πεις έτσι, ήταν σαν να δάγκωνε μαχαίρι. Τουλάχιστον δυο χιλιοστά καλυπτικού και γυαλιστικού κονιάματος σκέπαζαν το πρόσωπό της συμπληρώνοντας τη σύνθεση του τεχνητού της προσωπείου.

Η ενδυμασία ανάλογης αισθητικής, πανάκριβη. *Παλιά γαϊδάρα με καινούρια πέταλα*, θα έλεγε ο παππούς. Η αύρα που απέπνεε ως προσωπικότητα θύμιζε φτηνό άρωμα σε πλαστικό μπουκαλάκι. Την όλη εικόνα συμπλήρωναν οι ρηχές απαντήσεις στα κοινότοπα πλέον ερωτήματα του παρουσιαστή, που όταν κατάλαβε ότι ήταν αδύνατο να διεξάγει έναν αποδεκτού επιπέδου διάλογο με μια γιαγιά ναζιάρα, όταν διαπίστωσε ότι δεν συμπεριφέρεται σύμφωνα με την ηλικία της, προσπάθησε να την προστατέψει και περιέστρεψε τη συζήτηση σε απλά καθημερινά θέματα.

Οι εμβόλιμες στην εκπομπή διαφημίσεις είχαν να κάνουν με καλλυντικά και πάσης φύσεως αναγεννητικά και αναζωογονητικά καταπλάσματα. Ήρθε κι έδεσε που λένε.

Η ακαδημαϊκή πληρότητα της εν λόγω κυρίας δεν μας αφορά καθόλου. Ούτε η ενδυματολογική της προτίμηση. Ούτε βεβαίως ο αριθμός των πλαστικών χειρουργικών και άλλων επεμβάσεων στις οποίες υποβλήθηκε μέχρι σήμερα. Αν την αναφέρω εδώ, είναι γιατί αποτελεί ένα παράδειγμα, όχι τόσο τυπικό αλλά όχι και τόσο σπάνιο, ανθρώπου που αρνείται τα γηρατειά του. Ξέρει ότι είναι ηλικιωμένη αλλά δεν θέλει να φαίνεται. Αφού δεν φαίνεται, στο τέλος με τον καιρό, πείθεται ότι δεν είναι και υιοθετεί αντίστοιχη συμπεριφορά. Δεν ζει σύμφωνα με τις απαιτήσεις και τις ανάγκες της ηλικίας της. Έχει άλλη εικόνα για τον εαυτό της. Στην πραγματικότητα δεν γνωρίζει ποια είναι και πού πάει. Αυτή είναι η περιβόητη άρνηση των γηρατειών. *Είναι το μη υγιές ενδιαφέρον γι' αυτά. Είναι η λάθος διαχείριση.* Η άρνηση αυτή είναι άκρως βλαπτική.

Η πλειοψηφία από εμάς μη νομίζετε ότι είναι διαφορετική. Η πλειοψηφία, έστω κι αν δεν έχει υποβληθεί σε τόσες πολλές πλαστικές επεμβάσεις στο πρόσωπο, έχει σίγουρα κάνει άλλες πιο ήπιες παρεμβάσεις. Έστω, έχει κάνει σκέψεις και σχέδια. Έβαψε παραδείγματος χάριν κάποτε τα μαλλιά της ή ντύθηκε όπως οι κατά πολύ νεότεροί της ή οδηγεί αυτοκίνητα που είναι όνειρο των νέων. Η πλειοψηφία έχει σκεφτεί και έχει κάνει κι άλλα πράγματα που τα κρατά μυστικά.

Πάντως χρειάζεται κάποια τόλμη να εμφανιστεί κάποιος δημόσια, αφού έχει υποβληθεί σε πλαστική προσώπου. Τις πρώτες ημέρες τον απασχολεί η αντίδραση των γνωστών. Αν την τόλμη αυτή τη διέθεταν περισσότεροι άνθρωποι, οι μισοί από τους ιατρούς θα ασκούσαν την ειδικότητα του πλαστικού χειρουργού. Οι λιγότερο τολμηροί κρύβονται για κάποιο χρονικό διάστημα πριν και μετά την επέμβαση και έτσι με την δημιουργούμενη λήθη τα πράγματα γίνονται λίγο πιο εύκολα.

Η άρνηση των γηρατειών είναι υπαρκτή ανθρώπινη ψυχολογική κατάσταση, είναι δόκιμος ιατρικός όρος και έχει πολλές διαβαθμίσεις στην εκδήλωσή της, από τις πιο ήπιες ως τις πιο ακραίες. Η προσφυγή στην πλαστική χειρουργική και μάλιστα η συχνή είναι προχωρημένη εκδήλωση της άρνησης των γηρατειών.

Σε πλαστικές επεμβάσεις βελτιωτικού τύπου υποβάλλονται και άτομα νέας ηλικίας, ειδικά νέες γυναίκες. Οι πιο συνηθισμένες, το 30%, είναι οι λιποαναρροφήσεις και οι επεμβάσεις στήθους. Σε αρκετές από αυτές δεν υπάρχει στην πραγματικότητα μια έντονη ατέλεια, υπάρχει απλώς χαμηλή αυτοεκτίμηση.

Αν και είμαι βέβαιος ότι καταλαβαίνετε πλήρως τι θέλω να πω, αισθάνομαι την ανάγκη να ομολογήσω ότι σέβομαι απολύτως τους συναδέλφους της πλαστικής χειρουργικής και τους εκτιμώ αναλόγως. Οι πλαστικοί ιατροί είναι αυτοί που αποκαθιστούν μια δυσμορφία που προκύπτει από άλλη εγχείρηση, έγκαυμα ή κάκωση. Οι ίδιοι ιατροί με την επιδεξιότητά τους αποκαθιστούν μια εκ γενετής δυσπλασία και χαρίζουν στο νέο άνθρωπο τη χαμένη του αυτοπεποίθηση, την αγάπη για ζωή, του αλλάζουν τη ζωή δίνοντάς του μια νέα ευκαιρία. Η προσφυγή όμως στην αισθητική χειρουργική, ως πράξη άρνησης των γηρατειών είναι η δυναμικότερη και η ακριβότερη απόπειρα παραπλάνησης του χρόνου με τα περισσότερα μάλιστα ρίσκα.

Ειλικρινά στεναχωριέμαι όταν βλέπω όλο και περισσότερους ανθρώπους, άνδρες και γυναίκες, να καταφεύγουν στην κοσμητική χειρουργική, στις ενέσεις Botox και στις εμφυτεύσεις λίπους προκειμένου να απαλύνουν τις ρυτίδες τους. Ουκ ολίγες φορές το αποτέλεσμα μοιάζει με τα δημιουργήματα του Frankenstein συνέπεια των κακών επουλώσεων και του υπερβολικού τραβήγματος του δέρματος. Αλλά αυτό είναι το λιγότερο. Γιατί το χειρότερο από όλα είναι η αλλόκοτη φυσιογνωμία που σχηματίζεται καθώς τα χρόνια περνούν, ειδικά στα άτομα που υποβλήθηκαν σε επανειλημμένες και εκτεταμένες επεμβάσεις.

Το ίδιο σχεδόν συμβαίνει και με τα εμφυτεύματα. Αυτά είναι ουσίες που εισάγονται στο δέρμα με σκοπό να αυξήσουν τον υποκείμενο όγκο και έτσι να απαλύνουν τις ατέλειες. Κατακλύζουν την αγορά και εφαρμόζονται σε ανθρώπους, αν και πολλά από αυτά είναι ακόμη υπό έρευνα.

Ένα ιδανικό εμφύτευμα πρέπει να εκπληρώνει μια σειρά από αυστηρές προϋποθέσεις:

- Να έχει έγκριση από οργανισμό φαρμάκων.
- Να μην είναι αλλεργιογόνο.
- Να μη μεταναστεύει.
- Να μη δημιουργεί μεγάλη φλεγμονή.
- Να μη γίνεται αισθητό.
- Να μην αυτοπαράγεται.

- Να έχει μεγάλη διάρκεια ζωής.
- Να είναι σταθερό.
- Να μην είναι καρκινογόνο.
- Να είναι ανώδυνο.
- Να είναι οικονομικά προσιτό.

Ποιο από τα εν χρήσει εμφυτεύματα εκπληρώνει όλες τις παραπάνω προϋποθέσεις για όλους τους ανθρώπους;

Η αποθεραπεία μετά την εμφύτευση προβλέπει τοποθέτηση παγωμένων επιθεμάτων στις περιοχές εμφύτευσης, αποφυγή πολυλογίας και μάσησης μαστίχας για μερικές ημέρες, αποφυγή γέλωτος(!) την πρώτη εβδομάδα, όχι γκριμάτσες, όχι ύπνο σε πλάγια θέση, όχι υπερβολές στην εργασία, όχι άγχος. Τα χείλη πρέπει να διατηρούνται καθαρά και να γίνονται γαργαρισμοί με αντισηπτικά προς αποφυγή λοιμώξεων. Αντιφλεγμονώδη ή αναλγητικά κρίνονται συνήθως απαραίτητα κατά τις πρώτες ημέρες.

Τι νομίζετε, χρειάζονται χρήματα θυσίες και επιμονή για να μπορεί ο σύντροφός σας να φιλάει το ανθρωπάκι της Michelin. Η άρνηση των γηρατειών δεν είναι φθηνή, ούτε ανώδυνη υπόθεση. *Είναι μάλιστα πιο επώδυνη και από τα ίδια τα γηρατειά, διαρκεί όσο αυτά, προστίθεται σ' αυτά και επιβαρύνει δραματικά την κατάσταση.*

Πριν μερικά χρόνια άκουσα εμβρόντητος ασθενή μου να μου λέει «εδώ και είκοσι χρόνια, όταν τρώω σούπα, φοβάμαι μήπως πέσει το αυτί μου μέσα»! Ο δύστυχος είχε υποβληθεί σε επιτυχή επανασυγκόλληση του ακρωτηριασμένου πτερυγίου του ωτός και έκτοτε, επειδή ως συγκοληθέν δεν είχε αίσθηση, ζούσε με το φόβο αυτό. Δεν είναι καθόλου αστείο, είναι δραματικό. Κάτι ανάλογο πρέπει να βιώνουν πολλοί από τους υποβληθέντες σε αισθητικές επεμβάσεις, κυρίως όσοι το έκαναν για να αυξήσουν την αυτοεκτίμησή τους ή για να εξαλείψουν κάποιο συναισθηματικό τραύμα. Αξίζει όμως να υποστεί κανείς μια χειρουργική επέμβαση εξ αιτίας τούτου; Αξίζει να την υποστεί για να ξορκίσει τα γηρατειά του; Αξίζει να ζει με την ανησυχία για τη διάρκεια του αποτελέσματος παράλληλα με το πραγματικό βάρος των γηρατειών αλλά και το βάρος της άρνησης αυτών;

Αν οι αισθητικές εγχειρήσεις και παρεμβάσεις κάνουν τους ανθρώπους να αισθάνονται καλύτερα με τον εαυτό τους, τους κάνουν να νομίζουν ότι είναι περισσότερο όμορφοι και ελκυστικοί, κάνουν τη ζωή τους όντως πιο ευχάριστη, βελτιώνουν τις σχέσεις τους με τους άλλους και αυξάνουν την αυτοεκτίμηση, δεν μου πέφτει λόγος να έχω αντιρρήσεις, τουλάχιστον να τις εκφράζω δημόσια.

Αν όμως η πρωταρχική αιτία που κάποιος υφίσταται το κόστος, την ταλαιπωρία και το ρίσκο μιας πλαστικής εγχείρησης και παρέμβασης είναι για να κρύψει τα χρόνια του, με άλλα λόγια χειρουργείται γιατί αρνείται τα γηρατειά του, με βρίσκει διαμετρικά αντίθετο. Από ιατρική άποψη βλάπτει την υγεία του και επισπεύδει αυτό που φοβάται. Ζει με το άγχος της αποτυχίας, της χρονικής εξέλιξης και της διάρκειας του αποτελέσματος της επέμβασης. Φοβάται για κάποιο «αυτί». *Η πλαστική εγχείρηση ως μέθοδος αντιγήρανσης είναι τόσο αποτελεσματική όσο είναι η έκτρωση ως μέθοδος αντισύλληψης.*

Η αληθινή ηλικία μας δεν μετριέται με τα χρόνια. Άλλωστε, η μέτρηση του χρόνου με τον κύκλο της γης γύρω από τον ήλιο είναι αυθαίρετη επινόηση του ανθρώπου. Αληθινή ηλικία είναι η βιολογική μας κατάσταση, είναι δηλαδή η μικροσκοπική εικόνα των κυττάρων μας, των οργάνων μας, των αγγείων μας. Η αληθινή ηλικία μας φαίνεται από τη σωστή λειτουργία του σώματος, επί μέρους και στο σύνολό του. Τέλος, η αληθινή ηλικία μας είναι αποτυπωμένη σε αόρατα σημεία, στα *τελομερή* του DNA, στην κατάσταση των μιτοχονδρίων, εκεί δηλαδή όπου κανένα ιατρικό χέρι, κανένας πλαστικός χειρουργός, κανένα εμφύτευμα, κανένα θαυματουργό μαντζούνι των 500 ευρώ ανά βαζάκι, δεν μπορεί να φτάσει και να κάνει κάτι.

Κανείς δεν μπορεί να μας βοηθήσει περισσότερο από όσο μπορούμε εμείς οι ίδιοι να βοηθήσουμε τον εαυτό μας. Βασική προϋπόθεση είναι να αποδιώξουμε την άρνηση των γηρατειών σαν κάτι επιζήμιο, να αποδεχτούμε το αυτονόητο, ότι δηλαδή *ακόμα και οι πέτρες χωνεύουν σιγά σιγά* και στη συνέχεια να δημιουργήσουμε ένα απλό, φυσικό πλαίσιο ζωής χωρίς να επιζητούμε βοήθεια εκεί που δεν υπάρχει, χωρίς να κυνηγάμε χίμαιρες και χωρίς να ζούμε με ψευδαισθήσεις.

Πάντως σύμφωνα με την άποψη του φίλου μου, συγγραφέα και επιχειρηματία, *όσοι έχουν συσσωρευμένη*[20] *γνώση, σοφία και κρίση αποδέχονται τα γηρατειά τους, οι άλλοι όχι.*

4

ΓΕΡΝΑΜΕ,
ΕΙΝΑΙ ΦΥΣΙΚΟ

Ποιες είναι οι αιτίες της γήρανσης και πόσο αυτές εξαρτώνται
από τον τρόπο που ζούμε; Πώς επιταχύνουμε ή επιβραδύνουμε τη
διαδικασία της γήρανσης;

ΣΥΜΦΩΝΑ ΜΕ ΤΗ ΒΙΟΛΟΓΙΑ, η γήρανση είναι ένας συνδυασμός από διεργασίες έκπτωσης του οργανισμού μας που ακολουθούν την περίοδο της ανάπτυξής του.

Η γήρανση είναι μια νομοτελειακή συνέπεια της διαιώνισης του είδους. Σε κάθε κύτταρο υπάρχει ένα γενετικό ρολόι που καθορίζει τη χρονική στιγμή που επέρχεται το γήρας. Γενικά η γήρανση χαρακτηρίζεται από τη βιολογική κόπωση των κυττάρων και την εμφάνιση εκφυλιστικών σημείων σε αυτά, με αποτέλεσμα τη μείωση της ικανότητας ν' αντέχουμε στις καταπονήσεις, τη μείωση των ομοιοστατικών εφεδρειών, την παρακμή του ανοσοποιητικού συστήματος και τον αυξημένο κίνδυνο ασθενειών. Η γήρανση είναι πολύπλοκη και πολυπαραγοντική διεργασία που δεν έχει αποκρυπτογραφηθεί πλήρως.

Είπαμε πιο πάνω ότι κατά τη γήρανση παρατηρείται έκπτωση του οργανισμού. Η έκπτωση είναι δομική και λειτουργική. Πράγματι, μετά την ηλικία των 60-65 ετών ελαττώνεται η οστική μάζα κατά 1% έως 5% ανά έτος, η μυϊκή δύναμη και αντοχή επίσης το ίδιο, η συχνότητα των καρδιακών παλμών ελαττώνεται κατά

10 παλμούς ανά λεπτό ανά δεκαετία ενώ παράλληλα αυξάνεται η αρτηριακή πίεση. Η μείωση της ζωτικής χωρητικότητας των πνευμόνων ελαττώνεται κατά 40%-50% στην ηλικία των 70 ετών, σε σύγκριση με την περίοδο της ακμής. Κατά την τρίτη ηλικία ελαττώνεται η ταχύτητα αγωγιμότητας των νεύρων, ο χρόνος αντίδρασης μεγαλώνει παράλληλα δε μειώνεται η ικανότητα πρόσληψης και αξιοποίησης του οξυγόνου.

Μερικοί ερευνητές, ειδικά μερίδα των βιογεροντολόγων, θεωρούν ότι η γήρανση είναι αφ' εαυτής μια ασθένεια, που μπορεί μάλιστα να θεραπευτεί. Πιστεύουν ότι απλά ακόμη δεν έχει βρεθεί η θεραπεία. Η άποψη αυτή είναι αμφισβητήσιμη. Για όσους την αποδέχονται, η γήρανση είναι ασθένεια κατά την οποία παρατηρείται συσσώρευση βλαβών στα μακρομόρια, και κατ' επέκταση στα κύτταρα, στους ιστούς και στα όργανα. Κατ' αυτούς, μια προχωρημένη τεχνολογία επιδιόρθωσης όλων αυτών των βλαβών θα αναχαίτιζε τη γήρανση και θα αύξανε, ίσως απεριόριστα, το προσδόκιμο επιβίωσης. Η πλειοψηφία των επιστημόνων όμως πιστεύει ότι η περίοδος της γήρανσης ακολουθεί κανονικά την περίοδο της ανάπτυξης, δεν είναι ασθένεια, δεν είναι αναστρέψιμη αλλά είναι μια καθ' όλα φυσιολογική εξέλιξη όλων των ζωντανών οργανισμών.

Η γήρανση μπορεί να είναι μερική, να αφορά δηλαδή στα κύτταρα συγκεκριμένων ιστών ή οργάνων ή καθολική κατά την οποία τα κύτταρα στο σύνολό τους εμφανίζονται γερασμένα.

Το γερασμένο δέρμα που παρατηρείται στους εργάτες της θάλασσας και των αγρών και που δεν συμβαδίζει με την ηλικία τους είναι ένα χαρακτηριστικό παράδειγμα της επί μέρους κυτταρικής γήρανσης. Άλλο παράδειγμα είναι ο πνεύμονας και τα αγγεία των καπνιστών.

Η καθολική γήρανση του οργανισμού επέρχεται, όπως είπαμε, με την παράλληλη γήρανση όλων των κυττάρων του. Οι λόγοι της κυτταρικής αυτής αλλαγής είναι πολλοί. Γιατί λοιπόν γερνάμε; Τι συμβαίνει, τι αλλάζει, πού, πώς; Οι ακόλουθες θεωρίες

φιλοδοξούν να μας δώσουν μιαν απάντηση:
- Εξελικτικές θεωρίες.
- Κληρονομικές, γενετικές προβλέψεις.
- Χημικές βλάβες.
- Η θεωρία της κυτταρικής αξιοπιστίας.
- Νευρο-ορμονο-ανοσοβιολογικές θεωρίες.

Δεν έχει πρακτικό ενδιαφέρον να αναπτυχθούν όλες οι παραπάνω απόψεις αναλυτικά. Στην πράξη μερικές από αυτές εστιάζουν στη συσσώρευση βλαβών στο γενετικό κώδικα ενώ οι άλλες στην απώλεια (μείωση) των τελομερών. Αν απλοποιήσουμε ακόμη περισσότερο τα πράγματα, θα καταλήξουμε σε δυο σημεία:
- Στην καραμελοποίηση και
- Στις οξειδωτικές τάσεις

Η πρώτη μας ενδιαφέρει γιατί αποδεικνύει ότι, με μια αλλαγή στις διατροφικές μας συνήθειες, πιθανόν θα αποφύγουμε ασθένειες που σχετίζονται με την ηλικία. Η δεύτερη θα απαντήσει στις απορίες μας γιατί θα πρέπει να προτιμούμε τροφές πλούσιες σε αντιοξειδωτικούς παράγοντες, ποιοι είναι οι παράγοντες αυτοί και ποιες τροφές τους περιέχουν.

α. Η καραμελοποίηση

Τον όρο καραμελοποίηση[21] (caramelization), με την παρούσα έννοια, ομολογώ ότι τον είδα για πρώτη φορά στο βιβλίο HEALTHY AGING του Andrew Weil, M.D. το οποίο συνιστώ ανεπιφύλακτα. Θα δανεισθώ μερικές από τις ιδέες του διακεκριμένου αυτού ιατρού και συγγραφέα σε μερικές παραγράφους του παρόντος βιβλίου.

Στη ζαχαροπλαστική, αν θερμάνουμε ζάχαρη σ' ένα σκεύος παρατηρούμε ότι παίρνει καφέ χρώμα. Το χρώμα αυτό εμφανίζεται σε σχετικά υψηλή θερμοκρασία, πάνω από τους 150° C. Αν η θέρμανση της ζάχαρης γίνει σε όξινο περιβάλλον, με την προσθήκη δηλαδή χυμού λεμονιού ή ξυδιού, τότε το καφέ χρώμα θα εμφανιστεί πιο γρήγορα και σε χαμηλότερη θερμοκρασία. Ταυτόχρονα με την αλλαγή του χρώματος αναδύονται μπουκέτα από αρωματικές οσμές, ενώ η γεύση της σχηματισθείσας καραμέλας παραμένει γλυκιά αλλά πολύ πιο πλούσια από αυτή της αρχικής ζάχαρης. Αυτή είναι η καραμελοποίηση, μια απλή[22] τεχνική της μαγειρικής αλλά μια πολύπλοκη διαδικασία για τη χημεία. Τόσο πολύπλοκη, έχει έξι στάδια, που είναι δυσνόητη ακόμη και από τους χημικούς. Οι αλλαγές που επέρχονται με τη θέρμανση στην αναδιάταξη των μορίων της ζάχαρης είναι άπειρες και δεν έχουν κατανοηθεί πλήρως.

Είπαμε για την καραμελοποίηση της ζάχαρης. Το σωστό είναι καραμελοποίηση των σακχάρων γιατί αυτά είναι περισσότερα.

Κανέναν ερασιτέχνη ή επαγγελματία μάγειρα[23] δεν ενδιαφέρει η λεγόμενη *αντίδραση του Maillard*, ενώ είναι αυτή που κάνει τα φαγητά τους εμφανίσιμα και νόστιμα.

Το 1912 λοιπόν, ο Louis-Camille Maillard ανάμειξε ζάχαρη, κρέμα γάλακτος και βούτυρο και στη συνέχεια τα θέρμανε. Προέκυψε μια καραμελοειδής ύλη, καφετιά και κολλώδης, προϊόν χημικής αντίδρασης μεταξύ της ζάχαρης, των πρωτεϊνών και των λιπών που περιέχονταν στην κρέμα και το βούτυρο αντίστοιχα. Ό,τι έκανε ο Maillard στο εργαστήριό του γίνεται καθημερινά στο φούρνο μας, στο κρέας, στις πατάτες, στο ψωμί, στα γλυκίσματα. Και είναι αυτό που δίνει την εμφάνιση, τη γεύση, το άρωμα και τη νοστιμιά σε ό,τι μαγειρεύουμε.

Η αντίδραση του Maillard φαίνεται απλοϊκή και αφελής είναι όμως, στην πραγματικότητα, πολύπλοκη, δυσνόητη και άκρως καθοριστική για την υγεία μας. Οι ενώσεις, που προκύπτουν από την αντίδραση των σακχάρων με τις πρωτεΐνες και τα λιπίδια, ονομάζονται *γλυκοπρωτεΐνες* και *γλυκολιπίδια* αντίστοιχα. Ενώνονται όμως και τα λίπη με τις πρωτεΐνες και δίνουν τις λιποπρωτεΐνες. Όλα τα παραπάνω προϊόντα είναι μακρομοριακές ενώσεις και το φάσμα τους είναι ευρύτατο. Ο ίδιος ο Maillard σημείω-σε τότε: «*Η πολυμέρεια αυτών των προϊόντων μου φαίνεται τόσο εκτεταμένη, όσο και οι κλάδοι των επιστημών τους οποίους ενδια-φέρουν*».

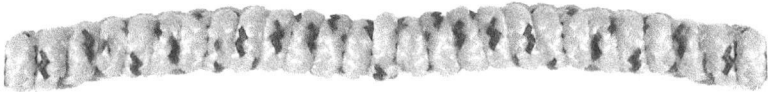

Σχ.1. Μόριο πρωτεΐνης.
(Σχηματική αναπαράσταση)

Ας φύγουμε όμως από την κουζίνα και ας πάμε στα ενδόμυχα του οργανισμού μας.

Στο κυτταρικό περιβάλλον υπάρχει επάρκεια γλυκόζης, πρωτε-ϊνών και λιπαρών οξέων. Οι ενώσεις αυτές, ανάλογα με τις δομι-κές ή τις λειτουργικές ανάγκες του κυττάρου, ενώνονται μεταξύ τους και σχηματίζουν μεγαλύτερα μόρια, τις γλυκοπρωτεΐνες, τα γλυκολιπίδια και τις λιποπρωτεΐνες, όπως ήδη είπαμε. Αυτό δη-λαδή που γίνεται στην κουζίνα μας, γίνεται και μέσα στον ορ-γανισμό μας. Η διαφορά είναι ότι στην κουζίνα γίνεται ανεξέλε-γκτα ενώ στο σώμα μας κάτω από προϋποθέσεις. Ειδικά ένζυμα που παίζουν το ρόλο του καταλύτη οδηγούν την αντίδραση, που λέγεται *γλυκοζυλίωση*, σε παραγωγή επιθυμητών μακρομορίων γλυκοπρωτεϊνών. Κάτι αντίστοιχο συμβαίνει και με τα γλυκολιπί-δια, που είναι απαραίτητα για τη δομή και τη σωστή λειτουργία των κυττάρων. Η παρουσία των ενζύμων εξασφαλίζει ότι το τελι-κό προϊόν της γλυκοζυλίωσης, της ένωσης δηλαδή της γλυκόζης με τις πρωτεΐνες, θα έχει όλες και μόνον αυτές τις ιδιότητες που προαπαιτούνται.

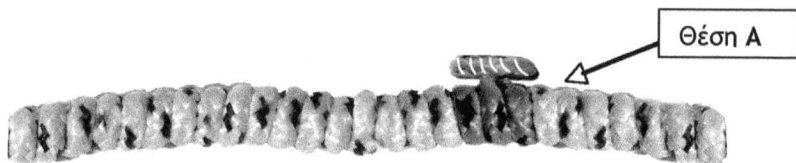

Θέση Α

Σχ.2. Γλυκοπρωτεΐνη.
Αναπαρίσταται η ένωση ενός μορίου γλυκόζης (επάνω) με ένα μόριο πρωτεΐνης. Επειδή
η ένωση οδηγείται από ειδικό ένζυμο γίνεται στη σωστή θέση Α. Παρατηρούμε ότι η
πρωτεΐνη, (σχ.1), δεν αλλάζει δομή. Προϊόν χρήσιμο για τον οργανισμό.
(Σχηματική αναπαράσταση)

Συμβαίνει όμως, όχι σπάνια, η σύνδεση της γλυκόζης με τις
πρωτεΐνες να λαμβάνει χώρα χωρίς την παρουσία ενζύμων. Στις
περιπτώσεις που συμβαίνει αυτό δημιουργούνται τυχαία μακρο-
μόρια, μη επιθυμητά, με διαφορετική τεταρτοταγή δομή, που
έχουν ιδιότητες μη συμβατές προς τη φυσιολογική λειτουργία
των κυττάρων και κατ' επέκταση του οργανισμού. Οι πρωτεΐνες
λοιπόν που έχουν υποστεί ανεξέλεγκτη, μη ενζυματική ένωση με
τη γλυκόζη, έχουν ακυρώσει ή έχουν τροποποιήσει τις ιδιότητές
τους και μετατράπηκαν σε βλαπτικές. Διεθνώς τα προϊόντα αυτά
ονομάζονται AGEs από τα αρχικά των λέξεων Advanced Glyca-
tion End products. Στα Ελληνικά αποδίδονται με τον όρο γλυκο-
τοξίνες.

Η διεθνής ονομασία, AGEs, θα χρησιμοποιηθεί αποκλειστικά
στη συνέχεια αντί του όρου γλυκοτοξίνη. Η προκεχωρημένη μη
ενζυματική γλυκοζυλίωση δηλαδή μοιάζει με την αντίδραση του
Maillard, με την καραμελοποίηση, καθώς παράγει πολύπλοκα
μακρομόρια τελείως στην τύχη.

Οι τυχαίες γλυκοπρωτεΐνες, δηλαδή τα AGEs που δημιουργού-
νται μέσα στο σώμα μας, είναι ετερογενή μόρια και όπου βρεθούν
εκδηλώνουν ανεπιθύμητες συμπεριφορές που είναι παθολογικές.
Με άλλα λόγια είναι η αρχική φάση φλεγμονής, το αρχικό ερέ-
θισμα για να ξεκινήσει η διεργασία της. Τα AGEs συμμετέχουν,
αντί των φυσιολογικών (ενζυματικών) γλυκοπρωτεϊνών, σε κυτ-

ταρικές δομές (στις βασικές κυτταρικές μεμβράνες) με προφανή δυσμενή αποτελέσματα. Ένα αλλαγμένο πλέον κύτταρο δεν μπορεί να λειτουργήσει σωστά. Η πλατφόρμα για την ανάπτυξη ασθενειών φθοράς, που έχουν σχέση με την ηλικία, έχει ήδη δομηθεί.

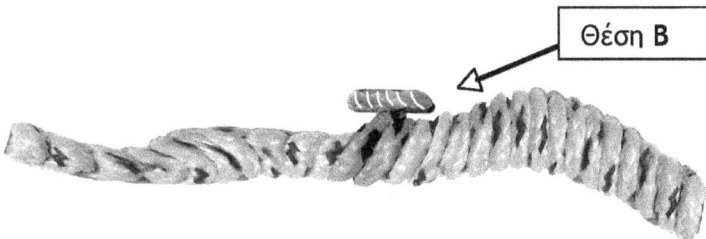

Σχ.3. AGE.

Αναπαρίσταται η ένωση γλυκόζης με πρωτεΐνη, χωρίς ενζυματική καθοδήγηση. Η ένωση γίνεται σε «λάθος» σημείο, Β. Η πρωτεΐνη αλλάζει δομή. Προϊόν καραμελοποίησης, AGE, βλαβερό για τον οργανισμό. Το AGE καταλαμβάνει τη θέση των φυσιολογικών, (σχ.2), γλυκοπρωτεϊνών στο κύτταρο.

(Σχηματική αναπαράσταση)

Είναι γνωστό και στους μη ειδικούς ότι οι διαβητικοί εμφανίζουν συχνότερα και νωρίτερα ασθένειες που έχουν να κάνουν με την ηλικία, μεταξύ των οποίων είναι ο καταρράκτης και οι οργανικές ανεπάρκειες. Για τις αιτίες πρόκλησης του σακχαρώδη διαβήτη τύπου 2, της σοβαρής αυτής νόσου, θα αναφερθούν λεπτομέρειες παρακάτω. Τότε θα γίνει εμφανέστερη η βλαπτική δράση των AGEs και η σχέση τους με τη διατροφή μας.

Τα AGEs προκαλούν επιπλέον[24] βλάβες στο DNA αλλά και το RNA. Η βλαπτική τους πορεία δεν σταματά εκεί, διότι η παρουσία τους στις βασικές κυτταρικές μεμβράνες συντελεί στην αλλαγή της φόρμας παρακείμενων φυσιολογικών πρωτεϊνών των μεμβρανών, με τη δημιουργία ανώμαλων δεσμών μεταξύ των μορίων τους. Σχηματίζονται οι λεγόμενες *διασταυρούμενες πρωτεΐνες*, που διεθνώς είναι γνωστές ως cross-linked πρωτεΐνες. Οι πρωτεΐνες αυτές είναι τεράστιες και κάνουν τις μεμβράνες να χάσουν πολλά από τα φυσιολογικά χαρακτηριστικά τους. Η βιοχημική συμπεριφορά των κυτταρικών μεμβρανών έχει πλέον αλλάξει και η αλλαγή είναι μόνιμη. Να αναφέρουμε ως τόσο ότι ορισμένες διασταυρούμενες πρωτεΐνες υπάρχουν και σε φυσιολογικές δομές των κυττάρων. Ο σχηματισμός των πρωτεϊνών αυτών δεν έχει καμιά σχέση με τα AGEs. Είναι προκαθορισμένες και επιτελούν συγκεκριμένες λειτουργίες, παρέχοντας κυρίως δομική στήριξη.

Οι διασταυρούμενες πρωτεΐνες, που σχηματίζονται παρουσία των AGEs, δηλαδή οι μη φυσιολογικές, θ' αναφέρονται στο εξής με το διεθνές τους όνομα ως cross-linked πρωτεΐνες. Αποτελούνται από μόρια πρωτεϊνών που συνδέονται μεταξύ τους με διασταυρούμενες συνδέσεις (cross-linking) και σχηματίζουν πλέγματα (Σχ.5). Είναι παραμορφωμένες, με πολύπλοκη τεταρτοταγή δομή. Χάνουν την ελαστικότητα και την αντοχή τους και άρα τη λειτουργικότητά τους. Η ρυτίδες και η χαλάρωση του γερασμένου δέρματος είναι το ορατό αποτέλεσμα, χωρίς να είναι και το μοναδικό. Οι φυσιολογικές πρωτεΐνες του κολλαγόνου του δέρματος έχουν εν μέρει αντικατασταθεί από αυτές.

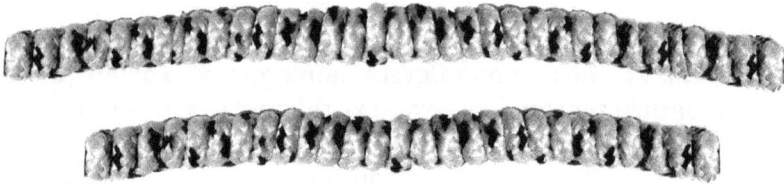

Σχ.4. Δύο μόρια πρωτεϊνών.
(Σχηματική αναπαράσταση).

Η αρτηριοσκλήρωση, νόσος κατά την οποία οι αρτηρίες μας χάνουν σημαντικό μέρος της ελαστικότητας των τοιχωμάτων τους, οφείλεται στο ίδιο αίτιο. Η χοληστερόλη απλώς το επιδεινώνει.

Κατά πάσα πιθανότητα, εκφυλιστικές ασθένειες του εγκεφάλου, όπως η νόσος του Parkinson ή η νόσος του Alzheimer, έχουν την ίδια αφετηρία. Το ίδιο πιστεύεται και για το εμφύσημα, τη μυϊκή δυστροφία, την οπισθοφακική ινοπλασία και για μερικές μορφές (π.χ. παχέος εντέρου) καρκίνου.

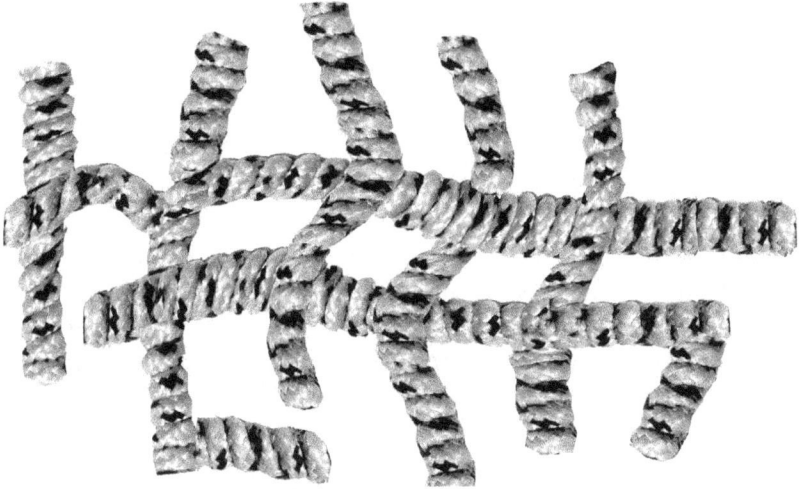

Σχ.5. Cross-linked (διασταυρούμενη) πρωτεΐνη.

Παρακείμενες φυσιολογικές πρωτεΐνες, όπως π.χ. οι πρωτεΐνες του σχ.4, ενώνονται μεταξύ τους, παρουσία AGEs και σχηματίζουν πλέγμα. Παρατηρείται η αλλαγή της δομής των πρωτεϊνών. Προϊόν καραμελοποίησης, βλαβερό.

(Σχηματική αναπαράσταση).

Τόσο τα AGEs όσο και οι cross-linked πρωτεΐνες δύνανται να προκαλέσουν φλεγμονές και κατά συνέπεια αντιδράσεις από το ανοσοποιητικό. Είναι η απαρχή των λεγομένων *αυτοάνοσων νό-σων.*

Ο κατάλογος των ασθενειών δεν σταματά εδώ. Η υπέρταση, η χρόνια νεφροπάθεια, η οστεοαρθρίτιδα, η βαρηκοΐα των γερόντων, ο σακχαρώδης διαβήτης τύπου 2 και όλες οι συνοδοί προς αυτόν νόσοι έχουν να κάνουν με τα AGEs, δηλαδή με την αντίδραση του Maillard, δηλαδή με την καραμελοποίηση.

Οι παραπάνω αναφερόμενες παθήσεις είναι οι συνηθέστερες παθήσεις που σχετίζονται με την ηλικία. Όμοιες διεργασίες συμβαίνουν σε όλους μας, καθημερινά, με αργό ρυθμό. Πιο γρήγορα συμβαίνουν στους διαβητικούς λόγω της περίσσειας της γλυκόζης που έχουν, η οποία ενώνεται τυχαία με πρωτεΐνες και δίνει αμέτρητα, βλαπτικά, AGEs.

Τα AGEs περιεγράφησαν πληρέστερα[25] το 1985 από τον Dr Anthony Cerami, σπουδαίο ερευνητή και εφευρέτη, μέλος της Εθνικής Ακαδημίας Επιστημών των Η.Π.Α, στη κλασσική πλέον μελέτη του «Glycation Theory of Aging», θεωρία της γήρανσης δια της μη ενζυματικής γλυκοζυλίωσης των πρωτεϊνών.

Πολύ ελπιδοφόρα νέα φάρμακα[26] έχουν ως στόχο να αναχαιτίσουν τη δράση των AGEs και να αποτρέψουν το σχηματισμό των παθολογικών δεσμών μεταξύ γειτνιαζόντων πρωτεϊνικών αλυσίδων. Ευνόητο είναι ότι προσπαθούν να σταματήσουν τη διαδικασία της καραμελοποίησης και να επιβραδύνουν έτσι τη γήρανση των ιστών.

Άλλα πάλι φάρμακα φαίνεται ότι μπορούν να σπάσουν τους ανώμαλους δεσμούς μεταξύ αυτών των πρωτεϊνών (cross-link breakers). Ένα τέτοιο φάρμακο, η *πιμαγεδίνη*, βρίσκεται στα τελικά στάδια των δοκιμών και εκτιμάται ότι θα αποτελέσει τη νέα θεραπεία της χρόνιας νεφροπάθειας των διαβητικών.

Η πασίγνωστη ασπιρίνη, ένα από τα παλαιότερα και σπουδαιότερα φάρμακα που παρασκευάσθηκαν ποτέ, φαίνεται ότι, μεταξύ άλλων, μειώνει και τη δράση των AGEs και έτσι εξηγείται, εν μέρει, η αντιφλεγμονώδης–αντιπηκτική δράση της αλλά και πολλές άλλες μακροχρόνιες ευεργετικές δράσεις της, όπως στον καταρράκτη και κάποιες μορφές καρκίνου.

Μερικοί επιστήμονες, ακόμη και γεροντοβιολόγοι, αμφισβητούν τη θεωρία της καραμελοποίησης, όπως αυτή διατυπώνεται. Πράγματι, όπως και τόσες άλλες που ανακοινώνονται κάθε τόσο, είναι κι αυτή μια ακόμη θεωρία. Εξ άλλου στις ιατρικές και βιολογικές επιστήμες νέες θεωρίες ανατρέπουν παλαιότερες και περιμένουν κι αυτές τη σειρά τους να ανατραπούν από τις επόμενες. Σημασία έχει το πρακτικό όφελος που προκύπτει από τα διδάγματα που ακολουθούν τη συγκεκριμένη θεωρία. Και τα διδάγματα αυτά θα γίνονται όλο και πιο κατανοητά στα επόμενα κεφάλαια που στην πραγματικότητα θα περιστρέφονται γύρω από τη λογική αυτή. Για την ώρα ας μας απασχολήσουν συμπυκνωμένες οι παρακάτω αλήθειες, όπως πολύ επιτυχώς κωδικοποίησε ο Dr Weil:

- *Υψηλά ποσοστά σακχάρου στο αίμα, ακόμη και παροδικά, ευνοούν την καραμελοποίηση, δηλαδή το σχηματισμό των συνθέσεων AGEs, που τροποποιούν τη δομή των κυττάρων και αλλοιώνουν τις λειτουργίες τους.*

- *Αυτές οι βλάβες και δυσλειτουργίες είναι η απαρχή για μια σειρά από πολλές χρόνιες, εκφυλιστικές παθήσεις που εμφανίζονται συχνότερα όσο η ηλικία μας αυξάνει. Πρόκειται για τις λεγόμενες παθήσεις της τρίτης ηλικίας ή ασθένειες φθοράς.*

- *Με πολλούς τρόπους, ο σακχαρώδης διαβήτης τύπου 2 υποδύεται το μοντέλο της επιταχυνόμενης γήρανσης. Οι παθήσεις που τον πλαισιώνουν είναι ακριβώς οι ίδιες του καταλόγου των παθήσεων που σχετίζονται με τα γηρατειά. Αυτό και μόνο θα μπορούσε να εκληφθεί ως ευθεία απόδειξη ότι η γήρανση έχει να κάνει με την καραμελοποίηση.*

- *Ο διαβήτης τύπου 2 είναι το τελευταίο σημείο του φάσματος των προβλημάτων του μεταβολισμού των τροφών μας. Πριν από αυτό, οι μη διαβητικοί ηλικιωμένοι έχουν σε μικρότερο βαθμό όλες τις παραπάνω αλλοιώσεις.*

Πολλοί επαγγελματίες της υγείας είναι επαρκώς ενημερωμένοι για το μεταβολισμό των υδατανθράκων, για τα μεταβολικά σύνδρομα και για το μηχανισμό δράσης της ινσουλίνης. Γνωρίζουν πως, όταν ο μηχανισμός αυτός δεν λειτουργεί σωστά, εμφανίζεται η παχυσαρκία, οι ασθένειες της καρδιάς, των αγγείων, ο διαβήτης. Δεν είναι όμως ενημερωμένοι για την καραμελοποίηση. Αυτό είναι ένα ενδιαφέρον πεδίο για μελέτη.

Όλοι έχουμε προσέξει τις καφετιές κηλίδες[27] που εμφανίζονται στο δέρμα των περισσοτέρων ανθρώπων, μετά από κάποια ηλικία. Οι κηλίδες αυτές, που λέγονται *κηλίδες λιποφουσκίνης*, δεν είναι[28] μια συγκεκριμένη ουσία, ούτε περιέχουν προϊόντα της αντίδρασης του Maillard αλλά μάλλον περιέχουν κυτταρικά απόβλητα. Όπως μας λένε οι ιατροί, οι κηλίδες αυτές δεν έχουν καμιά σημασία. Αλλά μήπως όμως έχουν και μάλιστα σημαντική; Γιατί τα υλικά που τις συνθέτουν είναι αποθηκευμένα και σε άλλα, πολλά, αόρατα σημεία του σώματος, ανάμεσα σ' αυτά ο οφθαλμός και ο εγκέφαλος.

Τα υλικά αυτά είναι ετερογενή και περιλαμβάνουν λίπη, πρωτεΐνες και μέταλλα, κυρίως σίδηρο. Είναι απόβλητα υλικά, συγκεντρωμένα συντρίμμια, κατακερματισμένα κυτταρικά τμήματα που δεν μπορεί ο οργανισμός να τα αποβάλει από το σώμα. Είναι τμήματα νεκρών κυττάρων που είτε από απόπτωση είτε από άλλη αιτία έχουν νεκρωθεί.

Στις κηλίδες αυτές βρέθηκαν ακόμη και τμήματα νεκρών κυττάρων που προέρχονται από το μυοκάρδιο και τον εγκέφαλο. Αξίζει εδώ να υπενθυμίσουμε ότι τα μυϊκά κύτταρα της καρδιάς και οι νευρώνες του εγκεφάλου δεν διαιρούνται κατά τη διάρκεια της ζωής μας ούτε μια φορά. Είναι τα μοναδικά κύτταρα του σώματός μας που ζουν, αμετάβλητα, όσο ζούμε εμείς.

Ξεκάθαρα, η λιποφουσκίνη είναι ο μάρτυρας της ηλικίας μας. Θεωρητικά αρχίζει να σχηματίζεται την ημέρα της γέννησης αλλά επιταχύνεται η δημιουργία της όσο περνούν τα χρόνια. Στην πραγματικότητα δεν γνωρίζουμε αν η λιποφουσκίνη είναι προϊόν της γήρανσης ή η γήρανση αποτέλεσμα αυτής.

Άλλοι πάλι ερευνητές πιστεύουν ότι η λιποφουσκίνη είναι προϊόν προερχόμενο από την αλληλεπίδραση κυτταρικών αποβλήτων, υπολειμμάτων κυτταρικής απόπτωσης και ελευθέρων ριζών.[Π-Α 1]

β. Οι ελεύθερες ρίζες

Ο Denham Harman πρώτος, το 1950, διατύπωσε τη θεωρία ότι

η γήρανση είναι συνέπεια των βλαβών που προξενούν οι ελεύθερες ρίζες. Η ιδέα αυτή εμπλουτίστηκε από άλλους περί το 1970. Από όλες τις θεωρίες για τη γήρανση, αυτή του Harman έχει την πιο συνεπή πειραματική επαλήθευση.

Ο Βρετανός βιοχημικός και συγγραφέας[29] Nick Lane συνέγραψε ένα σπουδαίο βιβλίο. Φέρει τον τίτλο Oxygen: The Molecule That Made The World. (Οξυγόνο: το μόριο που έφτιαξε τον κόσμο). Συμφωνώ απολύτως με τη θεωρία του Lane, όπως παρουσιάζεται στο βιβλίο, που σχετίζει ευθέως τις ενδοκυτταρικές οξειδωτικές διεργασίες με ασθένειες που έχουν σχέση με τα γηρατειά. Στο κεφάλαιο αυτό έχω δανειστεί μερικές από τις ιδέες του βιβλίου, το οποίο σας συνιστώ ανεπιφύλακτα.

Με τον όρο *οξείδωση*, στη χημεία, ονομάζεται η μετακίνηση (απώλεια) ηλεκτρονίων από ένα άτομο ή μόριο. Το αντίθετο καλείται *αναγωγή*. Μία χημική αντίδραση, είτε αυτή συμβαίνει in vivo είτε in vitro, είναι αντίδραση οξείδωσης ή αντίδραση αναγωγής. Δεν υπάρχουν άλλες αντιδράσεις πλην των οξειδοαναγωγικών. Το οξυγόνο τυχαίνει να είναι ιδιαίτερα επιδέξιο στο να αρπάζει ηλεκτρόνια από άλλα άτομα και μόρια και έτσι δάνεισε το όνομά του σε αυτή τη διαδικασία. Το οξυγόνο επομένως είναι ένας ισχυρός οξειδωτικός παράγοντας, αλλά δεν είναι ο μοναδικός.

Το οξυγόνο, ως χημικό στοιχείο, είναι αέριο καυστικό και καταστρεπτικό. Σε συγκέντρωση ελαφρώς μεγαλύτερη της ατμοσφαιρικής καθίσταται τοξικό για τη ζωή, ενώ σε ακόμα πιο μεγάλη γίνεται ασύμβατο. Παρά τούτο, το οξυγόνο είναι το στοιχείο που δημιούργησε τη ζωή και που στη συνέχεια τη συντηρεί. *Είναι συστατικό της πλέον θεμελιώδους αντίδρασης της ζωής, που είναι ο μεταβολισμός της γλυκόζης.* Το πώς καταφέρνει ο οργανισμός να εξουδετερώνει τις βλαπτικές δράσεις του είναι αξιοθαύμαστο και θα μας απασχολήσει όταν έρθει η ώρα.

Έχουμε προσέξει ότι ένα συμπαγές και ανθεκτικό κομμάτι σιδήρου με τον καιρό σκουριάζει και μετατρέπεται σε άμορφη και εύθρυπτη μάζα. Το σίδερο λέμε ότι οξειδώθηκε και το οξυγόνο ευθύνεται για την καταστροφή αυτή.

Καμία φωτιά, σχεδόν καμία βασική βιομηχανική δραστηριότητα και ανάπτυξη δεν θα μπορούσε να συντελεσθεί αν το οξυγόνο δεν είχε αυτή την ιδιότητα. Η χρήση της φωτιάς από τον άνθρωπο είναι μια από τις μεγαλύτερες κατακτήσεις του. Κατά την αρχαία Ελληνική μυθολογία η φωτιά ήταν προνόμιο των θεών, μέχρι που την έκλεψε ο Προμηθέας και την έδωσε στους ανθρώπους. *Η φωτιά έκτοτε έκανε τον άνθρωπο δημιουργό.*

Τι είναι όμως η φωτιά; Είναι το φυσικοχημικό φαινόμενο κατά το οποίο το οξυγόνο αντιδρά με μια οργανική ένωση. Το τελικό προϊόν της αντίδρασης είναι διοξείδιο του άνθρακα και νερό και έκλυση μεγάλης ποσότητας θερμότητας. Η αντίδραση αυτή ονομάζεται επίσης και *καύση.*

Καύση γίνεται, ανελλιπώς, μέσα σε κάθε ένα από τα κύτταρά μας. Εκεί μέρος του εισπνεόμενου οξυγόνου καίει τη γλυκόζη, που είναι το τελικό καύσιμο του κυττάρου, παράγοντας διοξείδιο του άνθρακα και νερό με ταυτόχρονη έκλυση θερμότητας. Το διοξείδιο, όντας άχρηστο, αποβάλλεται με την εκπνοή ταυτόχρονα με μέρος του νερού, που έχει τη μορφή υδρατμών. Η παραγόμενη από την καύση της γλυκόζης θερμότητα είναι αυτή που μας κρατάει ζεστούς και είναι προκαθορισμένη και τόση, όση ακριβώς απαιτείται για να έχει ο οργανισμός μας τη λεγόμενη φυσιολογική θερμοκρασία.

Η φυσιολογική θερμοκρασία είναι ένας από τους ευνοϊκούς παράγοντες για το κυτταρικό περιβάλλον, απαραίτητος για τη χημική δραστηριότητα του κυττάρου, απαραίτητος για τη ζωή. Το σώμα μας δεν είναι ζεστό για να αισθανόμαστε εμείς καλά. Είναι ζεστό για να ευνοήσει τις χημικές αντιδράσεις που ασταμάτητα γίνονται μέσα του. Όταν οι αντιδράσεις γίνονται καλά, αισθανόμαστε καλά. Σε διαφορετική θερμοκρασία οι αντιδράσεις αυτές θα διεξάγονταν με διαφορετική ταχύτητα ή θα παρήγαγαν διαφορετικά από τα αναμενόμενα προϊόντα. Η δια του οξυγόνου καύση της γλυκόζης λοιπόν είναι στην πραγματικότητα μια καλά ελεγχόμενη οξειδωτική αντίδραση. Δεν είναι όμως η μοναδική και βέβαια, επειδή είναι ελεγχόμενη, δεν προκαλεί καμιά ζημιά. Αριθμός άλλων οξειδωτικών παραγόντων αλλά και αριθμός ιόντων οξυγόνου περιφέρεται στο σώμα μας προκαλώντας ποικίλες οξειδώσεις, που δεν είναι όλες ούτε χρήσιμες ούτε απαραίτητες, απεναντίας είναι εξαιρετικά βλαπτικές.

Οι ανεπιθύμητες οξειδώσεις, που σε συνεχή βάση λαμβάνουν χώρα μέσα στα κύτταρα, έχουν βλαπτικό αθροιστικό αποτέλεσμα. Τα κύτταρα καταπονούνται τόσο που βαθμιαία χάνουν τη βιολογική τους αντοχή, γηράσκουν. Δανειζόμαστε λοιπόν από τη φυσική τον όρο *κόπωση των υλικών* για να κατανοήσουμε την κόπωση των κυττάρων. Στη συνέχεια ονομάζουμε την κόπωση αυτή, που οφείλεται στις οξειδώσεις, *οξειδωτική κόπωση του κυττάρου*.

Όλα τα κύτταρα επιδιορθώνουν, όσο μπορούν, το καθημερινώς φθίνον, συνεπεία των οξειδώσεων, ενδοκυτταρικό τους περιβάλλον. Εν τούτοις η επιδιόρθωση υπολείπεται των οξειδώσεων και έτσι μέρος των οξειδωτικών παραγόντων δρα ανενόχλητο, εκδηλώνοντας τη ζημιογόνο του συμπεριφορά και επιτείνοντας έτσι την οξειδωτική κόπωση του κυττάρου. Μια σοβαρή οξειδωτική κόπωση μπορεί να προκαλέσει το θάνατο του κυττάρου, ενώ μια ακόμη πιο σοβαρή επιφέρει ευρύτερη νέκρωση ιστών.

Τα κύτταρα όμως αντιπαλεύουν όσο μπορούν. Το έργο αυτό έχουν αναλάβει ειδικά ένζυμα τα οποία ανατάσσουν, μέχρις ενός σημείου, τις βλάβες μέσα από μια συνεχή εισαγωγή μεταβολικής ενέργειας. Λίγο αργότερα θα αναφερθούμε εκτενέστερα στα ένζυμα.

Διαταραχή ή ανεπάρκεια στη διατήρηση της φυσιολογικής κατάστασης του κυττάρου μπορεί να προκαλέσει δυσάρεστα αποτελέσματα, όπως ήδη είπαμε, λόγω της προτίμησης των οξειδωτικών παραγόντων να αντιδρούν με τα βιολογικά μόρια, ιδιαίτερα με τα μεγάλα. Τα μόρια αυτά, κυριολεκτικά κουρελιάζονται και καθίστανται ελλιπή, ελαττωματικά και άχρηστα. Τέτοια μόρια μπορεί να είναι οι πρωτεΐνες, τα λιπίδια, το DNA και το RNA, δηλαδή μόρια πάνω στα οποία βασίζεται η ίδια η ζωή. Μέσα στο κύτταρο παίζεται μια ασταμάτητη σκληρή διελκυστίνδα ανάμεσα στις οξειδωτικές τάσεις από τη μια μεριά και στις αντιοξειδωτικές άμυνες από τη άλλη, με τις οξειδωτικές τάσεις να υπερισχύουν, κερδίζοντας λίγο λίγο το παιχνίδι.

Ίσως αυτές οι άμυνες[30], σύμφωνα με τον Nick Lane, να έχουν στην πραγματικότητα αναπτυχθεί για διαφορετικό λόγο. Αρχικά σαν προστασία εναντίον της ηλιακής ακτινοβολίας, που ήταν πιο έντονη κατά την πρώιμη ιστορία του πλανήτη, όταν δεν ήταν τόσο καλή η θωράκιση που σχημάτιζε η ατμόσφαιρα εκείνης της εποχής.

Γνωρίζουμε ότι όταν η ηλιακή ακτινοβολία πέφτει στο νερό, που έχει το χημικό τύπο H_2O, διασπά ένα μικρό μέρος του, παράγοντας μια σειρά από πολύ ασταθή ενδιάμεσα προϊόντα που είναι τα ιόντα υδροξυλίου •OH, το υπεροξείδιο •O_2- ή ιόν οξυγόνου και το H_2O_2, το λεγόμενο υπεροξείδιο του υδρογόνου. Το τελευταίο χρησιμοποιείται στην οικιακή χρήση ως λευκαντικό και στην ιατρική ως απολυμαντικό, καθώς σκοτώνει τα μικρόβια δια της οξειδωτικής του δράσης και είναι το γνωστό οξυζενέ.

Σε περιβάλλον ζωής, μέσα στο κύτταρο ή στο εξωκυττάριο υγρό περιφέρονται και άλλοι οξειδωτικοί παράγοντες που, μαζί με τους προερχόμενους από τη διάσπαση του νερού, αποτελούν τις περιβόητες ελεύθερες ρίζες. Τέτοιες είναι οι $RO•$, $ROOH$, $ROO•$, και $HOCL$.

Οι ελεύθερες ρίζες, ως ανεξάρτητες, έχουν πολύ σύντομη παρουσία καθώς διακρίνονται και αυτές για την ασταθή συγκέντρωση των ηλεκτρονίων τους. Στην τάση τους να περιπέσουν σε σταθερή κατάσταση, αντιδρούν με κάθε γειτονικό μόριο, αποσπώντας από αυτό ηλεκτρόνια, δηλαδή οξειδώνοντάς το. Τα γειτονικά μόρια καθίστανται πλέον με τη σειρά τους αυτά ασταθή και, για τον ίδιο λόγο, επιτίθενται στα επίσης γειτονικά τους. Η όλη ατμόσφαιρα, θυμίζει ντόμινο ή καλύτερα αλυσιδωτή αντίδραση και δεν σταματά παρά μόνο όταν τα παραγόμενα προϊόντα είναι χημικώς κουρασμένα για να συνεχίσουν. Τότε το σύστημα ηρεμεί.

Συνεπώς, επιγραμματικά, μέσα στο κύτταρο σταθερά δημιουργούνται και υπάρχουν ελεύθερες ρίζες που επιζητούν εναγωνίως ηλεκτρόνια. Το χημικό περιβάλλον του κυττάρου είναι επομένως φιλοοξειδωτικό. Αυτή η κυτταρική ατμόσφαιρα είναι η λεγόμενη *οξειδωτική τάση*. Οξειδώνοντας οι ρίζες παράγουν προϊόντα που είναι βλαπτικά για το κύτταρο. Οι βλάβες αθροίζονται με το χρόνο και το κύτταρο εμφανίζει αλλοιώσεις, που χαρακτηρίζουν την *οξειδωτική κόπωση* του κυττάρου.

Λίγο ή πολύ όλοι γνωρίζουμε ότι οι ακτίνες Χ και οι διάφορες ακτινοβολίες ραδιενεργών ισοτόπων προκαλούν σοβαρότατες βλάβες στον οργανισμό μας.

Πώς εξηγούνται οι βλάβες αυτές και με ποιο μηχανισμό δημιουργούνται; Η ερμηνεία είναι γνωστή: οι ακτινοβολίες, που σε μεγάλες δόσεις προκαλούν τη λεγόμενη *δηλητηρίαση εξ ακτινοβολίας*, διασπούν το νερό του σώματος και δημιουργούν περίσσεια από ελεύθερες ρίζες οι οποίες με τη σειρά τους προκαλούν βλάβες στο DNA, στο RNA, στις πρωτεΐνες, στις κυτταρικές μεμβράνες και σε άλλα ζωτικά σημεία των κυττάρων. Τα επακόλουθα της δηλητηρίασης αυτής είναι αρχικά γαστρεντερικές βλάβες, στη συνέχεια απώλεια των τριχών του σώματος και αρκετά αργότερα ανάπτυξη καρκίνου των οστών και λευχαιμία, όλα οφειλόμενα στη δράση των ελευθέρων ριζών, από τη διάσπαση, μικρού μέρους, του σωματικού ύδατος.

Αλλά και οι μικρότερες δόσεις ακτινοβολιών, όταν επαναλαμβάνονται, προκαλούν επίσης τις ίδιες βλάβες μέσα από τον ίδιο δρόμο, αυτό των ελευθέρων ριζών. Ο απαιτούμενος χρόνος στη περίπτωση αυτή είναι μακρύς, τόσος όσος χρειάζεται για το *κρίσιμο άθροισμα* των βλαπτικών δράσεων των ελευθέρων ριζών.

Είπαμε ήδη για την ηλιακή ακτινοβολία. Έχει ενδιαφέρον να πούμε λίγα ακόμα. Καθημερινά ακούμε ότι το όζον της ατμόσφαιρας λιγοστεύει και ότι στη ζώνη του όζοντος έχει δημιουργηθεί τρύπα που αφήνει την ηλιακή ακτινοβολία να διέρχεται χωρίς την απαιτούμενη ανάσχεση. Πράγματι, όσο το όζον της ατμόσφαιρας ελαττώνεται τόσο ισχυρότερη ηλιακή ακτινοβολία θα πέφτει στη γη και κατ' επέκταση επάνω μας. Έχουμε ακούσει αρκετές φορές για τη συχνότερη εμφάνιση πλέον μερικών ασθενειών, μεταξύ αυτών συμπεριλαμβάνεται και ο καρκίνος του δέρματος. Μελλοντικά, εφόσον το όζον συνεχίσει να καταστρέφεται, η προσπίπτουσα ακτινοβολία θα γίνεται ακόμα πιο επικίνδυνη, και δεδομένου ότι οι αντιοξειδωτικές άμυνες μας ουσιαστικά είναι αμετάβλητες, μόνο καλά νέα για την υγεία μας δεν θα πρέπει να περιμένουμε. Ο ήλιος είναι μεν ζωοδότης, είναι όμως και ζωολήπτης, αν υπάρχει τέτοιος όρος.

Κάνοντας έναν αναγκαίο παραλληλισμό, αναφέρουμε ότι δεν είναι μόνο ο άνθρωπος και τα ζώα που δέχονται ηλιακή ακτινοβολία. Τα φυτά επίσης δέχονται και την αξιοποιούν μέσα από τη γνωστή λειτουργία της *φωτοσύνθεσης*. Με την ενέργεια από τον ήλιο διασπούν το νερό και παράγουν οξυγόνο το οποίο αποδίδουν στην ατμόσφαιρα. Παράγουν όμως και υδατάνθρακες (σάκχαρα, άμυλα, κυτταρίνες) δεσμεύοντας ατμοσφαιρικό διοξείδιο του άνθρακα, υδρογόνο από το νερό, ανόργανα στοιχεία από το έδαφος και όπως είπαμε, ηλιακή ενέργεια.

Για να καεί πλήρως ένα φυτό απαιτείται οξυγόνο, τόσο ακριβώς όσο παρήχθη από το φυτό καθ' όλη τη διάρκεια της ζωής του. Η θερμότητα που απελευθερώνεται από την καύση του φυτού είναι τόση ακριβώς όση η ηλιακή που δεσμεύτηκε από το φυτό με τη λειτουργία της φωτοσύνθεσης κατά το ίδιο διάστημα. Στη φύση όλα ανακυκλώνονται χωρίς να περισσεύει τίποτε.

Έγινε ήδη σαφές ότι η οξειδωτική κόπωση δεν είναι τίποτε άλλο από τη συνολική επιβάρυνση που αποταμιεύεται στον οργανισμό, εξ αιτίας της οξειδωτικής τάσης που επικρατεί στο κύτταρο, λόγω των ελευθέρων ριζών. Κατά τη διαδικασία του μεταβολισμού παράγονται συνεχώς, κατά τα διάφορα στάδιά του, ελεύθερες ρίζες. Οι ακτινοβολίες συμβάλλουν κι αυτές, αλλά και οι λοιπές περιβαλλοντικές επιδράσεις είναι αναμφίβολα ένοχες. Τέτοιες επιδράσεις είναι, εκτός από τις τεχνητές ακτινοβολίες, οι τοξίνες του καπνού των τσιγάρων, του ατμοσφαιρικού αέρα και του νερού, ειδικά στα αστικά και βιομηχανικά κέντρα και οι περιεχόμενες στις μολυσμένες ή επεξεργασμένες τροφές τοξίνες.

Οι τοξίνες των τροφών αρχίζουν από τα βαρέα μέταλλα, τα φυτοφάρμακα, τα κτηνοφάρμακα και περιλαμβάνουν τις τοξίνες που η βιομηχανία των τροφών προσθέτει στα τρόφιμα στη προσπάθειά της να τα κάνει πιο ανθεκτικά ή ελκυστικά. Όπως θυμάστε από τον πρόλογο, πράγματα αφύσικα προς τις διατροφικές μνήμες του ανθρώπου όπως συντηρητικές, αρωματικές και χρωστικές ενώσεις, καθώς και τρανς λιπαρά προστίθενται ακόμη και στις παιδικές τροφές. Τα αποτελέσματα, αν και είναι λίγο πολύ γνωστά, θα μας απασχολήσουν και στα επόμενα κεφάλαια.

Μέσα σ' αυτό το, όχι απόλυτα φιλικό, περιβάλλον ο οργανισμός αθόρυβα προσπαθεί να υποστεί τη μικρότερη δυνατή φθορά και να κρατηθεί υγιής αντιπαλεύοντας με τις ελεύθερες ρίζες χάρη στην *αντιοξειδωτική άμυνα* που διαθέτει. Κατά τους B. Halliwell και J.M. Gutteridge[31], που ασχολούνται πολλά χρόνια με τη μελέτη των ελευθέρων ριζών και των αντιοξειδωτικών και που πιστεύουν ότι *δεν είναι κακές όλες οι ελεύθερες ρίζες, αλλά ούτε όλοι οι αντιοξειδωτικοί παράγοντες είναι καλοί,* αντιοξειδωτικές ουσίες διαθέτει ο οργανισμός σε κάθε σημείο του, μέσα στο κύτταρο, στις κυτταρικές μεμβράνες αλλά και στο εξωκυτταρικό υγρό. Προσπαθεί με αυτές επίμονα να προστατεύσει όλους τους στόχους των ελευθέρων ριζών που είναι οι πρωτεΐνες του, τα λιπίδιά του, ειδικά αυτά που δομούν τις κυτταρικές μεμβράνες, τα νουκλεϊνικά ή πυρηνικά οξέα που είναι το DNA και το RNA. Είναι λοιπόν αυταπόδεικτο *ότι η υγεία μας και στη συνέχεια η μακροζωία μας εξαρτάται από την ισορροπία ανάμεσα στην οξειδωτική τάση και στην αντιοξειδωτική άμυνα.* Εάν η άμυνα είναι επιτυχής, τότε πολλές ασθένειες φθοράς, ασθένειες που έχουν σχέση με την ηλικία δεν θα βιαστούν να εμφανιστούν. Στην πράξη αυτό σημαίνει μακροημέρευση και μάλιστα καλής ποιότητας.

Βοηθούμε σημαντικά τον οργανισμό μας να κερδίσει πόντους στη διαμάχη αυτή, όταν περιορίζουμε την πρόσληψη επιβαρυντικών τροφών ή αποφεύγουμε βλαβερές συνήθειες.

γ. Η αντιοξειδωτική άμυνα

Η αντιοξειδωτική κυτταρική άμυνα έχει αρχικά τους βασικούς της υπερασπιστές, τα αντιοξειδωτικά δηλαδή ένζυμα και στη συνέχεια τους συμμάχους της. Έχω μπροστά μου ένα πίνακα με τα ονόματα και τη δράση των έντεκα καλύτερα μελετηθέντων αντιοξειδωτικών ενζύμων. Δεν υπάρχει πρακτικός λόγος να σας κουράσω με ονόματα όπως *καταλάση, NADPH, οξειδάση* και άλλα ακόμη πιο δύσκολα. *Στην πράξη τα ένζυμα αυτά αδρανοποιούν τις ελεύθερες ρίζες, ανακόπτουν τη δράση τους και περιορίζουν έτσι την οξειδωτική τάση που κυριαρχεί εντός του κυττάρου.* Όσο όμως περνούν τα χρόνια μας, μέσα στα πλαίσια της γενικότερης έκπτωσης, η δραστικότητά τους σταδιακά μειώνεται και οι ελεύθερες ρίζες δεν χάνουν την ευκαιρία. Με πολλές επιφυλάξεις θα παραδεχόμουν εδώ ότι η λήψη αντιοξειδωτικών ουσιών συμπληρωματικά ίσως να είχε κάποια ωφέλεια. Ίσως, με μέτρο και μετά τα 70-75 έτη της ηλικίας. Αλλά και στην περίπτωση αυτή τα τεκμήρια ότι δεν ωφελούν είναι περισσότερα από τα πειστήρια ότι ωφελούν. Πάντως αξίζει να σας πω, με την ευκαιρία, ότι θυμάμαι τον παππού που σε κάθε του μικροαδιαθεσία, ακόμη και ελαφρά δυσκοιλιότητα, έπινε μια κουταλιά ελαιόλαδο. Για κάποιο λόγο που τότε αγνοούσα, το ελαιόλαδο που συνήθιζε να πίνει έγραφε «αγουρέλαιο». Είναι γνωστό ότι το ελαιόλαδο είναι πλουσιότατο σε αντιοξειδωτικούς και αντιφλεγμονώδεις παράγοντες και υπερέχει, επειδή είναι φυσικό προϊόν, έναντι οιουδήποτε αντιοξειδωτικού διατροφικού συμπληρώματος. Αργότερα έμαθα ότι το αγουρέλαιο περιέχει στο διπλάσιο τους παράγοντες αυτούς από το κανονικό ελαιόλαδο. Αξίζει να αναφερθεί, με την ευκαιρία, ότι το αγουρέλαιο το συνιστούσαν, για τους ίδιους λόγους, οι Γαληνός και Διοσκουρίδης. Ίσως η συνήθεια του παππού να επέζησε ως μνήμη από τα χρόνια εκείνα. Αργότερα, η εξάπλωση των φαρμακείων και η εύκολη πρόσβαση σε αυτά συνέβαλε στην απώλεια αυτής της μνήμης και στην εγκατάλειψη πανάρχαιων ευεργετικών συνηθειών. Η επιστήμη επιβάλλει άλλες λύσεις που νομίζει ότι είναι καλύτερες.

Ως συμμάχους των ενζύμων στην αντιοξειδωτική άμυνα αναφέρουμε και τις γενετικές μας παρακαταθήκες που είναι αφ' ενός ο αργός μεταβολισμός και αφ' ετέρου η σωστή απόκριση στο στρες. Ο αργός μεταβολισμός ίσως να είναι ο πολυτιμότερος ευεργέτης. Πράγματι, όταν ο μεταβολισμός είναι αργός, όταν η μηχανή δουλεύει σε χαμηλές στροφές, παρατηρείται μειωμένη παραγωγή ελευθέρων ριζών και επομένως η οξειδωτική τάση εντός του κυττάρου είναι χαμηλότερη. Και για να έρθουμε λίγο πίσω, στον αργό μεταβολισμό σχηματίζονται λιγότερα AGEs. Ο σχηματισμός αυτών σε περιβάλλον ελευθέρων ριζών γεννά περισσότερες ελεύθερες ρίζες και επαυξάνει την οξειδωτική ζημία. Συνεπώς *ο αργός μεταβολισμός είναι πρωτεργάτης της αργής γήρανσης.* Το ψυχικό στρες πάλι αυξάνει τις ελεύθερες ρίζες γιατί έχει επιπτώσεις στο μεταβολισμό, επιταχύνοντας τον, μέσα από τον νευροορμονικό δρόμο.

Επειδή για πολλούς αναγνώστες είναι δύσκολη η κατανόηση όρων της βιοχημείας, καταβλήθηκε προσπάθεια περιορισμού της δυσνόητης επιστημονικής ορολογίας. Από την άλλη μεριά επιχειρούνται συχνές επαναλήψεις και ανακεφαλαιώσεις, εν γνώσει μας ότι μπορεί να είναι κουραστικές. Εν προκειμένω, θα συνοψίσουμε όσα ήδη είπαμε για τις ελεύθερες ρίζες και τα αντιοξειδωτικά.

- Οι ελεύθερες ρίζες είναι υψηλής δραστικότητας μόρια που δημιουργούνται στο σώμα κατά τη διάρκεια συνήθων μεταβολικών διεργασιών ή προέρχονται από το περιβάλλον.

- Οι ελεύθερες ρίζες είναι ασταθείς, καθώς περιέχουν υψηλή ενέργεια.

- Για να ελαττώσουν το ενεργειακό τους φορτίο, οι ελεύθερες ρίζες αντιδρούν με παρακείμενα μόρια και στη συνέχεια τα μόρια αυτά με τα γειτονικά τους. Αυτή είναι η λεγόμενη ενδοκυτταρική οξειδωτική τάση.

- Τα προϊόντα των συνεχών οξειδώσεων παρεμβάλλονται στη φυσιολογική διαδικασία των κυττάρων και την βλάπτουν.

- Οι αντιοξειδωτικοί παράγοντες είτε ελαττώνουν την ενέργεια των ελευθέρων ριζών, δρώντας ευθέως επί αυτών και σταματούν τη δράση τους πριν αυτή εκδηλωθεί για πρώτη φορά είτε διακόπτουν μια αλυσιδωτή οξειδωτική αντίδραση και με τον τρόπο αυτό ελαχιστοποιούν την οξειδωτική τάση και τις βλάβες που αυτή προκαλεί.

- Οι ελεύθερες ρίζες πιστεύεται ότι παίζουν βλαπτικό ρόλο σε περισσότερους από εξήντα τομείς της υγείας όπως είναι η διαδικασία της γήρανσης, ο καρκίνος, η αρτηριοσκλήρωση, νευροεκφυλίσεις κ.α.

- Ελαττώνοντας την έκθεση στις ελεύθερες ρίζες και αυξάνοντας την πρόσληψη αντιοξειδωτικών παραγόντων, με τη σωστή διατροφή, μετριάζουμε τον κίνδυνο για την υγεία που προκαλεί η αθροιστική δράση των ριζών.

Ελαττώνουμε λοιπόν, με προσπάθεια, τις φθορές και τις προϋποθέσεις για την εμφάνιση των νόσων που έχουν σχέση με τη γήρανση, η διαδικασία της οποίας αρχίζει πλέον να ξεκαθαρίζει.

Στο επιστημονικό περιοδικό Nature (Φεβρ. 2007) δημοσιεύτηκε μια πρωτοποριακή εργασία που συνδέει για πρώτη φορά την πρωτεϊνοσύνθεση[32] με τη διαδικασία της γήρανσης. Ερευνητική ομάδα του Ινστιτούτου Μοριακής Βιολογίας και Βιοτεχνολογίας του Πανεπιστημίου Κρήτης (Νεκτάριος Ταβερναράκης, Πόπη Συντιχάκη και Κωστούλα Τρουλινάκη) επαλήθευσε πειραματικά ότι αν ένα κύτταρο συνθέτει πολλές πρωτεΐνες ζει λιγότερο από ένα όμοιό του που συνθέτει λιγότερες.

Να πούμε εδώ ότι όλα τα κύτταρα συνθέτουν πρωτεΐνες κατά τη μεταβολική διαδικασία της πρωτεϊνοσύνθεσης. Σε αυτή τη διαδικασία το κύτταρο δαπανά πολύ σημαντικό μέρος της ενέργειάς του (έως και 50%). Είναι επομένως ευνόητο ότι η μεγάλη πρωτεϊνοσύνθεση προϋποθέτει γρήγορο μεταβολισμό, ενώ η μικρή αργό. Για το λόγο αυτό ο αργός μεταβολισμός είναι ο κυριότερος αντιοξειδωτικός σύμμαχος, όπως ήδη είπαμε. Πρώτα γιατί δεν παράγονται πολλές πρωτεΐνες που αποτελούν στόχο των ελευθέρων ριζών και δεύτερον διότι οι λιγότερες πρωτεΐνες δίνουν λιγότερα προϊόντα καραμελοποίησης δια μέσου της αντίδρασης του Maillard. Βλέπουμε ότι τίποτα δεν είναι τυχαίο στον οργανισμό. Όλα έχουν μια συνάφεια μεταξύ τους που δημιούργησε η φυσική εξέλιξη αργά και σταθερά με το πέρασμα εκατομμυρίων ετών.

Είναι επιστημονικά τεκμηριωμένο ότι σε ζώα που χορηγήθηκε λιγότερη τροφή, καλής όμως συνθέσεως καθ' όλη τη διάρκεια της ζωής τους, έζησαν περισσότερο, ακόμη και διπλάσιο χρόνο. Αυτό είναι λογικό, διότι κατανάλωση μεγάλων ποσοτήτων τροφής προκαλεί αυξημένη χρήση των βιολογικών μας πόρων. Είτε για να μασηθεί, είτε για να χωνέψει, είτε για να απορροφηθεί, είτε για να μεταβολισθεί η τροφή απαιτεί ενέργεια. Η περισσότερη τροφή επομένως αναγκάζει σε εντατικοποίηση του μεταβολισμού, κάτι που δεν το θέλουμε. Επί πλέον η συσσώρευση λίπους, που είναι η αναπόφευκτη συνέπεια της πολυφαγίας, απαιτεί και αυτή συνεχώς αυξημένη ενέργεια πρώτα για να κρατιέται το λίπος ζεστό και ζωντανό και έπειτα για να μεταφέρεται. Και τέλος, η πολλή τροφή φορτώνει τον οργανισμό με περισσότερες πρώτες ύλες για καραμελοποίηση.

Περιορισμός λοιπόν των θερμίδων αλλά πόσος; Με βάση τις διαθέσιμες μελέτες τα πράγματα φαίνονται πολύπλοκα, καθώς άτομα είτε εξαιρετικά υπέρβαρα είτε εξαιρετικά λιποβαρή εμφανίζουν τη μικρότερη διάρκεια ζωής, ενώ άτομα των οποίων το βάρος είναι λίγο χαμηλότερο από το ιδανικό εμφανίζουν τη μέγιστη διάρκεια ζωής.

Η υπερθρεψία όμως δεν βλάπτει μόνον κάποιον συγκεκριμένο παχύσαρκο. Βλάπτει και τους απογόνους του και μάλιστα σημαντικά. Σουηδοί ερευνητές διαπίστωσαν ότι η κακή διατροφή ενός άνδρα στην αρχή της εφηβείας του προδιαθέτει τον εγγονό του σε διαβήτη. Η έρευνα κατέληξε στο συμπέρασμα ότι άτομα που κατανάλωναν μεγάλες ποσότητες τροφής τετραπλασίαζαν τις πιθανότητες να πεθάνουν τα εγγόνια τους από διαβήτη. Όπως φαίνεται λοιπόν τα γονίδια επηρεάζονται από εξωτερικούς παράγοντες περισσότερο από ότι πιστεύαμε.

Ο παππούς *δεν έφαγε ποτέ πολύ, ούτε την ημέρα του γάμου του,* όπως περιπαικτικά έλεγε συχνά ο μικρότερος αδελφός του, ενώ η αδελφή τους συμπλήρωνε πως *εκτός του ότι δεν έτρωγε πολύ, έπινε νερό πριν να διψάσει!* Και οι δύο έλεγαν την αλήθεια. Ειδικά με το νερό ο παππούς είχε μια ιδιαίτερη σχέση. Συχνά έλεγε *άμα διψάσεις είναι αργά, καλύτερα να το πίνεις στην ώρα του, όπως ο κήπος που πρέπει να ποτίζεται πριν μαραθεί.*

Η παρατήρηση λοιπόν των τριών ερευνητών της Κρήτης και η επαλήθευση της στο εργαστήριο, όπου κατάφεραν να τροποποιήσουν κύτταρα κάνοντάς τα να συνθέτουν λιγότερες πρωτεΐνες, έχει τεράστια σημασία. Τα κύτταρα που συνέθεταν λιγότερες πρωτεΐνες ζούσαν διπλάσιο χρόνο από τα μη τροποποιηθέντα όμοιά τους. Αυτή η παρατήρηση, όταν καταστεί βέβαιη και ακλόνητη επιστημονική εμπειρία, μπορεί να εφαρμοσθεί και στον άνθρωπο και να επιμηκύνει πράγματι με ασφάλεια τη μέση διάρκεια της ζωής του.

Είπαμε σε προηγούμενο κεφάλαιο ότι ένα σκεύασμα, λόγου χάριν ένα συμπλήρωμα διατροφικό που λαμβάνεται για μεγάλο χρονικό διάστημα, το οποίο δεν βλάπτει ούτε ωφελεί, συνιστά κατά τη φαρμακολογία κακή χρήση ουσίας και ως τέτοια είναι βλαπτική. Είναι βλαπτική διότι είτε απορροφηθούν οι ουσίες, είτε μεταφερθούν, είτε αποδομηθούν, είτε αποβληθούν απαιτούν, την όχι θεωρητική, κατανάλωση πόρων και επομένως μια μεταβολική ώθηση που θα εξυπηρετήσει τις εν λόγω διαδικασίες. Η ώθηση αυτή, όσο ασήμαντη κι αν είναι, προϋποθέτει επιτάχυνση του μεταβολισμού που με τη σειρά του επιταχύνει τη γήρανση. Μοιάζει λοιπόν με αστείο αλλά δεν είναι. Τα διατροφικά συμπληρώματα, θεωρητικά και πρακτικά, ίσως μας κόβουν μέρες!

Πάντως παρ' όλα αυτά όσοι έχετε διαφορετική άποψη και τα λαμβάνετε να μην κάνετε υπερβολές γιατί θα προκληθούν ανεπιθύμητα αποτελέσματα. Να λαμβάνετε τη συνιστώμενη δόση, να ενημερώνετε τον ιατρό σας και να τηρείτε τις προβλεπόμενες διακοπές στη λήψη.

δ. Βιταμίνες, η κατάρρευση του μύθου

Οι τελευταίοι και καλύτεροι σύμμαχοι της αντιοξειδωτικής άμυνας, οι ουσίες δηλαδή που επιβραδύνουν τη διαδικασία της γήρανσης, βρίσκονται στο πιάτο μας. Είναι η βιταμίνη C, η βιταμίνη E, το βήτα καροτένιο, τα συστατικά του πράσινου τσαγιού, μερικά ιχνοστοιχεία και αριθμός άλλων ουσιών που περιέχονται σε επάρκεια στα φρούτα και τα κηπευτικά.

Στα ράφια των καταστημάτων υγιεινής διατροφής, στα σούπερ μάρκετ αλλά και στα φαρμακεία εκτίθεται πληθώρα προϊόντων με αντιοξειδωτική δράση. Όλα υπόσχονται το αυτονόητο. Γεννάται λοιπόν το ερώτημα αν θα έπρεπε να προσθέσουμε και αυτά στο περιεχόμενο του στομάχου μας ή αν θα ήταν καλύτερα να τα αγνοήσουμε παντελώς, χωρίς ποτέ να μας απασχολήσουν. Μια απάντηση έχει ήδη δοθεί και είναι αρνητική. Τελική, αντικειμενική και υπεύθυνη συμβουλή δεν μπορεί να δώσει κανένας. Για την ώρα με συντομία σας απαντώ πάλι: όχι, αν και το επιστημονικώς ορθό θα ήταν ότι δεν είμαστε 100% βέβαιοι για τη σωστή απάντηση. Εφόσον τρεφόμαστε σωστά δεν μας είναι ούτε χρήσιμα, ούτε απαραίτητα και επομένως δεν μας κάνουν κανένα καλό. Το καλό που μας κάνει η σωστή διατροφή είναι υπεραρκετό. Οι περί του αντιθέτου απόψεις, οι περί της ωφελείας δηλαδή, βασίζονται σε υποθέσεις και σε μελέτες μικρών ομάδων πληθυσμού. Ακόμα κι αν οι ομάδες αυτές αριθμούν μερικές χιλιάδες ανθρώπων δεν μπορούν να μας δώσουν ακαταμάχητα αποτελέσματα, γιατί στην πραγματικότητα είναι μετρήσεις μικρού μεγέθους και σύντομου χρόνου. Αδιάψευστη και ισχυρώς θεμελιωμένη γνώμη σχηματίζουμε παρατηρώντας τις διατροφικές συνήθειες ολόκληρων εθνών ή μεγάλων γεωγραφικών περιφερειών. Η μελέτη της διατροφικής συνήθειας τόσων πολλών ανθρώπων επί σειρά πολλών γενεών, αυτή και μόνον αυτή, έχει πρακτική και αναμφισβήτητη αξία.

Στο σύγχρονο δυτικό κόσμο, αλλά και στον αναπτυσσόμενο βλέπουμε πώς η υιοθέτηση νέων διατροφικών προτύπων, ειδικά από τις νεαρές ηλικίες, είχε δραματικά αποτελέσματα σε διάστημα μιας γενιάς. Δεν χρειάζεται να απαριθμήσουμε ποια. Το γεγονός ότι ασθένειες των παππούδων παρατηρούνται στα εγγόνια τα λέει όλα. Την ώρα που στο ίδιο το έθνος οι αλλαγές στη διατροφή του φέρνουν τα πάνω κάτω, εμείς κλείνουμε τα μάτια και παρατηρούμε μια ομάδα ανθρώπων για να μαντέψουμε τι συμβαίνει ή πειραματιζόμαστε σε δέκα ποντίκια για να επαληθεύσουμε τις θεωρίες μας. Τα πράγματα είναι πολύ καθαρά. Ασθένειες άγνωστες σε ανθρώπους περιοχών όπως η Ιαπωνία, η Αφρική, η Κίνα, οι Μεσογειακές χώρες, έγιναν μάστιγες για τους ίδιους ανθρώπους, όταν μετανάστευσαν στις Η.Π.Α.

Η Αμερική είναι η πλέον πολυφυλετική χώρα του πλανήτη και παράλληλα η χώρα με τη χειρότερη διατροφή και τους πλέον παχύσαρκους πολίτες στον κόσμο. Έχει όμως εξαιρετική οργάνωση και αξιόπιστες στατιστικές υπηρεσίες, ενώ διαθέτει τεράστια κονδύλια για την έρευνα. Επομένως, προσφέρεται για συγκριτικές μελέτες όσο καμία άλλη. Για το λόγο αυτό στο παρόν βιβλίο γίνεται πολύ συχνή αναφορά σε πορίσματα ερευνών Αμερικανικών φορέων.

Γιατί λοιπόν οι μετανάστες εμφάνισαν στη νέα τους πατρίδα άγνωστες ή σπάνιες σ' αυτούς ασθένειες; Μήπως γιατί ξέχασαν πίσω τα διατροφικά τους συμπληρώματα; Όχι βέβαια, ίσα ίσα, εκεί τα έμαθαν για πρώτη φορά. Άφησαν πίσω τη φυσική τους διατροφή, άφησαν πίσω τα γνώριμα στις διατροφικές τους μνήμες προϊόντα, αυτά με τα οποία είχαν εξελιχθεί ως οργανισμοί, άφησαν πίσω τις καλές τους συνήθειες, τη φύση τους. Στη νέα τους πατρίδα απέκτησαν νέες διατροφικές συνήθειες, όχι αυτές των (πρακτικά ανύπαρκτων πια) ερυθροδέρμων, αλλά αυτές που η βιομηχανία τροφίμων και η ακατάσχετη διαφήμιση τους επέβαλε.

Το μεγαλύτερο ποσοστό τροφίμων[33] που καταναλώνουν οι Αμερικανοί δεν είναι κατάλληλο για ανθρώπινη κατανάλωση. Η διαπίστωση αυτή ανήκει στον καθηγητή Επιδημιολογίας, Διατροφολογίας της Ιατρικής Σχολής του Πανεπιστημίου του Harvard, Dr Walter Willett.

Οι νέες τροφές και τα συμπληρώματα ήσαν τελείως ξένα προς

τις βιολογικές μνήμες όλου αυτού του πληθυσμού και ιδού τα αποτελέσματα. Σε μια χώρα που ο καταναλωτισμός είναι η δεσπόζουσα ιδιωτική και δημόσια νοοτροπία, αυτό που συνέβη είναι το αναμενόμενο, το απόλυτα φυσικό επακόλουθο. Και ενώ το πρόβλημα είναι τεράστιο, εμφανέστατο και πανθομολογούμενο, η αιτιολογία του γνωστή και η λύση ακόμα πιο γνωστή, κανείς δεν προτείνει το αυτονόητο. Προτείνονται αντιθέτως, στο πλαίσιο του ασυγκράτητου καταναλωτισμού, μαγικά μπουκαλάκια περιέχοντα μαγικό περιεχόμενο δια πάσαν οξείδωσιν, πάσαν ρυτίδα, πάσαν ανανέωσιν, πάσαν τόνωσιν, πάσαν αντιγήρανσιν, πάσαν νόσον και πάσαν μακροζωίαν. Δυστυχώς, η πάνοπλη σύγχρονη ιατρική ασχολείται περισσότερο με τις ασθένειες του ανθρώπου και λιγότερο με την υγεία του. Μάλιστα κατασκευάζει μια θρησκευτική εικόνα της ιατρικής επιστήμης. Η σύγχρονη ιατρική δεν διαφωτίζει επαρκώς τον κόσμο. Δεν καθοδηγεί την κοινωνία μας στη διατύπωση σωστών ερωτήσεων. Αρέσκεται να δίνει απαντήσεις. Γεννήθηκε έτσι η φαρμακολαγνία, και η παραφαρμακολαγνία και ο κόσμος αντί να ζει μέσα σ' ένα ευρύ, φωτεινό και υγιεινό τοπίο έχει εγκλωβιστεί σ' ένα στενό και σκοτεινό πεδίο τα όρια του οποίου καθορίζονται από τα χάπια. Ποιος πλέον δίνει σημασία στην αλήθεια αυτή; Γιατί η σύγχρονη ιατρική κρατά λάθος λάβαρο;

Είναι αποδεδειγμένο ότι παίρνοντας ένα ή περισσότερα συμπληρώματα με τον καιρό αισθανόμαστε ασφαλείς, αμελούμε τη σωστή διατροφή και έτσι το όποιο υποτιθέμενο όφελος αναιρείται. Σε δύο περιπτώσεις μπορεί να δικαιολογηθεί, με σημαντικές επιφυλάξεις, η συμπληρωματική τους λήψη. Η πρώτη είναι κατά την προχωρημένη τρίτη ηλικία, 75 και μετά, όταν η διατροφή και η αξιοποίησή της δεν είναι αρκετή, λόγω της γενικότερης έκπτωσης του οργανισμού. Τότε τα συμπληρωματικώς λαμβανόμενα σκευάσματα, πιθανόν, να δράσουν επικουρικά. Η δεύτερη περίπτωση αφορά στις παρατεταμένες δίαιτες αδυνατίσματος, με τις οποίες η τροφή είναι μεν καλή αλλά είναι λίγη. Στις δύο αυτές περιπτώσεις τα πολυβιταμινούχα σκευάσματα ίσως να ωφελήσουν λίγο, ειδικά όσα περιέχουν τη βιταμίνη B12 σε κρυσταλλική μορφή. Τα αντιοξειδωτικά δεν θα προσφέρουν τίποτε.

Δύο ισχυρά επιχειρήματα, από τα πολλά, που αντιτίθενται στην ωφέλεια των αντιοξειδωτικών συμπληρωμάτων είναι τα ακόλουθα. Γνωρίζουμε από τη βιολογία ότι οι παραγόμενες με το μεταβολισμό ελεύθερες ρίζες βρίσκονται κυρίως μέσα στα κύτταρα. Τμήμα όμως αυτών εξέρχεται στο αίμα και μέσω αυτού στα εξωκυττάρια υγρά. Αλλά και οι αντιοξειδωτικοί παράγοντες ανευρίσκονται και αυτοί στα ίδια μέρη κυνηγώντας να «σκοτώσουν» όσο το δυνατόν περισσότερες ελεύθερες ρίζες. Συνεπώς μέσα στο αίμα σημαντικό ποσοστό του μεταφερόμενου οξυγόνου, το οποίο είναι ισχυρότατο οξειδωτικό, εξουδετερώνεται από τους περιφερόμενους αντιοξειδωτικούς παράγοντες πριν φθάσει στον προορισμό του. Εξ αιτίας τούτου αναπνέουμε τόσο πολύ αέρα.

Η βιταμίνη C, που λαμβάνεται ως συμπλήρωμα και είναι συνθετική, διαπιστώθηκε ότι παραμένει στην κυκλοφορία του αίματος και στα εξωκυττάρια υγρά, επομένως εξουδετερώνει και αυτή μέρος του εισπνεόμενου οξυγόνου, ενώ ταυτοχρόνως ανάγεται (εξουδετερώνεται) η ίδια. Κατά συνέπεια, το ενδοκυττάριο περιβάλλον το οποίο τη χρειάζεται δεν την έχει. Η ενδοκυττάρια οξειδωτική τάση δεν επηρεάζεται από την βιταμίνη C αυτής της προέλευσης, για τον επιπρόσθετο λόγο ότι αυτή η μορφή της βιταμίνης δεν μπορεί να διαπεράσει την κυτταρική μεμβράνη.

Η βιταμίνη E, η ντίβα των βιταμινών[34], έπεσε από το βάθρο της γεμίζοντας απόγνωση τους οπαδούς της. Όσοι την έπαιρναν επί χρόνια πιστεύοντας ότι προστατεύει την καρδιά τους, ανταμείφθηκαν με ένα τεράστιο τίποτε! Μελέτη για την υγεία των γυναικών που διενεργήθηκε από το Harvard, περιέλαβε 40.000 γυναίκες και διήρκεσε 10 χρόνια, κατέληξε στο συμπέρασμα ότι η βιταμίνη E, που λαμβάνεται ως συμπλήρωμα *ακόμη και με τη φυσική της μορφή*, δεν παρέχει καμία απολύτως προστασία. Η δημοσίευση έγινε στις 30 Μαρτίου 2005, στο New England Journal of Medicine.

Δεν υπάρχει λόγος να περιμένετε την επόμενη μεγάλη έρευνα.

Τα τελευταία αποτελέσματα σβήνουν κάθε[35] εναπομείναν ερώτημα έτσι ώστε οι ερευνητές του John Hopkins ονόμασαν το 2006 «annus horribilis» (φοβερό έτος) για την πάλαι ποτέ ένδοξη βιταμίνη Ε. Σαν να μην έφτανε η παραπάνω έρευνα του Harvard, το John Hopkins διαπίστωσε ότι μεγάλες καθημερινές δόσεις βιταμίνης Ε, πάνω από 400 IU, αυξάνουν τον κίνδυνο θανάτου. Καλά ακούσατε...

Έχει επίσης επιστημονικώς διαπιστωθεί ότι η βιταμίνη C, όπως και μερικά άλλα αντιοξειδωτικά, μπορούν να δράσουν, υπό προϋποθέσεις, ως *προοξειδωτικά* το ίδιο καλά όπως δρουν και ως αντιοξειδωτικά. Πράγματι η βιταμίνη C, κάτω από ορισμένες συνθήκες, μπορεί να αλλάξει ρόλο και να δεχτεί ηλεκτρόνια από άλλα μόρια παρά να τα χαρίσει σε μια ελεύθερη ρίζα προκειμένου αυτή να εξουδετερωθεί. Έτσι ποτέ δεν γνωρίζουμε αν η επιπλέον βιταμίνη C που παίρνουμε, πέρα από αυτή που λαμβάνουμε με τη τροφή μας, θα δράσει ως οξειδωτική παρά ως αντιοξειδωτική ουσία.

Παρόμοιες διαπιστώσεις έρχονται από κάθε κατεύθυνση. Σύμφωνα με την Δρα Αντωνία Ματάλα, επίκουρη καθηγήτρια Ανθρωπολογίας στο Χαροκόπειο Πανεπιστήμιο Αθηνών, η κατανάλωση βιταμινών και συμπληρωμάτων διατροφής είναι μια *μόδα των τελευταίων δεκαετιών. Ωστόσο οι άνθρωποι που λαμβάνουν τακτικά τέτοια σκευάσματα δεν έχουν καλύτερη υγεία από όσους δεν παίρνουν. Όπως εξηγεί η καθηγήτρια, η μεγάλη κατανάλωση βιταμινών όχι μόνο δεν βοηθάει, αλλά μπορεί να αποδειχθεί και επιζήμια. Πολλά στοιχεία αλληλεπιδρούν χωρίς να γνωρίζουμε ακριβώς τη δράση τους. Καταναλώνοντας για παράδειγμα μεγάλες ποσότητες σιδήρου, ο οργανισμός δεν μπορεί να απορροφήσει το ψευδάργυρο με αποτέλεσμα να έχει πρόβλημα. Η πρόσληψη βιταμινών λειτουργεί ως άλλοθι για να τρώμε κάθε «σκουπίδι».*

Γράφοντας αυτά θυμήθηκα ότι, μέχρι πρόσφατα, διακεκριμένοι ιατροί συνιστούσαν την επί πλέον λήψη της β-καροτίνης, μιας ουσίας με ισχυρή αντιοξειδωτική δράση, πιστεύοντας ότι θα μείωνε τις πιθανότητες εμφάνισης καρκίνου. Μεταγενέστερες όμως έρευνες ανέτρεψαν τις προσδοκίες, διότι απέδειξαν ότι οι καπνιστές αλλά και οι παθητικοί καπνιστές, που λάμβαναν τη β-καροτίνη σε δισκία, όχι μόνο δεν προστατεύθηκαν αλλά εμφάνισαν συχνότερα καρκίνο του πνεύμονα αλλά και του παχέος εντέρου από τους υπόλοιπους που δεν πήραν ποτέ συμπληρωματική β-καροτίνη.

Η β-καροτίνη όμως, αυτή που περιέχεται στα φρούτα και τα λαχανικά, προστατεύει όντως από τον καρκίνο. Αυτή η β-καροτίνη συνυπάρχει στην ομάδα με άλλα καροτένια στα κηπευτικά που έχουν κόκκινο ή κίτρινο χρώμα. Μέσα στην ομάδα και μόνον εκεί φαίνεται πώς έχει αντιοξειδωτική δράση. Είναι δηλαδή ωφέλιμη όπως μας την παρέχει η φύση, φυσικά το ίδιο συμβαίνει και με τις άλλες βιταμίνες.

Η αντίληψη ότι τα αντιοξειδωτικά και οι βιταμίνες είναι καλές για την υγεία προέρχεται από μελέτες που δείχνουν πως τα άτομα τα οποία καταναλώνουν τροφές πλούσιες σε αυτές τις ουσίες έχουν καλύτερη υγεία και ζούνε περισσότερα χρόνια. Τα άτομα αυτά με τον τρόπο αυτό λαμβάνουν φυσικά συμπλέγματα των ουσιών αυτών και όντως ωφελούνται πολύ. Οι μελέτες στις οποίες εξετάζονται μεμονωμένες αντιοξειδωτικές ουσίες, που χορηγούνται συνήθως με τη μορφή δισκίων, έχουν δώσει απογοητευτικά αποτελέσματα.

Μία μόνο είναι η εξαίρεση αυτού του κανόνα. Αφορά στην πρόσληψη της βιταμίνης B_{12} από μια συγκεκριμένη κατηγορία ανθρώπων. Πολλοί ηλικιωμένοι έχουν δυσκολία στο να απορροφήσουν την βιταμίνη B_{12} από την τροφή. Το πρόβλημά τους είναι μια πάθηση του στομάχου που καλείται *ατροφική γαστρίτις*, μια λέπτυνση της εσωτερικής στιβάδας του στομάχου, του βλεννογόνου, η οποία προσβάλλει το 40% των ατόμων ηλικίας άνω των 80 ετών. Η νόσος είναι ασυμπτωματική και συνεπώς υποδιαγνωσμένη. Δεν εντοπίζεται χωρίς ειδικές εξετάσεις, εκτός και αν εντοπιστεί τυχαία. Το στομάχι δεν παράγει το οξύ που απαιτείται για την απελευθέρωση της βιταμίνης B_{12} από την τροφή. Παρατηρήθηκε λοιπόν ότι ακόμη και χωρίς το οξύ αυτό οι ηλικιωμένοι μπορούν να απορροφήσουν κανονικά την κρυσταλλική Β12, τη μορφή που υπάρχει στα περισσότερα συμπληρώματα. Αποτελεί μια από τις ελάχιστες περιπτώσεις που η συνθετική μορφή μιας βιταμίνης είναι πιο δραστική από τη φυσική της μορφή. Αποτελεί επίσης ένα ισχυρό επιχείρημα για μερικούς, υπέρ της ημερήσιας λήψης πολυβιταμινών από άτομα ηλικίας άνω των 75 ετών, ιδιαίτερα αν έχει διαγνωσθεί ατροφική γαστρίτιδα.

Μερικές σελίδες πίσω είχαμε πει ότι τα φυτά με τη διαδικασία της φωτοσύνθεσης παράγουν οξυγόνο. Επειδή το παραγόμενο οξυγόνο, έως ότου απελευθερωθεί, δρα οξειδωτικά και άρα βλαπτικά για το ίδιο το φυτό, όλα τα φυτά έχουν αναπτύξει ισχυρότατα αντιοξειδωτικά συστήματα για να προστατευτούν και να επιβιώσουν. Ως εκ τούτου, όλα τα φρούτα και τα λαχανικά που τρώμε περιέχουν έτοιμες πολλές ισχυρότατες αντιοξειδωτικές ενώσεις. Το ίδιο συμβαίνει με όλα τα φυτικά εκχυλίσματα, το τσάι, το κακάο, το φασκόμηλο, το κρασί, το τίλιο. Τι καλύτερο λοιπόν από το να παίρνουμε δωρεάν, σε τελείως αβλαβή μορφή και άριστη σύνθεση τα αντιοξειδωτικά μας από τις τροφές!

Κατά τα πρώτα χρόνια της παρουσίας του ανθρώπου στον πλανήτη ο ήλιος ήταν πολύ πιο ισχυρός. Αυτό ευνόησε την ανάπτυξη γιγάντιων φυτών. Ήταν όμως και πιο βλαπτικός καθότι η ατμόσφαιρα ήταν διαφορετική, δεν είχε τη σημερινή θωράκιση. Τότε λοιπόν ο ήλιος, διασπώντας μικρό τμήμα του νερού των έμβιων όντων, συνέβαλε περισσότερο στη δημιουργία ελευθέρων ριζών. Πιθανολογείται ότι εξ αιτίας τούτου αναπτύχθηκε η αντιοξειδωτική άμυνα, τόσο των ζώων όσο κυρίως των φυτών. Κατά τα χρόνια εκείνα ο άνθρωπος ήταν κυρίως φυτοφάγος. (Η άποψη ότι ήταν κυρίως σαρκοφάγος υποστηρίζεται και αυτή, αν και οι επικρατέστερες απόψεις συγκλίνουν στο ότι ο άνθρωπος έγινε σαρκοφάγος από τη στιγμή που άρχισε να χρησιμοποιεί εργαλεία, δηλ. σχετικά τελευταία). Η τροφή του λοιπόν, με την πληθώρα των ισχυρών αντιοξειδωτικών που περιείχε, τον προστάτευε πολύ καλά από τη βλαπτική δράση του ήλιου εκείνης της εποχής. Χάρη στην προστασία αυτή επέζησε ως σήμερα. Το ίδιο μπορεί να κάνει και για το σημερινό άνθρωπο η τροφή του, τώρα που το περιβάλλον γίνεται ξανά εχθρικό, αν είναι προσανατολισμένη περισσότερο προς τη φυτική της προέλευση. Τα φυτοφάγα ζώα εξ άλλου ζουν κατά κανόνα περισσότερο από τα σαρκοφάγα.

Είπαμε ήδη για τα δύο ισχυρά επιχειρήματα που αποχρωματίζουν το μύθο των αντιοξειδωτικών συμπληρωμάτων. Αν αυτά δεν φαίνονται επαρκή, το επόμενο είναι ακαταμάχητο. Το πήρα αυτούσιο από το Biochemistry. Συγγραφείς είναι οι Jeremy Berg, John Tymoczko, Lubert Stryer, της Ιατρικής σχολής του John Hopkins. Λέει λοιπόν το μνημειώδες βιβλίο:

Έχουμε όλοι μετρήσει τα επίπεδα[36] του ουρικού οξέος του ορού μας, στα πλαίσια των περιοδικών εξετάσεων. Μερικοί έχουμε ανησυχήσει που το ουρικό μας οξύ βρέθηκε αυξημένο. Είναι πράγματι λόγος ανησυχίας; Το ουρικό οξύ προέρχεται από την ανακύκληση που υφίστανται διαρκώς τα νουκλεοτίδια ενός κυττάρου. (Σημ. Τα νουκλεοτίδια είναι οι δομικοί λίθοι των πυρηνικών οξέων, του DNA και του RNA, είναι οι κρίκοι της αλυσίδας του γενετικού μας υλικού). Το υλικό αυτό συνεχώς ανανεώνεται με αντικατάσταση, αφού πρώτα διασπαστεί σε πουρίνες και στη συνέχεια σε ουρικό οξύ που είναι το τελικό προϊόν. Το μέσο επίπεδο του ουρικού στο αίμα μας είναι κοντά στο όριο διαλυτότητας. Αντίθετα στους προπιθήκους, όπως είναι οι λεμούριοι, τα επίπεδα αυτά είναι δέκα φορές χαμηλότερα. Μια εντυπωσιακή αύξηση των επιπέδων του ουρικού συνέβη κατά την πορεία εξέλιξης του ανθρώπου. Ποιο είναι όμως το επιλεκτικό πλεονέκτημα του τόσο υψηλού επιπέδου ουρικού που σε πολλούς ανθρώπους ισορροπεί στα πρόθυρα της ουρικής αρθρίτιδας; Αποδεικνύεται ότι το ουρικό οξύ έχει μια σημαντική ευεργετική δράση. Το ουρικό είναι ένας εξαιρετικά αποτελεσματικός συλλέκτης ελευθέρων ριζών. Πράγματι, είναι τόσο αποτελεσματικό ως αντιοξειδωτικό όσο η φυσική βιταμίνη C. Το αυξημένο επίπεδο ουρικού στον άνθρωπο, συγκριτικά με εκείνο των προπιθήκων και άλλων κατώτερων θηλαστικών, μπορεί να συμβάλλει σημαντικά στη μεγαλύτερη διάρκεια ζωής του ανθρώπου καθώς και στη μείωση της πιθανότητας ανάπτυξης καρκίνων.

Κατά την τρίτη ηλικία τα επίπεδα του ουρικού στο αίμα αυξάνουν, ισοφαρίζουν και συχνά ξεπερνούν τα όρια διαλυτότητας. Συνεπώς αντισταθμίζεται κατά κάποιο τρόπο η έκπτωση, λόγω ηλικίας, της αντιοξειδωτικής άμυνας. Η φύση έχει προβλέψει πριν από μας για μας.

Όταν λοιπόν το αίμα μας είναι ένα διάλυμα ουρικού οξέος και μάλιστα σε επίπεδα κορεσμού, όταν η αντιοξειδωτική του δράση είναι ίση με αυτή της (φυσικής) βιταμίνης C, ποιος είναι ο λόγος της επιπρόσθετης λήψης της συνθετικής βιταμίνης C; Μήπως επειδή υπάρχει κίνδυνος να νοσήσουμε από σκορβούτο; Έχει δει στην καριέρα του κανείς σύγχρονος ιατρός σκορβούτο έστω για μια φορά;

Η βιταμίνη C είναι ο πιο λαμπρός αστέρας του στερεώματος των λεγομένων διατροφικών συμπληρωμάτων. Περιβάλλεται από ένα γοητευτικό φωτοστέφανο για πάνω από επτά δεκαετίες. Μάλλον όμως πρόκειται για μία ξεπεσμένη διασημότητα.

Μύθος η δραστικότητα[37] *της βιταμίνης C,* γράφει ο Ian Sample στην εφημερίδα *The Guardian,* αφήνοντας να εννοηθεί ότι όλα όσα πιστεύαμε μέχρι σήμερα ήταν παραμύθια της Χαλιμάς. Το δημοσίευμα δεν αναφέρεται στην αντιοξειδωτική δράση της συγκεκριμένης βιταμίνης, αλλά στην υποτιθέμενη προστασία που αυτή μας προσφέρει από τις κοινές ιώσεις.

Σύμφωνα με το δημοσίευμα, σειρά ενδελεχών μελετών επί δύο δεκαετίες, με συμμετοχή 11.000 ατόμων, έδειξε ότι η βιταμίνη C δεν παρείχε καμία προστασία σε όσους την έπαιρναν σε υψηλή δόση, όλο αυτό το διάστημα. Τα άτομα αυτά προσβλήθηκαν από τις ίδιες ιώσεις και με την ίδια συχνότητα με μας που δεν συμμετείχαμε στην έρευνα. Η βιταμίνη δεν κατόρθωσε να προλάβει το κρυολόγημα ούτε να περιορίσει την ένταση των συμπτωμάτων.

Να τονίσουμε εδώ ότι η υποτιθέμενη ευεργετική δράση της βιταμίνης C αποτελεί αντικείμενο εγκωμίων από τη δεκαετία του '30. Στο βιβλίο του με τίτλο *Vitamin C and Common Cold,* ο κάτοχος δύο βραβείων Νόμπελ (χημείας και ειρήνης) Linus Carl Pauling ενθαρρύνει τον κόσμο να καταναλώνει ένα γραμμάριο βιταμίνης

C ημερησίως για προστασία από το κρυολόγημα και τους ιούς. Η επίσημη επιστημονική άποψη σήμερα είναι ότι 60mg της εν λόγω βιταμίνης είναι υπεραρκετά. Ένα μεγάλο ποτήρι γεμάτο με χυμό πορτοκαλιού περιέχει 100mg βιταμίνης. Αυτό που άλλοτε πίστευε και δίδασκε ένας μεγάλος επιστήμονας τώρα αποδεικνύεται υπερβολικό ή λάθος. Έτσι συμβαίνει συχνά με τις επιστήμες, ιδίως με τη βιολογία.

Το κεφάλαιο βιταμίνη C κλείνει[38] λοιπόν εδώ οριστικά, παρά τις όποιες αντιρρήσεις του Αυστραλού καθηγητή και πρώην προέδρου του Αυστραλιανού Κολλεγίου Διατροφής και Περιβάλλοντος, δόκτορος Ian Brighthope, ο οποίος διατείνεται ότι σε ανθρώπους που υπόκεινται σε έντονο σωματικό στρες, επί μακρόν, η βιταμίνη C περιορίζει στο μισό τον κίνδυνο κρυολογήματος. Στην περίπτωση αυτή και μόνον αυτή και εφόσον ο Dr Brihgthope έχει δίκαιο, η λήψη της συγκεκριμένης βιταμίνης έχει κάποιο αποτέλεσμα λαμβανόμενη σε υψηλότερη δόση.

Ο Dr Brighthope μελετά τη βιταμίνη C επί πολλά έτη και ίσως είναι αυτός που κρατά το φέρετρο της εν λόγω βιταμίνης ασφράγιστο.

Στο σημείο αυτό οφείλω μια μικρή αναφορά στον Linus Pauling (1901-1994), ως φόρο τιμής στο μεγάλο αυτό άνδρα.

Ήταν χημικός, βιοχημικός και ιατρικός ερευνητής. Ήταν μια προσωπικότητα με πολλές προεκτάσεις. Είναι ο μοναδικός επιστήμονας που πήρε δύο φορές το βραβείο Νόμπελ, χωρίς να το μοιραστεί με κάποιον άλλο. Δύο Νόμπελ βραβεία αλλά μοιρασμένα με άλλους πήραν και οι Marie Curie, John Bardeen και Frederick Sanger.

Ο Linus Pauling το 1954 έλαβε το βραβείο χημείας για τη μελέτη του επί των χημικών δεσμών. Το 1963 έλαβε ένα ακόμη βραβείο, το Νόμπελ ειρήνης, ως αναγνώριση του αγώνα του για την κατάργηση των πυρηνικών όπλων.

Είναι ο θεμελιωτής της *μοριακής βιολογίας* αλλά και της λεγόμενης *ορθομοριακής ιατρικής*. Η περιγραφή από αυτόν της διπλής έλικας του ανθρωπίνου DNA έφθασε λίγο πριν την ολοκλήρωσή της και αν δεν τον προλάβαιναν, το 1953, οι Crick και Watson (δες λίγο πιο κάτω) με τους συνεργάτες τους Wilkins και Franklin (γυναίκα, χημικός που πέθανε πριν από την ανακοίνωση του βραβείου), θα ήταν αυτός ο οποίος θα είχε κάνει τη μεγαλύτερη ανακάλυψη της βιολογίας στον αιώνα του, παίρνοντας το βραβείο Νόμπελ για τρίτη φορά ολομόναχος.

Η πρώτη μετάλλαξη που διαπιστώθηκε εργαστηριακά, γιατί μέχρι τότε υπήρχαν απλές υποθέσεις, έγινε από το μεγάλο αυτό επιστήμονα και αφορούσε στο γονίδιο του οποίου η μετάλλαξη προκαλεί τη δρεπανοκυτταρική αναιμία.

Η αντίληψή του για τη βιταμίνη C άντεξε εβδομήντα επτά χρόνια, μέχρι την πρόσφατη ανατροπή της.

Η αντίληψη αυτή, που υποστηριζόταν από έναν επιστήμονα αυτού του μεγέθους, ήταν η αιτία, η δικαιολογία για τη βιομηχανία ώστε να γεμίσει όλα τα φαρμακεία με αμέτρητα σκευάσματα βιταμίνης C. Τώρα που κατέρρευσαν όλα, τα σκευάσματα αυτά εξακολουθούν να μοσχοπωλούνται με τον ίδιο ρυθμό, σαν να μη συνέβη τίποτε, στους παραπληροφορημένους και ανυπεράσπιστους αγοραστές. Η αρρωστημένη αναζήτηση της υγείας μέσα από τα χάπια συνεχίζεται.

Για την ιστορία αναφέρεται εδώ, και για να ξεφύγουμε λίγο κάνοντας ένα σύντομο διάλειμμα, ότι ο Αμερικανός νομπελίστας Dr James Watson, που με τους συνεργάτες του πήρε το Νόμπελ για την περιγραφή του DNA, σε συνέντευξή του στην εφημερίδα Sunday Times του Λονδίνου (17-10-07) ισχυρίστηκε ότι *η επιστήμη δίνει στοιχεία για την ύπαρξη φυλετικών διαφορών και πιο συγκεκριμένα για το χαμηλότερο δείκτη νοημοσύνης των μαύρων και για το λόγο αυτό είναι απογοητευμένος για τις προοπτικές της Αφρικής.* Εξ αιτίας των δηλώσεων αυτών, που είναι καθαρά ρατσιστικές, το Μουσείο Επιστημών του Λονδίνου ακύρωσε διάλεξη που θα έδινε ο εν λόγω επιστήμων στις 20-10-07. Η ανακοίνωση του μουσείου ήταν σύντομη και λιτή: *πιστεύουμε ότι ο Dr Watson έχει υπερβεί τα όρια του αποδεκτού διαλόγου και ως απο-*

τέλεσμα αποφασίσαμε να ακυρώσουμε την ομιλία του. Μετά από αυτό αποπέμφθηκε και από το ερευνητικό κέντρο Cold Spring Harbour το οποίο διηύθυνε για 4 δεκαετίες.

Ο ίδιος επιστήμονας, στη βρετανική εφημερίδα Independent, δημοσίευσε σειρά αμφιλεγόμενων δηλώσεων, όπως η πρότασή του να προχωρούν σε αμβλώσεις οι έγκυες, αν μετά από εξετάσεις διαπιστωθεί ότι τα παιδιά τους *έχουν πιθανότητες* να γίνουν ομοφυλόφιλοι. Ο Dr Watson δεν παντρεύτηκε ποτέ.

Το 2000, ο Dr Watson είχε πάλι εξοργίσει το ακροατήριό του, στο διάσημο Πανεπιστήμιο Berkley της Καλιφόρνιας, όταν κατά τη διάρκεια διάλεξης επιχείρησε να συνδέσει το σκούρο χρώμα της επιδερμίδας με τη σεξουαλικότητα. *Η μελανίνη του δέρματος μπορεί να συμβάλλει στην αύξηση της σεξουαλικής επιθυμίας. Γι' αυτό υπάρχουν οι Λατίνοι εραστές,* είχε πει στο Berkley, *γι' αυτό και δεν έχετε ακούσει ποτέ για Άγγλο εραστή αλλά μόνο για Άγγλο ασθενή.*

Τι γίνεται όμως στη θεατρική σκηνή[39] των βιταμινών με τη διάσημη βιταμινική τριάδα, τις βιταμίνες B6, B12 και φυλλικό οξύ;

Έχει αποδειχθεί ότι η τριάδα αυτή πράγματι, όταν λαμβάνεται συμπληρωματικά, μειώνει τα επίπεδα της *ομοκυστεΐνης,* ενός αμινοξέος που αποτελεί παράγοντα κινδύνου για καρδιοπάθεια, εγκεφαλικό και άνοια. Το λογικό συμπέρασμα είναι ότι η επαρκής ποσότητα αυτών των βιταμινών στο αίμα μας θα αυξήσει τις πιθανότητες να αποφύγουμε την καρδιαγγειακή νόσο και τη νοητική έκπτωση. Όμως το New England Journal of Medicine (Απρίλιος 2006) δημοσίευσε αποτελέσματα μεγάλης έρευνας, σύμφωνα με την οποία η μείωση των επιπέδων της ομοκυστεΐνης που ακολούθησε τη λήψη των βιταμινών δεν έφερε αντίστοιχη μείωση των εμφραγμάτων και των άλλων αγγειακών απρόοπτων.

Λίγους μήνες μετά, η έγκριτη επιθεώρηση δημοσίευσε νέα στοιχεία σύμφωνα με τα οποία, παρά τη μείωση πάλι της ομοκυστεΐνης, οι βιταμίνες της ομάδας Β δεν είχαν καλύτερα αποτελέσματα στην προστασία από την νοητική έκπτωση.

Τι συμβαίνει λοιπόν με τις πολυβιταμίνες; Είναι τελείως άχρηστες έως επικίνδυνες; Έτσι φαίνεται πως είναι. Σε λίγο καιρό θα μοιάζουν με περιφερόμενη ορχήστρα που δεν θα έχει μουσική να παίξει.

Οι στατιστικές, από την άλλη μεριά, αποκαλύπτουν το ευνόητο, ότι δηλαδή αυτοί που καταναλώνουν πολυβιταμίνες είναι τελικά αυτοί που τις χρειάζονται λιγότερο. Είναι οι μορφωμένοι και οι εύποροι που κατά κανόνα τρέφονται καλά. Αλλά και οι λιγότερο εύποροι και αυτοί που δεν τρέφονται καλά αλλά τις καταναλώνουν, φαίνεται ότι δεν κερδίζουν το παραμικρό.

Και στο παρελθόν υπήρξαν δυσμενή δημοσιεύματα για τις βιομηχανικές πολυβιταμίνες. Υποπτεύομαι ότι δημοσιεύματα ευνοϊκά προς τα συγκεκριμένα σκευάσματα δημοσιεύονται με μεγαλύτερη συχότητα από εκείνα που είναι δυσμενή προς αυτά.

Έβλεπα μια τηλεοπτική διαφήμιση, σημείο των καιρών. Κάποιος διατροφολόγος, είπε μάλιστα και το όνομά του με στόμφο, έκανε τζόκιν στην εξοχή. Σε λίγο σταματά, αφαιρεί το πώμα από ένα μπουκαλάκι και πίνει μονορούφι το περιεχόμενο. Όπως με σχετική έπαρση μας είπε, ήπιε ένα φυσικό προϊόν που περιείχε χυμό από διάφορα φρούτα και καρώτο. Ύστερα από αυτό ξανάρχισε να τρέχει γρηγορότερα και ανηφορικά, σαν τον Ποπάι με το σπανάκι.

Έχω να πω στο συγκεκριμένο διατροφολόγο ότι η όποια φυσική βιταμίνη C περιείχαν τα αλεσμένα φρούτα και καρώτο έκανε κι αυτή τροχάδην γιατί δεν ζει πολύ εκτός της φυσικής δομής του φρούτου. Μετά έχω να του πω ότι ο πατέρας του τζόκιν πέθανε κάνοντας τζόκιν σε ηλικία 52 ετών. Στη συνέχεια έχω να του πω ότι αντί να πίνουμε αλεσμένο καρώτο καλύτερα είναι να το μασάμε ώστε ν' αναμειγνύεται με το σάλιο μας, που με την αμυλάση του διασπά το άμυλο. Η μάσηση είναι θεμελιώδες αντανακλαστικό, που συνάμα προσφέρει ευχαρίστηση. Το πρώτο υγρό της πέψης των τροφών μας είναι το σάλιο και ουσιαστικά η επεξεργασία των τροφών αρχίζει από το στόμα. Για το λόγο αυτό πρέπει να τρώμε αργά και να μασάμε καλά την τροφή.

Για τη μάσηση της τροφής ο οργανισμός σου, αγαπητέ διαιτολόγε, ξοδεύει αρκετές θερμίδες, μάλιστα σε μερικές περιπτώσεις ξοδεύει περισσότερες από όσες θα του αποδώσει η τροφή που μασάς.

Είδατε λοιπόν πώς η σχετική βιομηχανία δίνει εγκυρότητα σε περιττά και άχρηστα πράγματα που παράγει;

Αγαπητέ κύριε διαιτολόγε σας συνιστώ, αντί του προϊόντος που διαφημίζετε, εσείς προσωπικά να τρώτε φρούτα και σαλάτες, να κάνετε χρήση της πολύ σοβαρής λειτουργίας που λέγεται μάσηση και να μην τρέχετε ανηφορικά, στην ηλικία σας. Το ίδιο να συνιστάτε και στους πελάτες σας. Να τους διδάσκετε ότι *η υγιεινή διατροφή* (που πρέπει να κατέχετε ποια είναι!) *η κατάλληλη για την ηλικία τους άσκηση, η ψυχική υγεία και οι σωστοί κοινωνικοί κανόνες* είναι το απλό και τελικό μυστικό για την υγεία.

Εδώ θα σταματήσω. Θα ήταν μάταιο να του εξηγήσω ότι οι χυμοί και τα αλεσμένα έχουν μεγαλύτερο γλυκαιμικό δείκτη από τα ίδια τα προϊόντα που μασώνται, πριν από την κατάποση.

Βέβαια κάπως έτσι γίνεται με τα πάσης φύσεως διατροφικά συμπληρώματα. Περιέχουν αλεσμένη, στραγγισμένη, εμφιαλωμένη και αλλοιωμένη τη φύση και ισχυρίζονται ότι είναι ωφέλιμα. Εμπορικώς είναι ωφέλιμα.

Το κεφάλαιο που διαβάζουμε τώρα έχει τον τίτλο *«γερνάμε, είναι φυσικό»*. Ομαδοποιήσαμε τις αιτίες και, για λόγους απλούστευσης, είπαμε ότι η μια αιτία είναι η καραμελοποίηση των σακχάρων και η άλλη οι οξειδωτικές τάσεις που επικρατούν εντός του κυττάρου. Κατανοήσαμε ότι οι οξειδωτικές τάσεις φαίνεται να αναδεικνύονται νικήτριες, έστω και στα σημεία, στο νήμα έναντι της αντιοξειδωτικής άμυνας του οργανισμού. Η αντιοξειδωτική άμυνα δεν συμπεριλαμβάνει τα διατροφικά συμπληρώματα, διότι τα τελευταία δεν έχουν καμία θετική συμβολή στη διαδικασία της γήρανσης. Αντίθετα δρουν αρνητικά. Το έδαφος, που χάνει καθημερινά λίγο-λίγο η άμυνα και η εγκαθιστάμενη με άλλα λόγια οξειδωτική κόπωση, είναι η κύρια αιτία της γήρανσης.

ε. Οξειδωτική τάση και φλεγμονές

Είναι όμως η οξειδωτική τάση πράγματι τόσο κακή όσο μαθαίνουμε από αυτά που ακούμε και διαβάζουμε; Μέχρι τώρα αυτό σας έλεγα! Αν όντως είναι τόσο βλαβερή, πώς η φύση, που τόσο συνηθίζω να επαινώ σε κάθε ευκαιρία, επέτρεψε ένα τέτοιο λάθος; Τι είδους φυσική εξέλιξη της ζωής ήταν αυτή η οποία δεν κατάφερε να εξαλείψει ένα τόσο απειλητικό μειονέκτημα;

Στη πραγματικότητα η οξειδωτική τάση έχει και μια άλλη όψη καλή, διότι ο οργανισμός βασίζεται επάνω της προκειμένου να προστατευθεί από τις λοιμώδεις ασθένειες. Οι λοιμώξεις δημιουργούν φλεγμονές. Οι φλεγμονές επαυξάνουν την οξειδωτική τάση. Και αυτή η αυξημένη τάση δίνει το σήμα στα γονίδια να ενεργοποιήσουν το ανοσοποιητικό σύστημα ώστε αυτό με τη σειρά του να κινηθεί εναντίον των μικροβίων. Θα το πω πιο απλά και καταληπτά. Έστω ότι από μία αμυχή εισέρχεται μικρός αριθμός παθογόνων μικροβίων στο δέρμα μας. Τα μικρόβια αυτά με την παρουσία τους και τα απόβλητά τους θα αλλάξουν την ομοιοστασία της περιοχής και θα προκαλέσουν περίσσεια ελευθέρων ριζών. Οι ελεύθερες ρίζες, με τη σειρά τους, θα στείλουν το μήνυμα, σαν αγγελιοφόροι, στο ανοσοποιητικό μας σύστημα κι εκείνο με τη σειρά του θα δραστηριοποιηθεί. Φανταστείτε λοιπόν το ανοσοποιητικό μας σύστημα να μην έπαιρνε χαμπάρι ότι μολύνθηκε από λίγα μικρόβια, φανταστείτε δηλαδή να μην υπήρχαν οι ελεύθερες ρίζες.

Από τα πρώτα χρόνια των ιατρικών μας σπουδών διδασκόμαστε ότι η φλεγμονή, στην περιοχή όπου εμφανίζεται, εκδηλώνεται με ερυθρότητα, οίδημα, αύξηση της θερμοκρασίας και πόνο, (διεθνώς γνωστά στη Λατινική, από το 1200 μΧ., ως rubor, tumor calor και dolor αντίστοιχα). Τα συμπτώματα αυτά υποδηλώνουν αυξημένη εισροή αίματος στην περιοχή. Αυξημένη παρουσία του αίματος σημαίνει αυξημένο αριθμό λευκών αιμοσφαιρίων, που είναι οι φυσικοί εχθροί των μικροβίων. Η φλεγμονή λοιπόν έχει δύο όψεις. Μία καλή και μία κακή. Η καλή όψη αποτελεί αφ' ενός τον ακρογωνιαίο λίθο στην άμυνα του οργανισμού εναντίον των λοιμώξεων, μέσω της οδού που μόλις περιγράψαμε και αφ' ετέρου παίζει θεμελιώδη ρόλο στη διαδικασία της επούλωσης. Η κακή όψη της φλεγμονής είναι ότι μπορεί να στραφεί εναντίον του ιδίου του οργανισμού και να προκαλέσει γενικότερα προβλήματα μεταξύ των οποίων και τα λεγόμενα *αυτοάνοσα* νοσήματα.

Μια φλεγμονή πρέπει να παραμένει στο σημείο που οργανώνεται όσο πρέπει και να φύγει όταν πρέπει. Το πόσο μένει και το πότε φεύγει καθορίζεται από ένα σύστημα ορμονών, από τις οποίες άλλες παρατείνουν την παραμονή της και άλλες τη συντομεύουν. Στο τέλος τέλος η καλή μας υγεία εξαρτάται από την ισορροπία των ορμονικών αυτών φατριών. Σχεδόν όλες οι ασθένειες που έχουν σχέση με την ηλικία έχουν εμφανές ή αφανές φλεγμονώδες υπόβαθρο. Επομένως, αυτό που σε καμία περίπτωση δε θέλουμε είναι η φλεγμονή, ακόμα κι αν είναι ανεπαίσθητη. Δε θέλουμε τη φλεγμονή και πρέπει να κάνουμε τα πάντα για να την αποφύγουμε. Ένα μάλιστα από τα πιο ενδιαφέροντα κεφάλαια του βιβλίου φέρει το τίτλο *Αντιφλεγμονώδης Διατροφή*. Ανυπομονώ να το αναπτύξω.

Αν λοιπόν τα αντιοξειδωτικά συμπληρώματα, όπως ισχυρίζονται οι εμπνευστές τους, ελαττώνουν τις οξειδωτικές τάσεις περιορίζοντας τις ελεύθερες ρίζες, τότε ελαττώνουν και την απόκριση του ανοσοποιητικού συστήματος στους παθογόνους παράγοντες και γενικώς στις λοιμώξεις. Στην περίπτωση αυτή αντί να μας προστατεύουν και να μας χαρίζουν υγεία, όπως υπόσχονται, κάνουν ακριβώς το αντίθετο. Θυμόσαστε τον inox death, ανοξείδωτο θάνατο;

Το ανοσοποιητικό λοιπόν σύστημα, μετά τα μηνύματα που λαμβάνει από τις ελεύθερες ρίζες και την απόκριση που ακολουθεί, καταπολεμά και εξουδετερώνει τη μολυσματική απειλή. Μετά τη νίκη αυτή, οι οξειδωτική τάση πέφτει και το σύστημα ηρεμεί. Η οξειδωτική αυτή τάση που εμφανίζεται κατά την έναρξη μιας λοίμωξης και της συνοδού φλεγμονής είναι καθαρά εξωγενούς προελεύσεως και μετά την εξουδετέρωση της γενεσιουργού αιτίας παύει να υπάρχει. Εξαφανίζεται και δεν απασχολεί ξανά τον οργανισμό, τουλάχιστον μέχρι την επόμενη λοίμωξη. Αυτή είναι μια έξυπνη τακτική του οργανισμού για άμυνα εναντίον μιας συνηθισμένης απειλής, χρήσιμη για την επιβίωση, ειδικά στην πρώιμη ζωή όταν ο οργανισμός δεν διαθέτει πολλά αντισώματα. Πράγματι, χωρίς την τακτική αυτή, ο άνθρωπος δεν θα μπορούσε να επιβιώσει, τουλάχιστον κατά τα πρώτα παιδικά του χρόνια, διότι θα κατέληγε εξ αιτίας της πρώτης του μικρολοίμωξης η οποία θα ελάμβανε γρήγορα ανεξέλεγκτες διαστάσεις. Η φυσική επιλογή ευνόησε λοιπόν την εξέλιξη ενός ανοσοποιητικού συστήματος που «ακούει» τις οξειδωτικές τάσεις και μάλιστα εξαρτάται από αυτές. Τι γίνεται όμως κατά την περίοδο μετά την ενηλικίωση, και για να έρθουμε στο θέμα μας, τι γίνεται κατά τη λεγόμενη τρίτη ηλικία;

Μέσα σε κάθε κύτταρό μας, μεταξύ των άλλων, υπάρχουν και τα κυτταρικά οργανίδια που ονομάζονται μιτοχόνδρια. Εκεί γίνεται, ας πούμε, η αναπνοή του κυττάρου και κατ' επέκταση του οργανισμού. Το εισπνεόμενο οξυγόνο μεταφέρεται με το αίμα, συγκεκριμένα με τα ερυθρά αιμοσφαίρια, μέχρι το εξωτερικό της κυτταρικής μεμβράνης κάθε κυττάρου. Στη συνέχεια τη διαπερνά και πηγαίνει στα μιτοχόνδρια. Εκεί οξειδώνει, «καίει», τη γλυκόζη και παράγει την ενέργεια που απαιτεί το κύτταρο και κατ' επέκταση ο οργανισμός. Τα μιτοχόνδρια είναι οι παραγωγικές μονάδες του κυττάρου, τα μικροσκοπικά του εργοστάσια, οι αντιδραστήρες του. Τα ερυθρά αιμοσφαίρια, τα λεγόμενα και ερυθροκύτταρα, δεν έχουν (από φυσική πρόβλεψη) μιτοχόνδρια. Έτσι δεν έχουν εναλλακτικούς τρόπους για την παραγωγή αναγωγικής ισχύος και συνεπώς δεν επηρεάζεται η μεταφορά οξυγόνου που γίνεται από αυτά.

Στα μιτοχόνδρια συντελείται ο περιβόητος κύκλος του Krebs και η διάσπαση των λιπαρών οξέων. Ειδικά ριβοσωμάτια συνθέτουν πρωτεΐνες που προορίζονται για εξειδικευμένη χρήση από τα μιτοχόνδρια. Με την πάροδο της ηλικίας τα μιτοχόνδρια χάνουν την ακεραιότητά τους, η μεμβράνη τους καθίσταται, ας πούμε, λιγότερο στεγανή, εμφανίζει διαρροές, με αποτέλεσμα να ξεφεύγουν ατελή προϊόντα αντιδράσεων, οι ελεύθερες ρίζες, καθώς και ιόντα οξυγόνου έξω από αυτά. Η όλη κατάσταση θυμίζει φλεγμονή, μόνο που τώρα δεν υπάρχει λοιμογόνος παράγων, κάτι βλαβερό που ήρθε απ' έξω. Τα αίτια της φλεγμονής αυτής έχουν ενδογενή προέλευση. Οι ελεύθερες αυτές ρίζες δεν επιτελούν κανένα σκοπό εν προκειμένω, αντιθέτως προκαλούν βλάβες, κατά τα γνωστά, παρά κάποια ίαση. Ξεσηκώνουν το ανοσοποιητικό σύστημα χωρίς λόγο. Χωρίς εξωτερική απειλή. Τότε αυτό επιτίθεται εναντίον του ίδιου μας του σώματος. *Προκαλούν δηλαδή μια αχρείαστη, ανεπαίσθητη αλλά μόνιμη φλεγμονή. Η φλεγμονή αυτή είναι η κοινή ρίζα για ασθένειες οι οποίες μέχρι τότε δεν παρουσίαζαν κοινά στοιχεία.* Οι ιατροί πλέον συμφωνούν ότι η αθηρωμάτωση και μέσα σε αυτήν και η στεφανιαία νόσος, το εμφύσημα αλλά και η νόσος του Parkinson, μερικές μορφές καρκίνου, η ηπατική νόσος λόγω υπερβολικής κατανάλωσης αλκοόλ, η νεφρική ανεπάρκεια, η οπισθοφακική ινοπλασία, ο διαβήτης τύπου 2, οι ισχαιμίες ξεκινούν ως αμυδρές φλεγμονώδεις διεργασίες στο εσωτερικό αλλά και στη μεμβράνη των κυττάρων. Η ασθένεια του Alzheimer ξεκινά ως φλεγμονή στον εγκέφαλο. Σε όλα τα αυτοάνοσα νοσήματα, όπως η ρευματοειδής αρθρίτις ή ο λύκος, η ζημία στα όργανα και τους ιστούς είναι αποτέλεσμα της λανθασμένης φλεγμονής.

Είναι πάμπολλοι οι καβαλάρηδες που ιππεύουν συνωστισμένοι το άλογο της φλεγμονής. Ο Nick Lane, αλλά και άλλοι, αποκαλούν αυτό το σχήμα *θεωρία γήρανσης διπλού παράγοντα.* Ο Lane γράφει στο σπουδαίο του βιβλίο Oxygen, The Molecule That Made the World: *επειδή η οξειδωτική τάση*[40] *είναι επιτακτική για την ανάρρωσή μας από μολύνσεις στη νιότη και άρα επηρεάζει την πιθανότητά μας να επιζήσουμε και να αφήσουμε απογόνους είναι επιλεγμένη θετικά από τη φυσική επιλογή. Το κρίμα είναι ότι στα γηρατειά κάνει το αντίθετο.*

Βλέπετε, για τη φύση, πρωταρχικό μέλημα και πρόβλεψη είναι η διαιώνιση του είδους, χωρίς να ενδιαφέρεται πόσα χρόνια θα ζήσουμε μετά. Εξ άλλου, μέχρι πριν έναν αιώνα ζούσαμε το μισό απ' ότι ζούμε σήμερα. Στην αρχαία Ρώμη ο μέσος όρος ήταν τα 22 έτη. Τότε δεν υπήρχε ο απαιτούμενος χρόνος ώστε να δημιουργηθούν οι ανεπιθύμητες φλεγμονές και οι γεροντικές ασθένειες, τουλάχιστον, για τους περισσότερους ανθρώπους. Σήμερα ζούμε πολλαπλάσια. Η φύση μας αιφνιδιάστηκε, δεν τα προέβλεψε όλα. Δεν ενδιαφέρθηκε για τα γηρατειά όσο ενδιαφέρθηκε για τα νιάτα. Πρέπει να ενδιαφερθούμε λίγο κι εμείς.

Τόσο η καραμελοποίηση των σακχάρων, των λιπών και των πρωτεϊνών, όσο και η οξειδωτική κόπωση του οργανισμού, σχετίζονται με τη γήρανση. Μα γιατί συμβαίνουν αυτές οι αλλαγές; Γιατί για παράδειγμα γίνονται τα παλιά μιτοχόνδρια τρύπια, επιτρέποντας σε περισσότερες ελεύθερες ρίζες να αποδράσουν και να ενεργοποιήσουν τις ενδογενείς φλεγμονώδεις αντιδράσεις; Γιατί γερνάμε; Η καλύτερη απάντηση είναι στα λόγια που τόσο συχνά έλεγε ο παππούς: *και οι πέτρες χωνεύουν κι αυτές σιγά σιγά και χάνονται...* Αναλογιστείτε αυτή τη ρήση για λίγο.

5

ΑΝΤΙΓΗΡΑΝΣΗ, ΟΤΑΝ Η ΙΑΤΡΙΚΗ ΠΑΡΑΠΛΑΝΑ

Η προσπάθεια του ανθρώπου από τα πανάρχαια χρόνια να
επιμηκύνει τη ζωή του είναι ασταμάτητη. Σήμερα πόσο εφικτή είναι
η αντιγήρανση; Υπάρχει επιστημονική βαρύτητα στη σύγχρονη
αντιγήρανση;

ΗΓΗΡΑΝΣΗ ΕΙΝΑΙ μια διαδικασία. Έτσι πρέπει να είναι και η αντιστροφή της, η αντιγήρανση. Υπάρχει όμως τέτοια; Μπορούν να γυρίσουν οι δείκτες του βιολογικού ρολογιού ανάποδα; Είναι δυνατόν προαιώνιοι νόμοι της ζωής να λειτουργήσουν αντιστρόφως; Μπορεί η ιατρική να αναχαιτίσει, να σταματήσει και να αντιστρέψει τη κατεύθυνση της φύσης; Αν όντως μπορεί, τότε μιλάμε για πραγματική ιατρική αντιγήρανσης, για ιατρική που αλλάζει τη ροή, που βάζει την όπισθεν.

Δεν είναι γνωστή για την ώρα καμία ιατρική τεχνική, κανένας χειρισμός, καμία δεξιότητα, κανένα προϊόν, φάρμακο, διατροφικό συμπλήρωμα ή καλλυντικό που να μπορεί να φθάσει εκεί που είναι γραμμένοι οι κώδικες της γήρανσης και να τους τροποποιήσει. Επομένως, η ιατρική της αντιγήρανσης ως όρος είναι παραπλανητικός και μη επιστημονικός, και για το λόγο αυτό, καθώς δεν εμφανίζει απτό αποτέλεσμα, δεν είναι αναγνωρισμένη ως ιατρική ειδικότητα.

Η βιογεροντολογία και η γηριατρική, που είναι αναγνωρισμένες επιστημονικώς, αποδέχονται τη φυσική διαδικασία της γήρανσης και σ' αυτό το έδαφος στηρίζονται, στην προσπάθειά τους να κάνουν τη ζωή κατά τη τρίτη ηλικία καλύτερη. *Η επίσημη γηριατρική έχει ξεκαθαρίσει ότι, άλλο πράγμα είναι η γήρανση και άλλο οι ασθένειες που σχετίζονται με την ηλικία και τη φθορά.* Συνεπώς γνωρίζει καλά ότι δεν μπορεί να παρέμβει στη διαδικασία της γήρανσης και έτσι αυτό που μένει να κάνει πλέον είναι να μειώσει τη φθορά. Εάν παρά ταύτα οι ασθένειες αυτές εμφανισθούν, θα εμφανισθούν όσο πιο αργά γίνεται και θα έχουν ήπια διαδρομή. Αυτή είναι η αποστολή της, κινείται σε επιστημονικά πλαίσια και τα αποτελέσματά της είναι θετικά.

Αντιθέτως η λεγόμενη «ιατρική της αντιγήρανσης» έχει τελείως διαφορετικό σκεπτικό. Πιστεύει ότι μπορεί να επεμβαίνει εκεί όπου ο χρόνος μετρά και να τον επιβραδύνει. Πιστεύει ότι με τον τρόπο αυτό δεν θα εμφανισθούν τα νοσήματα του γήρατος και ο άνθρωπος κατά συνέπεια θα ζήσει πιο πολλά χρόνια. Το κάνει δε αυτό χρησιμοποιώντας ορμονικά και παραφαρμακευτικά προϊόντα, τα οποία σύμφωνα με την επίσημη γηριατρική είναι τελείως ανώφελα, αλλά και επικίνδυνα.

Τι είναι λοιπόν αυτή η λεγόμενη ιατρική αντιγήρανσης; Από πότε υπάρχει, γιατί υπάρχει και ποιες επιτυχίες έχει να μας επιδείξει;

Η ιατρική αντιγήρανσης δεν είναι κάτι νέο. Με διάφορες μορφές υφίσταται από τότε που δημιουργήθηκε το πρόσφορο έδαφος, από τότε δηλαδή που ο άνθρωπος άρχισε να αρνείται τα γηρατειά του. Το νέο είναι ότι τώρα αναπτύχθηκε σε οργανωτικό επίπεδο, έχει τα έντυπά της, τα συνέδριά της και τις επίμονες προσπάθειες των ηγετών της ν' αναγνωρισθεί ως μια νόμιμη ειδικότητα της ορθόδοξης ιατρικής.

Με την ίδρυση το 1993 της Αμερικανικής Ακαδημίας της Αντιγηραντικής Ιατρικής (American Academy of Anti-Aging Medicine[41], A4M για συντομία) οι ιατροί-οπαδοί της ιατρικής αντιγήρανσης βρήκαν μια βάση και μια στέγη. Γύρω από την A4M συσπειρώθηκαν, ως μέλη, περίπου 20.000 ιατροί από 75 χώρες. Η

Α4Μ εκδίδει εγχειρίδια, περιοδικά και άλλα έντυπα και προσπαθεί με κάθε τρόπο να αναγνωρισθεί από την Αμερικανική Ιατρική Ένωση (ΑΜΑ) ως δόκιμη ιατρική ειδικότητα. Διατηρεί παραρτήματα στην Ισπανία, τη Σιγκαπούρη και το Μεξικό. Μερικά από τα βιβλία που έχει εκδώσει φέρουν τίτλους όπως:

• Νέα Αντιγηραντικά Μυστικά για Μακροζωία.
• Ορμόνες της Νεότητας.
• Μείνε Νέος με HGH και Σταμάτα το Ρολόι.

Οι ιδρυτές της Α4Μ, Dr.Robert Goldman και Dr. Ronald Klatz, συνέγραψαν αρχικά ένα βιβλίο που φέρει τον τίτλο: *121 τρόποι για να ζήσεις 121 χρόνια*. Ήδη έχετε πάρει μια ιδέα περί τίνος πρόκειται. Τα βιβλία αυτά καθώς και η οργάνωση διαφημίζονται με τέτοιο τρόπο που δεν συνάδει με το ιατρικό κύρος.

Θα σταθούμε για λίγο στην Α4Μ για να εμπλουτίσουμε τις γνώσεις μας περί αυτής και τελικά να κατανοήσουμε το σκεπτικό και τη μεθοδολογία της. Πρώτα όμως θα πρέπει να γνωρίσουμε τους δύο ιδρυτές της. Σχεδόν όλες οι πληροφορίες που έχω συλλέξει για αυτούς προέρχονται από το διαδίκτυο και τις ιστοσελίδες που αφορούν τόσο στους ίδιους όσο και στην Α4Μ, καθώς και από το βιβλίο του Dr. Andrew Weil, *Healthy Aging*.

Ο Robert Goldman είναι ένας πρώην γυμναστής, body builder, καλλιτέχνης πολεμικών τεχνών και ιατρός που ασχολήθηκε με την ιατρική των αθλημάτων. Στην αρχή της καριέρας του μελέτησε τα στεροειδή αναβολικά. Ο Ronald Klatz, επίσης ιατρός των αθλημάτων, μελέτησε την αναγέννηση του εγκεφάλου και επινόησε μια σειρά από ιατρικές συσκευές. Και οι δυο έχουν τυπικά εκπαιδευτεί στη γηριατρική και είναι μέλη του επισήμου βιογεροντολογικού συλλόγου, στον οποίο ανήκουν οι ειδικοί της γήρανσης.

Παρατηρείτε κι εσείς το παράδοξο· πώς δηλαδή δυο τυπικά μέλη μιας έγκυρης επιστημονικής εταιρίας, όπως είναι η βιογεροντολογική, ιδρύουν μια άλλη διαφορετική, την Α4Μ, την καθιστούν διεθνή και πολυμελή και τελικά δεν τυγχάνουν επιστημονικής αναγνώρισης; Στην πραγματικότητα υπάρχει οριστικό αχανές σχίσμα ανάμεσα στην Α4Μ και στους βιογεροντολόγους, που έγινε πιο αισθητό το 2002, όταν διακεκριμένοι βιογεροντολόγοι δημοσίευσαν το *Position Statement of Human Aging*, που αποτελεί και την διακήρυξη της επίσημης γηριατρικής. Στο εν λόγω δημοσίευμα μεταξύ άλλων αναφερόταν ότι:

Παρατηρείται μια μεγέθυνση[42], μια διόγκωση από επιχειρηματίες και διακινητές, οι οποίοι προωθούν και διακινούν προϊόντα που σχετίζονται με το life style, τον τρόπο ζωής (σημ. καλλυντικά, συμπληρώματα κ.α.) τα οποία ισχυρίζονται ότι επιβραδύνουν, σταματούν ή αντιστρέφουν τη διαδικασία της γήρανσης. Στους ισχυρισμούς αυτούς ελάχιστη έως καθόλου επιστημονική βάση δεν υπάρχει. Το κοινό ξοδεύει υπέρογκα χρηματικά ποσά για τα προϊόντα αυτά, μερικά από τα οποία επί πλέον είναι επικίνδυνα...

Σ' αυτά και σε άλλα πολλά που καταλογίζει ένα επίσημο ιατρικό όργανο, που εστιάζει γενικώς σε όλους όσους εμπορεύονται ψεύτικες ελπίδες καταχρεώνοντας τους καταναλωτές και βλάπτοντάς τους, ο Dr Klatz απαντά με ένα επείγον μήνυμα στα μέλη της Α4Μ γράφοντας ότι:

Η Α4Μ σας ενημερώνει σήμερα[43] για ένα συμβάν επείγουσας σημασίας. Η ιατρική αντιγήρανσης βρίσκεται κάτω από μια παράλογη και καταιγιστική επίθεση. Μια προμελετημένη, εσκεμμένη και κακεντρεχής εκστρατεία παραπληροφόρησης αποσκοπεί στην αποσύνθεση της πλέον συμπαγούς ομάδας καινοτόμων ιατρών και επιστημόνων της Αμερικής.

Ένα παντοδύναμο δίκτυο από παρωχημένους δαπανά απεριόριστο χρόνο για να καταστρέψει την πιο επιτυχή, την πιο δημοφιλή και την πιο γρήγορα αναπτυσσόμενη ιατρική κοινωνία του σήμερα.

Το Δεκέμβριο του 2003, στο ξενοδοχείο Venetian Resort του Las Vegas, διεξήχθη το Ενδέκατο Ετήσιο Συνέδριο Αντιγήρανσης. Τα πρακτικά του συνεδρίου αυτού, που το παρακολούθησαν 2.500 ιατροί, έχουν εξαιρετικό ενδιαφέρον και μπορεί να τα αναζητήσει κανείς στο διαδίκτυο. Την οργάνωση ανέλαβε η εταιρία Primedia για λογαριασμό της Α4Μ. Μετά το καθιερωμένο χαιρετισμό ο οικοδεσπότης Dr R. Klatz σύστησε την εκπρόσωπο της Primedia, η οποία στη σύντομη ομιλία της είπε:

Σας ανακοινώνω ότι η Εταιρία μας θα ήθελε να χωρίσει το δρόμο της από την Α4Μ μετά από αυτή την εκδήλωση και ότι σκέφτεται να διοργανώσει το φθινόπωρο του 2004 ένα ιατρικό συνέδριο αντιγήρανσης «νέας γενιάς», που θα βασίζεται στην (αληθινή) επιστήμη. Εξήγησε ότι του νέου συνεδρίου θα προηγηθεί τυπωμένο αναλυτικό πρόγραμμα των εργασιών, ώστε να διασφαλισθεί σε όλους τους συμμετέχοντες ότι θα πρόκειται για ένα συνέδριο ηθικό, εκπαιδευτικό, και με τεκμηριωμένες βάσεις.

Στη συνέχεια η κυρία αυτή έδωσε το λόγο (προφανώς εκτός διαδικασίας) στον επόμενο ομιλητή που ήταν ο Dr. L. Stephen Coles του Πανεπιστημίου της Καλιφόρνιας. (σημ. Ο Dr. Coles είναι ο επί κεφαλής της Γεροντολογικής ερευνητικής ομάδας του Λος Άντζελες). Φαίνεται πως ο Dr. Coles πρόλαβε να πει λίγες μόνο κουβέντες προφανώς δυσάρεστες σε πολλούς από τους συνέδρους. Είπε λοιπόν:

Για την ώρα δεν είναι διαθέσιμα πολλά πράγματα που θα μπορούσαν να εκληφθούν ως αντιγηραντικά φάρμακα, αν και οι επιστήμονες εργάσθηκαν σκληρά πάνω σ' αυτό. Συνέστησε στους ακροατές του να είναι πιο προσεκτικοί και να συμμετέχουν στο εξής σε συνέδρια που είναι επιστημονικά.

Φαντάζομαι τον κρότο που έκαναν στην αίθουσα οι δύο προηγούμενες σύντομες ομιλίες. Όπως ήταν αναμενόμενο το λόγο πήρε μετά ο Dr. Klatz, που σε μια μακροσκελή ομιλία είπε μεταξύ άλλων:

Διαφωνώ με τους προηγούμενους ομιλητές. Γνωρίζουμε ότι η αντιγηραντική θεραπευτική είναι αποτελεσματική και ωφέλιμη. Θεωρώ απεχθές ότι πενήντα ένας επιστήμονες υπέγραψαν μια έκθεση που λέει ότι «δεν υπάρχει τέτοιο πράγμα που να λέγεται ιατρική αντιγήρανσης», ειδικά όταν οι περισσότεροι από αυτούς είναι οικότροφοι του Εθνικού Ινστιτούτου Γήρανσης. Η αμφισβή-

τηση τους δεν είναι επιστημονική, θυμίζει πολιτικό ανταγωνισμό από το γεροντολογικό κατεστημένο.

Είναι γεγονός ότι η ιατρική αντιγήρανσης είναι μια μηχανή πλουτισμού(!) και ένα καλό (σημ. εύκολο) επάγγελμα που δίνει χρήμα (!) στο γιατρό. Μπορείτε να τετραπλασιάσετε το εισόδημά σας, ειδικά εάν προσθέσετε και τον προληπτικό ιατρικό έλεγχο. Αυτή η αγορά αναπτύσσεται κατά 9% ετησίως. Να γιατί οι βιογεροντολόγοι μας κυνηγούν, ζηλεύουν την (οικονομική) επιτυχία μας!

Σε άλλο σημείο ακούγεται να λέει: η τελομεράση, τα βλαστοκύτταρα και η κλωνοποίηση θα μας φέρουν στα εκατόν είκοσι και πλέον. Σύντομα θα γεννηθεί η κοινωνία των ανθρώπων χωρίς ηλικία...

Από τα όσα είπε στο ακροατήριο, αλλά και από τα όσα υπονοούσε, ο Dr. Klatz μου άφησε την εντύπωση ότι ελάχιστη σημασία δίνει στις αξίες του ιατρικού λειτουργήματος.

Στο ίδιο μήκος κύματος ήσαν οι ομιλίες των περισσοτέρων εισηγητών. Ο αμέσως επόμενος ομιλητής, λόγου χάρη, ανέπτυξε ένα θέμα που είχε τον τίτλο *Δίαιτα, Διατροφή και Διαχείριση του σωματικού βάρους για άρρενες και θήλεις, ώστε να επιτευχθεί η χημική ισορροπία του εγκεφάλου και η βέλτιστη υγεία.* Κατά τη διάρκεια της ομιλίας του ζήτησε από τους ακροατές του αρκετές φορές να πάρουν βαθιές αναπνοές και να κάνουν απότομες κινήσεις με το σώμα τους. Ήταν ο Dr. John Gray, συγγραφέας του βιβλίου *Οι άνδρες προέρχονται από τον Άρη, οι γυναίκες από την Αφροδίτη.*

Επόμενος ομιλητής ήταν ο Dr. Goldman. Η ομιλία του έδινε έμφαση στην αισθητική του σώματος, που πρέπει να είναι μυώδες και καλοχτισμένο. Είπε μεταξύ άλλων:

Θα σβήσουμε την ηλικία. Οι αυριανοί αιωνόβιοι θα μοιάζουν με τους σημερινούς εξηντάρηδες. Τα βλαστοκύτταρα είναι το δυνατό μας χαρτί. Θα μπορούμε να τα προγραμματίσουμε έτσι ώστε να αναγεννούν τους ιστούς όταν απαιτείται. (Αυτό κατά τον Dr. Goldman θα μπορεί να γίνει στο πλησιέστερο ιατρείο αντιγή-

ρανσης). *Προϊόντα της νανοτεχνολογίας, τόσο μικρά που θα φαίνονται με τη βοήθεια του μικροσκοπίου, θα συμβάλλουν στην επανάκτηση της όρασης. Νέα φάρμακα θα τονώνουν τις ορμόνες, θεραπευτικοί κλώνοι θα παράγουν νέα όργανα που θα αντικαθιστούν τα παλιά. Γενετικές θεραπείες θα επιμηκύνουν τη ζωή, θα υπάρχουν ακόμη βιονικές διασυνδέσεις ανάμεσα στον ανθρώπινο εγκέφαλο και στους κομπιούτερς...* [Π-Α 2]

Μερικές παρουσιάσεις έχουν όντως ενδιαφέρον, ειδικά αυτές που συνδέουν τις χρόνιες φλεγμονές με τις ασθένειες της τρίτης ηλικίας, όπως οι νευροεκφυλιστικές νόσοι του Parkinson, του Alzheimer και άλλες. Μερικοί ομιλητές έδωσαν μεγάλη σημασία *στη σωστή διατροφή ως ενδεδειγμένη στρατηγική μετριασμού των νόσων της τρίτης ηλικίας.* Αυτά όμως δεν αποτελούν καινοτομία, καθότι είναι γνωστά από δεκαετίες σε όσους τα παρακολουθούν. Το ζητούμενο, που δεν αναφέρθηκε στο συνέδριο, είναι πώς ο σύγχρονος δυτικός άνθρωπος θα επιστρέψει στη σωστή καθημερινή διατροφή. Πώς θα μάθει από την αρχή αυτά που ξέχασε. Πώς όλοι, αλλά ειδικά η νέα γενιά θα επιστρέψει στις τροφές για ανθρώπους και πώς θα περιφρονήσει τις τροφές και τα τροφοσκευάσματα που απευθύνονται σε καταναλωτές.

Εκείνο που αποκομίζει κανείς διαβάζοντας τα πρακτικά του συνεδρίου είναι ότι το βασικό εργαλείο των συγκεκριμένων ιατρών είναι η Ανθρώπινη Αυξητική Ορμόνη, η γνωστή HGH (από το Human Growth Hormone). Η ορμόνη αυτή κατά την περίοδο της ανάπτυξης του ανθρώπου ανιχνεύεται, όπως είναι φυσικό, σε υψηλές συγκεντρώσεις και είναι αυτή που κυρίως ρυθμίζει την ανάπτυξη. Κατά την A4M αυτή και τα στεροειδή περικλείουν όλο το μυστικό της νεότητας και για το λόγο αυτό τα χορηγούν στους πελάτες τους της τρίτης ηλικίας. Φαίνεται ότι κατά τη γνώμη τους η φύση έκανε λάθος που κατήργησε την HGH στην περίοδο των γηρατειών, οπότε πρέπει να λαμβάνεται έξωθεν απαραιτήτως. Δεν γνωρίζω σε τι δοσολογία και διάρκεια τη χορηγούν, διότι η ορμόνη αυτή στον ενήλικα προκαλεί ακρομεγαλία και άλλα πολλά.

Η A4M διοργάνωσε, το Δεκέμβριο του 2006 εκ νέου[44] στο Venetian Resort Hotel Casino, συνέδριο με θέματα σχετικά με τα ενδιαφέροντά της. Η πλειοψηφία των ανακοινώσεων περιστρεφόταν πάλι γύρω από την ανθρώπινη αυξητική ορμόνη και τα στεροειδή. Υποστήριζαν ότι η HGH και τα στεροειδή προκαλούν θετικά αποτελέσματα, δίνουν την αίσθηση της υγείας και της ενέργειας, καθώς και της καλής διάθεσης.

Με την ευκαιρία του συνεδρίου (που έγινε στον ίδιο χώρο και παράλληλα με έκθεση διατροφικών συμπληρωμάτων) η εφημερίδα The New York Times ασχολήθηκε σε μακροσκελές ρεπορτάζ με τα διατροφικά συμπληρώματα στην Αμερική αλλά και με την A4M. Για τα συμπληρώματα μαθαίνουμε ότι ο ετήσιος τζίρος, μόνο στην Αμερική, υπερβαίνει τα 50 δισεκατομμύρια δολάρια. Μαθαίνουμε ότι τα μισά από τα συμπληρώματα που διακινούνται είναι παράνομα. Μαθαίνουμε επίσης ότι τα σκευάσματα αυτά άρχισαν να δέχονται ήδη τα σκληρά βλέμματα των υγειονομικών αρχών.

Σχετικά με την A4M, ο Dr. Robert N. Butler, που διετέλεσε Διευθυντής του Αμερικανικού Εθνικού Ινστιτούτου Γήρανσης από το 1976 μέχρι το 1982, δήλωσε στο ρεπορτάζ ότι *η όλη ιδέα της αντιγηραντικής ιατρικής είναι αντιφατική. Η καλή της πλευρά είναι ότι ενθαρρύνει την υγιεινή συμπεριφορά. Η κακή της πλευρά είναι ότι εμπορεύεται την ανθρώπινη αυξητική ορμόνη, η οποία είναι βλαπτική.*

Νομίζω ότι αυτός είναι ο πιο αντικειμενικός και δίκαιος σχολιασμός.

Η εφημερίδα αναζήτησε τους ιατρούς Klatz και Goldman για τις ανάγκες του ρεπορτάζ. Οι ιατροί δεν απάντησαν αυτοπροσώπως στις ερωτήσεις, επέλεξαν να απαντήσουν μέσω του δικηγόρου τους. Δήλωσαν λοιπόν ότι *ο νόμος της χώρας απαγορεύει την εμπορία των στεροειδών και της ανθρώπινης αυξητικής ορμόνης στους αθλητές, για αθλητική χρήση και μόνον σε αυτούς. Δεν απαγορεύει την πώληση σε άλλους. Επομένως, σε όσους ηλικιωμέ-*

νους δεν είναι αθλητές (!) διατίθεται νόμιμα. Φαινομενικά όλα είναι εντάξει. Ο δικηγόρος βέβαια δεν μπορούσε να απαντήσει αν εκτός από νόμιμο είναι και επιστημονικώς ορθό να χορηγούνται οι ορμόνες αυτές σε ενηλίκους και δη της τρίτης ηλικίας.

Στη συνέχεια του άρθρου αναφέρεται ότι, παρά τις αμφισβητήσεις που περικυκλώνουν την A4M και τους ιατρούς Klatz και Goldman, η εταιρία τους έχει αναπτύξει ισχυρό πλαίσιο συμφερόντων για τα 20.000 μέλη που πιστεύουν σε αυτή.

Πρόσφατα οι δύο ιατροί πούλησαν τμήμα της εταιρίας για 49 εκατομμύρια δολάρια...

Οι ιατροί που στεγάζονται στην A4M και ασκούν τώρα την λεγόμενη ιατρική αντιγήρανσης προέρχονται από ποικίλα ιατρικά πεδία. Άλλοι είναι πρώην ορθοπαιδικοί ή γυναικολόγοι ή χειρουργοί, που μεταπήδησαν στη νέα δραστηριότητα. Το έκαναν αυτό για συγκεκριμένους λόγους. Είτε διότι βρήκαν πιο ενδιαφέρουσα τη νέα ασχολία τους, είτε διότι είναι πιο ξεκούραστη και με λιγότερο άγχος, είτε διότι είναι πιο κερδοφόρα. Πράγματι, αυτός που ψάχνει τρόπους να ζήσει πολύ είναι κατά κανόνα μορφωμένος και εύπορος. Έχει όλη τη διάθεση και τα χρήματα να πληρώσει για εξετάσεις που δεν καλύπτει ο ασφαλιστικός του φορέας, αρκεί να πεισθεί ότι θα κερδίσει σε χρόνο. Εξ άλλου κατά τη μακραίωνη ιστορία του ανθρώπου υπήρχαν πάντοτε πρόθυμοι να πληρώσουν με το νόμισμα της εποχής τους για να αγοράσουν λίγη παραπάνω ζωή. Παράλληλα, πάντα υπήρχαν οι αποδέκτες αυτών των χρημάτων. Η ιατρική της αντιγήρανσης δεν είναι επομένως δημιούργημα της εποχής μας. Αυτό όμως που έχει σημασία δεν είναι η επιμήκυνση μιας ζωής χωρίς ποιότητα, αλλά η απόλαυση μιας ζωής με ποιότητα. Η ζωή έχει ποιότητα όταν δεν έχει πολλά βάσανα, ειδικά σοβαρές ασθένειες. *Η ζωή είναι καλύτερη, όταν από την αρχή ξεκινήσει καλά και όταν στη συνέχεια υπάρξει συνετή διαχείριση των βιολογικών πόρων της.*

Η κρατούσα αντίληψη ότι η μακροζωία έχει σχέση με τα γονίδια, δηλαδή με την κληρονομικότητα, τείνει πλέον να εγκαταλειφθεί. Το προσδόκιμο ζωής, σύμφωνα με τον Τζέιμς Φάουπερ διευθυντή του Εργαστηρίου Επιβίωσης και Μακροζωίας του φημισμένου Ινστιτούτου Μαξ Πλάνκ της Γερμανίας, δεν έχει καμία σχέση με τα κληρονομούμενα χαρακτηριστικά. *Δεν μαθαίνεις τίποτε για το χρόνο ζωής σου*[45], *μελετώντας πόσο έζησαν οι γονείς σου. Ακόμη και οι δίδυμοι πεθαίνουν με διαφορά πολλών ετών, εξηγεί ο Γερμανός γενετιστής.*

Η επιστημονική ερμηνεία του φαινομένου της μακροζωίας ή του τρόπου με τον οποίο ένας άνθρωπος γερνάει έχει ταλαιπωρήσει ολόκληρες γενιές. Απ' ότι φαίνεται θα ταλαιπωρήσει αρκετές ακόμη.

Κατά τη διάρκεια του εικοστού αιώνα η βιολογία, η ιατρική και η φαρμακολογία έκαναν τεράστια άλματα. Πολλά μυστικά της ανθρώπινης φύσης αποκρυπτογραφήθηκαν, ο ιατρός έχει πλέον στη διάθεσή του πολύ αποτελεσματικά φάρμακα, εξαιρετικές διαγνωστικές και απεικονιστικές μεθόδους και η πρόσβαση σε οργανωμένο ιατρικό κέντρο είναι ευκολότερη από ποτέ. Η παράλληλη εδραίωση της ασφαλιστικής σιγουριάς έκανε τους πολίτες να νομίζουν ότι πλέον όλα τα προβλήματα μπορούν να αντιμετωπισθούν. Πράγματι η παιδική θνησιμότητα, οι λοιμώδεις και επιδημικές ασθένειες, οι περισσότερες συγγενείς διαμαρτίες, έχουν περιοριστεί στο ελάχιστο. Σωτήριες χειρουργικές επεμβάσεις έχουν καταστεί χειρισμοί ρουτίνας. Η μέση διάρκεια ζωής, σε έναν αιώνα, έχει διπλασιαστεί ενώ παράλληλα ενισχύθηκε και η εμπιστοσύνη προς την ιατρική επιστήμη. Ο άνθρωπος αισθάνεται βέβαιος και ασφαλής όσο ποτέ άλλοτε. Αυτή η σιγουριά, ότι δηλαδή μπορεί να αντιμετωπισθεί οτιδήποτε δυσάρεστο προκύψει, έκανε το σύγχρονο άνθρωπο αρκετά αδιάφορο σε θέματα διατροφής και σωστής φροντίδας. Επαφίεται στη βοήθεια της επιστήμης και στη βοήθεια των φαρμάκων και των παραφαρμάκων.

Το σφάλμα της σύγχρονης ιατρικής είναι ότι επέτρεψε να ξεκινήσει αυτό το λάθος και να λάβει τεράστιες διαστάσεις. Έτσι έφθασε στο σημείο ο ιατρός να ασχολείται κυρίως με τις ασθένειες, αντί να ασχολείται πρωτίστως με την υγεία.

Οι αδιαμφισβήτητες κατακτήσεις της ιατρικής, που έχουν άμεση σχέση με την σχετική μακροζωία στην εποχή μας, καλλιέργησαν την εντύπωση και την ελπίδα στο κοινό ότι η ιατρική μπορεί και επεμβαίνει και στη διαδικασία της γήρανσης. Η αλήθεια είναι ότι μπορεί και επεμβαίνει στις ασθένειες που εμφανίζονται συνεπεία της γήρανσης, πράγμα που είναι τελείως διαφορετικό. Παρ' όλα αυτά, χιλιάδες ιατροί σε όλο τον κόσμο ασχολούνται με τη λεγόμενη ιατρική της αντιγήρανσης.

Αυτό δε γίνεται μόνο στις μέρες μας. Σε κάποιο βαθμό, αισθητά μικρότερο (για τα δικά μας μέτρα) γινόταν ανέκαθεν. Παραδείγματος χάρη κατά το μεσαίωνα οι τότε ιατροί της Αγγλίας συνιστούσαν στους ηλικιωμένους άνδρες να συγχρωτίζονται με παρθένες, γιατί πίστευαν ότι έτσι επανέρχεται η νεότητά τους. Ο αέρας που εξέπνεαν οι παρθένες εισπνεόμενος εν συνεχεία από τους γέροντες ήταν το μυστικό που τους ανανέωνε. Δεν έχουμε περισσότερες πληροφορίες για τη θεραπεία αυτή, αν δηλαδή η εισπνοή γινόταν από πολύ κοντινή απόσταση ή αρκούσε η παρουσία του κοριτσιού στο ίδιο δωμάτιο. Επίσης δεν αναφέρεται πουθενά εάν ο αέρας ενός παρθένου αγοριού είχε την ίδια ευεργετική επίδραση σε μια γιαγιά.

Κάτι παραπλήσιο συνιστούσαν μερικοί ιατροί της αρχαίας Ελλάδας. Συνιστούσαν στους γέροντες που είχαν φρίκια (ρίγος) να ξαπλώνουν ανάμεσα σε δυο νέες οι οποίες θα τον ζέσταιναν και θα τον ανακούφιζαν. Δεν έχουμε πληροφορίες αν συνιστούσαν και στις γιαγιάδες κάτι αντίστοιχο.

Αιώνες πριν οι Ταοϊστές της Κίνας[46] και της Κορέας συνιστούσαν τα μανιτάρια της αθανασίας. Οι ίδιοι πίστευαν ότι η γήρανση οφειλόταν στην απώλεια βασικών ζωτικών χυμών και ένας από αυτούς ήταν το σπέρμα. Ανέπτυξαν λοιπόν μεθόδους και μυστικές τεχνικές ώστε να έρχονται σε οργασμό χωρίς εκσπερμάτωση.

Στην Ινδία οι Sadhus, οι ιεροί άνδρες της χώρας, πετυχαίνουν τη μακροζωία περιορίζοντας στο ελάχιστο δυνατόν την ημερήσια πρόσληψη τροφής. Οι άνθρωποι αυτοί είναι ιδιαίτερα αυστηροί αλλά και απλοί με το φαγητό τους.

Άλλοτε, πάλι σε αρχαίους τοπικούς πολιτισμούς, πίστευαν ότι έπρεπε με κάθε τρόπο να διατηρήσουν την εσωτερική σωματική υγρασία σταθερή. Αυτό όντως είναι σωστό και επιτυγχάνεται εύκολα με την πόση ικανής ποσότητας νερού ημερησίως. Εκείνοι όμως πίστευαν ότι εξασφάλιζαν τη σωματική τους ενυδάτωση παίρνοντας ουσίες που περιείχαν μαργαριτάρια και κοράλλια.

Εάν έρθουμε στα δικά μας χρόνια, δεν θα δούμε τα πράγματα πολύ αλλαγμένα. Σήμερα, οι *τεχνικές της νεανικής επαναφοράς εξελίχθηκαν σε επιστημονικές θεραπείες ή τουλάχιστον σε θεραπείες που εμφανίζονται ως επιστημονικές.*

Υπάρχει ένα βιβλίο με τίτλο *Η χαρά της τεμπελιάς!* Οι δύο συγγραφείς του είναι Γερμανόφωνοι και μας λένε ούτε λίγο ούτε πολύ ότι η οκνηρία είναι θεμελιώδης προϋπόθεση για μακροζωία. Συνιστούν ν' αποφεύγουμε την κούραση κάθε μορφής, καθώς και το στρες για να διατηρήσουμε τη ζωτικότητα που έχουμε όταν γεννιόμαστε.

Ένα άλλο, ακόμα πιο γνωστό βιβλίο, γραμμένο από το γαμπρό του Καρλ Μαρξ, έχει τον τίτλο *Το δικαίωμα στην τεμπελιά.* Μην πάει ο νους σας ότι ο Πωλ Λαφάργκ, ο συγγραφέας του βιβλίου, παροτρύνει τους εργάτες να εργάζονται λιγότερο σκληρά, ώστε να βλάψουν έτσι τους κεφαλαιοκράτες. Με πολύ ζέση ξεσηκώνει τους αναγνώστες του να το ρίξουν στην τεμπελιά και την απραξία, για λόγους βιολογικούς και να εγκαταλείψουν τις εργασίες τους.

Ακριβώς το αντίθετο έλεγε συχνά ο παππούς: *να μην βαριέστε, να μην βαριέστε,* παροτρύνοντάς μας να μην είμαστε οκνηροί.

Θα ήταν σοβαρή παράλειψη να έκλεινα το κεφάλαιο της αντιγηραντικής ιατρικής χωρίς να αναφερθώ σε γνωστή κλινική της Ελβετίας[47], την Clinique La Prairie (CLP), που βρίσκεται στο Clarens-Montreux.

Ο Ελβετός χειρουργός Dr. Paul Niehans (1872-1971) εισήγαγε

και εφάρμοσε μια δικής του επινοήσεως αντιγηραντική θεραπεία, *την κυτταρική ή θεραπεία ζωντανών κυττάρων.* Αυτή συνίσταται στην έγχυση μέσα στο γλουτό, με ένεση, ζώντων κυττάρων ληφθέντων από έμβρυα προβάτων. Σύμφωνα με τη θεωρία αυτή, ζώντα κύτταρα προερχόμενα από διάφορα όργανα εμβρύων, κύτταρα δηλαδή με υψηλή ζωτικότητα, μπορούν να επιδιορθώσουν τα φθαρμένα όργανα ενός ενηλίκου και τελικά να τα νεαροποιήσουν. Κάτι που επιδιώκει με τα διάσημα πλέον βλαστοκύτταρα. Η μέθοδος εφαρμόσθηκε για πρώτη φορά το 1930 στην συγκεκριμένη κλινική και είχε σημαντική απήχηση. Καλλιτέχνες, πολιτικοί, πολλοί επώνυμοι υπήρξαν πελάτες του ιατρού Niehans. Ο Winston Churchill, ο Conrad Adenauer, ο Charlie Chaplin ήταν από τους πρώτους που έτρεξαν στη κλινική. Ο Πάπας Pius XII το 1953 υπεβλήθη επίσης στην εν λόγω θεραπεία. Έμεινε μάλιστα τόσο ικανοποιημένος, ώστε ανακύρηξε τον ιατρό Niehans σε ακαδημαϊκό, στην Ακαδημία επιστημών του Βατικανού. Ο πάπας απεβίωσε το 1958.

Η κλινική CLP λειτουργεί ακόμη και στο *πακέτο αναζωογόνησης* συμπεριλαμβάνει ιατρικές εξετάσεις, λουτροθεραπεία και δύο ενέσεις από αυτά τα κύτταρα που τώρα τα ονομάζουν *CLP extracts.* Όπως ισχυρίζονται είναι κύτταρα απαλλαγμένα από ιούς, δεν είναι αλλεργιογόνα και περιέχουν υψηλές συγκεντρώσεις παραγόντων που δραστηριοποιούν τα γερασμένα κύτταρα. Μία εβδομάδα παραμονής στην εν λόγω κλινική κοστίζει περίπου 35.000 ευρώ.

Στις Ηνωμένες Πολιτείες, που είναι η χώρα που εκμεταλλεύεται τα πάντα, δεν λειτουργούν παρόμοιες κλινικές.

Η μακροζωία και κατ' επέκταση η αθανασία δεν αποτελεί την ανέφικτη επιθυμία του σύγχρονου μόνο ανθρώπου. Αποτελεί ανιχνεύσιμο στοιχείο κάθε πολιτισμού, κάθε χρονικής στιγμής του είδους μας. Οι μεγαλύτερες θρησκείες υπόσχονται, άλλες με τη μορφή της μετεμψύχωσης, άλλες με την μεταθανάτιο ζωή, την αθανασία.

Ο Χριστιανισμός με την παρηγορητική[48] και ταυτόχρονα απειλητική ανάσταση των νεκρών τι υπόσχεται μήπως;

Η επικρατούσα αντίληψη όμως του μέσου ανθρώπου, όπως αυτή αποτυπώνεται στα δημοτικά, αλλά και στα σύγχρονα τραγούδια, είναι αρκετά διαφορετική. Κανείς δεν μπορεί να παραπλανήσει τον Αγέλαστο (χάρο) και για να χαλαρώσει τα ασφυκτικά δεσμά του χρόνου ο άνθρωπος κάθε καταγωγής, εποχής ή θρησκείας επινόησε πολλούς τρόπους· ένας από αυτούς είναι η ιατρική της αντιγήρανσης. Σοφίστηκε δηλαδή μεθόδους, τεχνικές και προϊόντα που υπόσχονταν να υπερκεράσουν τα δεδομένα, χάρη στο αθάνατο νερό, χάρη σε κάποιο βότανο, χάρη σε κάποιο μαγικό φίλτρο ή χάρη στην ανθρώπινη αυξητική ορμόνη. Έξω όμως από αυτές τις παραμυθητικές επινοήσεις, η αρρώστια του χρόνου παραμένει αθεράπευτη. Κατά το συγγραφέα και δημοσιογράφο Παντελή Μπουκάλα, που ασχολήθηκε με το θέμα, *η πραγματική συνθήκη του ανθρώπου παραμένει αμετάβλητη. Εφήμεροι είμαστε* όπως είπε ο Πίνδαρος. *Όντα της στιγμής,* κατά τον Κ. Καβάφη.

Ο θεός Ποσειδών δώρισε στον εγγονό του Πτερέλαο μια χρυσή τρίχα. Η χρυσή αυτή τρίχα της κεφαλής του Πτερέλαου προσέδωσε σ' αυτόν σωματική δύναμη, στρατιωτική ισχύ και αθανασία. Όταν όμως η κόρη του Κομαιθώ ερωτεύθηκε τον Αμφιτρύωνα, το χειρότερο εχθρό του πατέρα της, έκοψε μερικές τρίχες από το κεφάλι του, ανάμεσα σ' αυτές και τη χρυσή. Μετά από αυτό ο παντοδύναμος και αθάνατος άνδρας έχασε τον πόλεμο, την πατρίδα του και την ίδια του τη ζωή.

Ο μύθος ταυτίζει μια επιθυμία τόσο ισχυρή που είναι η αθανασία με μια τρίχα, έστω χρυσή. Η πρόθεση του μύθου είναι διδακτική: πόσο εύκολα και πόσο γρήγορα χάνεται η ανθρώπινη ζωή και πόσο ανόητη και νηπιακή είναι η αναζήτηση μιας ζωής χωρίς τέλος.

Ο Σαμψών έχασε τη δύναμή του, όταν έχασε τα μαλλιά του. Αλλά και ο Νίσος, ο αδελφός του Αιγέα, όφειλε τη δύναμή του σε μια χρυσή τρίχα της κεφαλής του. Και πάλι η κόρη του η Σκύλλα, για χάρη του έρωτα, του την έκοψε και έχασε και αυτός τη δύναμή του και τη ζωή του, όταν ο Μίνωας κυρίεψε τα Μέγαρα.

Η ανθρώπινη προγονική συλλογική φωνή μας λέει σε όλους τους τόνους ότι δεν υπάρχει κανένα μυστικό ή μαγικό της αθανασίας και της μακροζωίας, πέρα από αυτά που η φύση προνόησε και έθεσε στην καθημερινή χρήση του ανθρώπου. Η ζωή κρεμόταν, κρέμεται και θα κρέμεται από μια τρίχα, έστω χρυσή, παρά τις υποσχέσεις της αντιγηραντικής ιατρικής.

Είναι όμως πράγματι τόσο αποκαρδιωτικά τα πράγματα; Δεν προβλέπεται τίποτε το ενθαρρυντικό έστω και μετά από τριάντα χρόνια; Η τεχνολογία και η επιστήμη καλπάζουν ιλιγγιωδώς. Σίγουρα στο μέλλον θ' αναπτυχθούν τεχνολογίες, που άλλες θα είναι *ημικαθοριστικές* και άλλες *αληθινά καθοριστικές* για την επιμήκυνση της ζωής.

Οι ημικαθοριστικές τεχνολογίες, που μερικές υπάρχουν από... χθες, αποτελούν πραγματικές προόδους, αλλά ούτε προλαμβάνουν ούτε θεραπεύουν μια νόσο για πάντα, ενώ έχουν υψηλό κόστος. Οι αληθινά καθοριστικές, με ασήμαντο κόστος, προλαμβάνουν και θεραπεύουν τη νόσο.

Ο «σιδηρούς πνεύμων», ο οποίος ανελάμβανε την αναπνοή για ανθρώπους παραλυμένους από τον ιό της πολιομυελίτιδας, αποτελούσε μια ημικαθοριστική τεχνολογική μέθοδο. Αντίθετα, το εμβόλιο κατά της πολιομυελίτιδας αποτέλεσε την αληθινά καθοριστική μέθοδο. Χάρη στα εμβόλια, με μικρό κόστος, πολλές ασθένειες που άλλοτε ήταν μάστιγες τώρα δεν τις θυμάται κανένας και η ζωή έχει επιμηκυνθεί.

Στις ημέρες μας η μεταμόσχευση ενός οργάνου, π.χ. ήπατος, είναι πλέον μέθοδος ημικαθοριστική. Έχει υψηλό κόστος και περιορισμένη διάρκεια. Η αναγέννηση του ήπατος από βλαστικά κύτταρα του ιδίου του οργανισμού θα έχει μεγαλύτερη διάρκεια, καλύτερη ποιότητα ζωής και, από ένα σημείο και μετά, χαμηλότερο κόστος. Αυτή είναι η αληθινά καθοριστική μέθοδος. Θα πρέπει όμως να περιμένουμε.

Τη διαφορά μεταξύ των δύο ανωτέρω τεχνολογιών τη διέκρινε για πρώτη φορά ο μεγάλος βιολόγος Lewis Thomas (1913-1993) και τη δημοσίευσε στο New England Journal of Medicine το 1971.

Για την ώρα, η ρήση του Γαληνού είναι η πιο κατάλληλη για να κλείσει το κεφάλαιο αυτό: *κωλύσαι μεν το γήρας αδύνατον, επισχείν δε το τάχος αυτού δυνατόν.* Δηλαδή, να εμποδίσεις το γήρας δεν μπορείς, μπορείς όμως να το επιβραδύνεις.

Στο χέρι σου είναι.

ΜΕΡΟΣ ΔΕΥΤΕΡΟ

Η βελτίωση
των βιολογικών μας πόρων

6

ΑΝΤΙΦΛΕΓΜΟΝΩΔΗΣ ΔΙΑΤΡΟΦΗ, Η ΑΛΗΘΙΝΗ ΑΝΤΙΓΗΡΑΝΣΗ

Πολλές ασθένειες έχουν ως απαρχή μια ενδογενή φλεγμονή.
Πόσο η διατροφή μπορεί να μετριάσει τις φλεγμονές αυτές και να
συμπιέσει την εμφάνιση σειράς ασθενειών; Η αντιφλεγμονώδης
διατροφή μπορεί. Είναι δίπλα μας, ας τη μάθουμε.

ΕΙΝΑΙ ΕΥΧΗΣ ΕΡΓΟ να προσπαθούμε να τρεφόμαστε υγιει-
νά, κυρίως όταν η κατάσταση της υγείας μας είναι καλή και
όταν είμαστε ακόμη νέοι. Όταν τύχει να μην είναι καλή, επιβάλ-
λεται κιόλας. Η καθημερινή έγνοια για σωστό φαγητό θα μας
εντάξει σε ένα σταθερό και ωφέλιμο διατροφικό πλαίσιο που με
τον καιρό θα γίνει τρόπος ζωής, θα γίνει ευχάριστο βίωμα.

Πού βρίσκεται όμως το όριο το οποίο χωρίζει την υγιή και συ-
νεπώς ορθή διατροφική συμπεριφορά από την πολλές φορές πα-
θολογική εμμονή στην κατανάλωση αποκλειστικά και μόνο υγι-
εινών τροφών; Πώς μπορούμε να ισορροπήσουμε ανάμεσα στη
στέρηση και στην απόλαυση, ανάμεσα στη βουλιμία και στην
ανορεξία; Ποιο είναι το άριστο μέτρο και κυρίως πώς δεν θα βρε-
θούμε χωρίς να το καταλάβουμε, στην κατάσταση που λέγεται
ορθορεξία;

Νευρική ορθορεξία (orthorexia nervosa) αποκαλείται[49] η έμμονη
προσκόλληση στα είδη υγιεινών τροφών. Τη συμπεριφορά αυτή,

που αποκλίνει από τη φυσιολογική, πρέπει οπωσδήποτε να αποφύγουμε γιατί δεν είναι υπέρ μας, γιατί πλήττει την ποιότητα της ζωής μας, απειλεί την οικογενειακή ισορροπία, τις κοινωνικές μας συναναστροφές και δεν μας ευεργετεί καθόλου.

Η ορθορεξία ως όρος χρησιμοποιήθηκε πρώτη φορά το 1997 από τον Αμερικανό ιατρό Steven Bratman. Σύμφωνα με τη θεωρία του, η στάση αυτή εμφανίζεται αρχικά «αθώα», απλώς ως μια επιθυμία των ανθρώπων να βελτιώσουν την υγεία τους και να προλάβουν την εμφάνιση σοβαρών ασθενειών. Ωστόσο σταδιακά, για να μπορέσουν οι ίδιοι να απαλλαγούν από τις «κακές» διατροφικές συνήθειες, αρχίζουν να αναπτύσσουν ένα αίσθημα ανωτερότητας απέναντι στους υπόλοιπους, που συνεχίζουν να μη «συμμορφώνονται» με τις αρχές της υγιεινής διατροφής. Με τον καιρό η ποιότητα του φαγητού, η ποσότητα και οι τυχόν συνέπειές του στην υγεία τους μετατρέπονται σχεδόν σε ψύχωση. Τελικά οι άνθρωποι αυτοί *καταλήγουν να ασχολούνται με τη διατροφή τους τον περισσότερο χρόνο της ζωής τους.* Δεν τρώνε έξω από το σπίτι τους ούτε μια μπουκιά, εμπιστεύονται μόνον ό,τι οι ίδιοι μαγειρεύουν και διαβιούν κατά κάποιο τρόπο ιδρυματική ζωή, με διατροφικό θεραπευτήριο το σπίτι τους.

Η ορθορεξία εγκυμονεί κινδύνους για την υγεία τους, αφού οι ορθορεξικοί πιστεύουν ότι η υγεία τους βασίζεται αποκλειστικά και μόνο στη σωστή (όπως την εννοούν αυτοί) διατροφή. Ωστόσο, όπως επισημαίνει ο Dr. S. Bratman, η ορθορεξία είναι βαρύ καθημερινό φορτίο, ασκεί μεγάλη ψυχολογική πίεση και περιθωριοποιεί τον άνθρωπο που τελικά μπορεί να οδηγηθεί στην κατάθλιψη.

Κατά την προσωπική μου άποψη, ο πυρήνας της διαταραχής είναι, η κατά τα άλλα ορθή αντίληψη, ότι όποιος δεν διαθέτει χρόνο για τη σωστή επιλογή και προετοιμασία της τροφής του, θα χρειαστεί, αργά ή γρήγορα, να βρει χρόνο για την αρρώστια και το θάνατο. Χάνει τα μέτρα και διαθέτει *όλο* του το χρόνο για τη διατροφή. Βαθμιαία περιορίζεται σε στενό φάσμα τροφών, που έχει την τάση να στενεύει κι άλλο, παίρνοντας εξτρεμιστική τροπή καθώς αντικειμενικά καλές τροφές μετατρέπονται, η μια μετά την άλλη, σε κακές και απορρίπτονται. Το διατροφολόγιο, όντας πλέον «υγιεινό» μόνο κατά την υποκειμενική γνώμη του ορθορεξικού, είναι στην πραγματικότητα ανεπαρκές και επομένως ανθυγιεινό.

Το Δεκέμβριο του 2003 καταγράφηκε ο πρώτος θάνατος που αποδόθηκε στην νευρική ορθορεξία. Πρόκειται για την κυρία Kate Finn, που ζούσε στις Ηνωμένες Πολιτείες. Ήταν 34 ετών και ζύγιζε 29 κιλά.

Το διαγνωστικό ερωτηματολόγιο[50] της νευρικής ορθορεξίας περιλαμβάνει τα εξής σημεία:

- Ξοδεύετε περισσότερες από τρεις ώρες καθημερινά για την υγιεινή διατροφή σας;
- Σχεδιάζετε από σήμερα το αυριανό φαγητό;
- Πιστεύετε ότι αυτό που τρώτε πρέπει να είναι πιο ενδιαφέρον από την ευχαρίστηση που παίρνετε όταν το τρώτε;
- Η ποιότητα της ζωής σας μειώνεται όταν αυξάνεται η ποιότητα των τροφών σας;
- Έχετε γίνει αυστηρότερος με τον εαυτό σας;
- Εκτιμάτε τον εαυτό σας επειδή σιτίζεται σωστά; Υποτιμάτε τους άλλους επειδή σιτίζονται λάθος;
- Αποφεύγετε φαγητά που σας ευχαρίστησαν κάποτε αντικαθιστώντας τα με άλλα «κατάλληλα»;
- Δυσκολεύστε να φάτε οπουδήποτε παρά μόνο στο σπίτι σας, παρ' ότι αυτό σας απομακρύνει από οικογένεια και φίλους;
- Αισθάνεστε ένοχοι, όταν εκτρέπεστε από τη διατροφή σας;
- Όταν τρώτε, έχετε το αίσθημα ότι ελέγχετε τον εαυτό σας;

Εμείς δεν επιδιώκουμε την ανάπτυξη τέτοιας συμπτωματολογίας και συμπεριφοράς σε καμία περίπτωση. Εμείς θέλουμε χαρακτήρες ανοιχτούς και κοινωνικούς, θέλουμε ανθρώπους που αντικατέστησαν μια κακή για την υγεία τους συνήθεια με μια άλλη κατάλληλη, που μια καλή συνήθεια την έκαναν ακόμη πιο καλή.

Εμείς θέλουμε ανθρώπους που συμμετέχουν στην παράδοση και στον πολιτισμό του τραπεζιού. Η ασκητική ζωή δεν είναι το ζητούμενο, ούτε η στερητική αντίληψη, ούτε η έμμονη προσκόλληση. Η όρεξη, ο χρόνος της ευχαρίστησης που κυλάει γύρω από ένα τραπέζι και μεταφέρει την ανθρώπινη ζεστασιά και τα συναισθήματα φιλίας, αυτό είναι το δικό μας ζητούμενο. Η ζωή είναι μια καλή τέχνη. Στην Ελλάδα έχουμε μια πανέμορφη και σπουδαία λέξη, τη λέξη *παρέα*. Το φαγητό δεν είναι είδος θεραπείας, είναι ευχαρίστηση. Στους μεσογειακούς λαούς εξάλλου το φαγητό και οι δραστηριότητες γύρω από αυτό αποτελούν ισχυρό κοινωνικό και οικογενειακό δεσμό. Το να τρώνε οι άνθρωποι μαζί και να μοιράζονται την ευχαρίστηση του φαγητού είναι σημάδι υγιούς κοινωνίας. *Όταν δεν θα υπάρχει πια καλό φαγητό στον κόσμο, δεν θα έχουμε λογοτεχνία ούτε φιλικές συγκεντρώσεις ούτε αρμονία στις κοινωνικές μας σχέσεις.* Πολύ σωστά. Αυτή είναι η πνευματική διαθήκη του Antonen Karem (1784-1833), του σεφ των βασιλέων και του βασιλέως των σεφ.

Ποιο είναι όμως σήμερα το καλό φαγητό βασιλιά μου; Είναι μήπως το νόστιμο, είναι το ακριβό, είναι το εξωτικό, είναι το σπιτικό, είναι το γρήγορο; Είναι μήπως το πολύπλοκο ή αντίθετα το απλό; Είναι αυτό που όλοι ονομάζουν γενικώς και αορίστως «υγιεινό» *και* «ισορροπημένο» αλλά πού δεν ξέρουν τι ακριβώς είναι, και δεν μπορούν να το βρουν στην εποχή μας σχεδόν πουθενά; Ποιο τέλος πάντων είναι το καλό φαγητό στην εποχή μας;

Καλό είναι αυτό που έτρωγαν[51] *οι Κρητικοί πριν από 50 χρόνια,* είπε, όταν ήρθε στην Αθήνα, ο καθηγητής του Harvard Dr. Walter Willett, ο επονομαζόμενος γκουρού της σωστής διατροφής. Ναι, έτρωγαν ό,τι έτρωγαν οι Κρητικοί πριν από 50 χρόνια, αλλά ανέβαιναν και στον Ψηλορείτη περπατώντας. Τώρα ότι και να φάνε δεν είναι το ίδιο. Τώρα ανεβαίνουν εκεί με όχημα που έχει υδραυλικό τιμόνι και αυτόματο κλιματισμό με φίλτρο καμπίνας.

Καλό είναι αυτό που έτρωγαν οι Σικελοί πριν 50 χρόνια, υποθέτω να λέει, όταν επισκέπτεται την Ιταλία, κάθε διατροφολόγος.

Καλό είναι αυτό που έτρωγαν οι ντόπιοι πριν 50 χρόνια, φαντάζομαι να λέει, όταν πηγαίνει στην Ιαπωνία.

Τι σχέση έχει η Κρητική κουζίνα με τη Γιαπωνέζικη; Φαινομενικά απολύτως καμία. Η μία χώρα είναι μακρινή και ξένη προς την άλλη. Το κοινό τους χαρακτηριστικό είναι ότι η κάθε μια χρησιμοποιεί αγνά υλικά που παράγει ο τόπος, υλικά που έγραψαν με το χρόνο τις διατροφικές σημειώσεις στα κύτταρα των τοπικών λαών. *Οι άνθρωποι δηλαδή εξελίχθηκαν σύμφωνα με αυτά που εύρισκαν γύρω τους να φάνε, οι άνθρωποι γεννήθηκαν στο μέρος που γεννούσε και την τροφή τους.*

Οι τάρανδοι τρέφονται με λειχήνες, οι αγελάδες με τριφύλλι. Οι βεδουίνοι με χουρμάδες και οι Λάπωνες με κρέας ταράνδου. Οι Inuit τρέφονται με κρέας (λίπος) φώκιας και φάλαινας. Όλοι τρέφονται σωστά, τρέφονται σύμφωνα με τους προαιώνιους κώδικες που φέρει η βιολογία τους. Το πρόβλημα θα ανακύψει, μακροπρόθεσμα, όταν ο βεδουίνος αντικαταστήσει τους χουρμάδες με λίπος φώκιας.

Αρρωσταίνει ο σύγχρονος άνθρωπος, ειδικά ο νέος και εκδηλώνει τις ίδιες ασθένειες όπου και αν ζει. Τρώει ή καλύτερα καταναλώνει τα ίδια σκουπίδια, σε καταστήματα που έχουν, όπου γης, την ίδια πινακίδα, το ίδιο όνομα και την ίδια συνταγή. Δηλαδή, πατάτες τηγανητές με γεύση χαρτόκουτου τηγανισμένου σε φοινικέλαιο, κιμά ζυμωμένο με μεταλλαγμένη σόγια, τρανς λιπαρά παντού ακόμη και στα κορν φλέικς. Αλάτι και ζάχαρη με την οκά. Αντί για νερό πίνει με καλαμάκι ένα χρωματισμένο ζαχαρούχο και αεριούχο διάλυμα που περιέχει δέκα τουλάχιστον διαφορετικές ουσίες, όλες άχρηστες αλλά… αβλαβείς. Ας μη λησμονούμε βέβαια ότι το πρώτο του γάλα παρασκευάστηκε σε κάποια ανοξείδωτη δεξαμενή εργοστασίου και το γεύθηκε μέσα από θήλαστρο σιλικόνης. Τι διατροφικά βιώματα θα έχει αυτό το παιδί κατά την παιδική και εφηβική του περίοδο, προτού δηλαδή μεγαλώσει και πάρει τη ζωή στα χέρια του; Αλλά και αργότερα, πόσο θα μπορέσει να αντισταθεί και να περιφρουρήσει την υγεία του; Θα έχει διατηρήσει κάποια παλιά αμυδρή ανάμνηση από αυτό που λέγεται *διατροφή για ανθρώπους;* Κι αν έχει, θα μπορέσει να την ανακαλέσει και να επιστρέψει πίσω ή θα συνεχίσει την περιστροφή του στην τροχιά που έθεσε η διαφήμιση και ο μοντέρνος, παγκόσμιος πλέον, πολιτισμός;

Πολύ φοβάμαι ότι ελάχιστοι είναι αυτοί που θα βρουν το δρόμο να επιστρέψουν. Θα είναι αυτοί που τώρα έχουν την υποψία ότι κάτι δεν πάει καλά, κάτι συμβαίνει. Η πλειοψηφία, έχοντας υποστεί λοβοτομή, θα συνεχίσει την πορεία της, αποκομμένη τελείως από τη φυσική της ιστορία, από τη διατροφική της καταγωγή. Θα ζει σε μιαν άλλη πραγματικότητα, εικονική, δομημένη από τα μηνύματα των διαφημίσεων, από τις πολύχρωμες ρεκλάμες και από τις υποσχέσεις που περιέχουν τα κάθε λογής μπουκαλάκια. Θα ζει με την πεποίθηση ότι όποιο κακό και αν συμβεί, ό,τι και αν πάει στραβά θα αφορά σε κάποιους άλλους.

Γιατί λέω *θα;* Ήδη έρευνα του Διαβητολογικού Κέντρου του Τζανείου Νοσοκομείου Αθηνών έδειξε ότι η συντριπτική πλειονότητα των εφήβων των πόλεων διατρέφεται κυρίως με ταχυτροφές, φάστ φούντ. Μάλιστα το 20% των νέων δεν τρώει ποτέ κανένα γεύμα στο σπίτι, αλλά χορταίνει με πρόχειρο φαγητό αγορασμένο από ταχυφαγεία!

Τρώει τροφές πλούσιες σε θερμίδες και φτωχές σε σίδηρο, ασβέστιο και ίνες. Υποσκάπτει το μέλλον του. Χτίζει μια σαθρή υγεία.

Από το 1984 μέχρι το 2000 υπήρξε αύξηση της κατανάλωσης πρόχειρου φαγητού κατά 956%! Οι περισσότεροι από τους καταναλωτές αυτούς, ειδικά οι συστηματικοί, κοιμούνται ήδη αγκαλιά με μια βραδυφλεγή βόμβα.

Στη κατανάλωση ταχυτροφών[52], σύμφωνα με την Δρ Εύη Διαμάντη της Ιατρικής Σχολής του Πανεπιστημίου Αθηνών, αποδίδονται οι *γλυκοτοξίνες* (είναι τα AGEs, διεθνώς), που ανιχνεύονται στο αίμα των νέων. Παλαιότερα οι γλυκοτοξίνες ανιχνεύονταν μόνο στο αίμα των διαβητικών. Τώρα ανιχνεύονται σε όλες τις ηλικίες, ακόμη και σε πολύ νέες. Οι γλυκοτοξίνες δημιουργούν μέσα στον οργανισμό αυτών των νέων μια χρόνια φλεγμονώδη κατάσταση που είναι το γόνιμο έδαφος για... γεροντικές ασθένειες.

Ο δύστυχος σημερινός, μα κυρίως ο αυριανός άνθρωπος θα έχει χάσει για τα καλά τα αυτονόητα και θα αποτελεί χωρίς να το καταλάβει ασήμαντο μέλος της τεράστιας θεραπευτικής κοινότητας, όπου θα ανήκουν όλοι και όπου οι σύγχρονοι λειτουργοί και αρχιλειτουργοί των επαγγελμάτων υγείας θα τον κατηχούν. Θα πρέπει να τηρεί άκαμπτους κανόνες για τη σωτηρία του σώματος, πιο αυστηρούς από τους κανόνες για τη σωτηρία της ψυχής. Ο αυριανός ανθρωπάκος δεν θα γνωρίζει καν τι είναι το μπρόκολο ή τα φασόλια γιατί θα καλλιεργούνται για φαρμακευτική χρήση, για να γίνουν δισκία. Θα τρέφεται με Big Mac και τα παρόμοια και θα γνωρίζει τουλάχιστον δέκα σκευάσματα με συμπληρώματα των ελλειμμάτων της διατροφής του. Ο αυριανός; Γιατί ο σημερινός τι κάνει; Το αύριο ήδη κατέφθασε.

Έχω μπροστά μου μια ολοσέλιδη διαφήμιση[53] ενός προϊόντος. Σύμφωνα με την εταιρία που τα διακινεί, ανήκει στην *κατηγορία των βιταμινούχων για παιδιά! Περιέχει 23 βιταμίνες και μέταλλα μαζί με τις πολύτιμες, όπως λέει, για το παιδί υγιεινές τροφές όπως σπανάκι, μπρόκολο, μήλο, καρώτο, σπιρουλίνα, ανανά...*

Γιατί κύριοι; Δεν μπορεί να μάθει το παιδί να τρώει μήλο και σπανάκι; Ας μη φάει ποτέ σπιρουλίνα! Δεν είναι προτιμότερο αυτό; Πώς αργότερα θα αποφύγει το ταχυφαγείο; Πρέπει να ταυτίσει το σπανάκι και το μήλο με το μπουκαλάκι; Και τι ποσότητα από όλα αυτά περιέχει το μπουκαλάκι σας; Πόσες ίνες χωράει μια μεζούρα από το σιρόπι σας; Πού θα βρει τις υπόλοιπες; Η επόμενη διαφήμιση, άλλης εταιρίας, μας λέει πού θα τις βρει. Στο άλλο χρήσιμο για το παιδί σιρόπι, αυτό που περιέχει ίνες! Τρελαθήκαμε τελείως...

Λοιπόν, ποια είναι η σωστή ανθρώπινη διατροφή για τον πολίτη του σήμερα; Αν ρωτήσετε ακόμη και επαγγελματίες υγείας θα σας απαντήσουν με τις ίδιες τετριμμένες, χιλιοειπωμένες λέξεις: *η ισορροπημένη, η... υγιεινή, η πλήρης, η φυσική, η μεσογειακή, η σπιτική.* Δηλαδή το κλασικό «φρούτα και λαχανικά». Πέραν τούτου ουδέν το συγκεκριμένο. Ο κόσμος το ακούει αλλά εξακολουθεί να παχαίνει...

Γέμισαν τα ράφια των καταστημάτων με διατροφικά σκουπίδια μέσα σε συσκευασίες πολυτελείς, πιο ακριβές από το ίδιο το περιεχόμενο. Ο κόσμος βρίσκεται σε πλήρη σύγχυση, *μεταπηδά από τη μια δίαιτα στην άλλη* και η οργανωμένη ιατρική κοινότητα, που υποτίθεται προηγείται της εποχής της και δείχνει το δρόμο, συμμετέχει ή σιωπά από συνενοχή. Πού είναι οι θεματοφύλακες, οι υπερασπιστές της δημόσιας υγείας; Ασχολούνται πλέον με τις ασθένειες, είναι διαχειριστές της ανθρώπινης αρρώστιας και ενίοτε της ανθρώπινης ματαιοδοξίας. *Ασχολούνται με τα πάσης φύσεως σύνδρομα και αποφεύγουν ή παραμελούν να ασχοληθούν συστηματικά και αποτελεσματικά με το χειρότερο, το πιο επικίνδυνο, το πιο κακόηθες σύνδρομο που είναι η δημόσια κακή διατροφή, ειδικά των νέων.* Και ενώ έχει εντοπιστεί η αιτία του κακού, αφήνεται ανεξέλεγκτη. Κατά τον Dr. Andrew Weil, *οι επιστήμονες της υγείας δεν βοηθούν πολύ γιατί η εκπαίδευσή τους στη διατροφή, αν υπάρχει κάποια, είναι ανεπαρκής.* Ο συγκεκριμένος επιστήμων έχει προσωπική εικόνα διότι διδάσκει σε ιατρούς.

Όντως οι ιατρικές επιθεωρήσεις βρίθουν από δημοσιευμένα πορίσματα μελετών για τη διατροφή, που όμως δεν περνούν στα πανεπιστημιακά εγχειρίδια και έτσι οι νέοι ιατροί μας δεν τα διδάσκονται ποτέ. Παραμένουν κι αυτές, όπως και τόσες άλλες, βαλσαμωμένες ακαδημαϊκές γνώσεις, μούμιες επιστημονικές, πνευματικά απολιθώματα. Όσοι (λίγοι) αργότερα από δική τους πρωτοβουλία εντρυφήσουν σε θέματα διατροφικά αποκτούν όντως μερικές γνώσεις, που δεν έχουν συνήθως την αρτιότητα των συστηματικών σπουδών. Τα πιο πολλά βιβλία που κυκλοφορούν και αφορούν στη διατροφή είναι ξεπερασμένα. Περιέχουν είτε ύμνους για τις βιταμίνες και τα ιχνοστοιχεία, είτε δίαιτες αδυνατίσματος. Ούτε αυτά λειτουργούν, έστω υποτυπωδώς, γιατί το όποιο αδυνάτισμα είναι πρόσκαιρο και δυστυχώς κρατά λίγο.

Δεν γίνεται από κανένα φορέα καμία αξιόλογη προσπάθεια που να εστιάζει, με επιμονή, στην αλλαγή των κακών διατροφικών συνηθειών με καλές. Δεν εφαρμόζεται καμία στρατηγική που θα δημιουργήσει σωστά *βιωματικά πρότυπα διατροφής* για όλους τους πολίτες. Ο τεχνικός πολιτισμός κατέπνιξε την πνευματική καλλιέργεια. Μια ελίτ τεχνοκρατών φίμωσε όλες τις φωνές των πνευματικών ανθρώπων, των πρωτοπόρων ιατρών, όλων όσων βλέπουν μακριά και μείναμε χωρίς πυξίδα, χωρίς κοινωνικά αντανακλαστικά. Έτσι κτίζονται νοσοκομεία και μετά άλλα νοσοκομεία για να νοσηλεύονται οι ασθενείς του πολιτισμού της αυτοκίνησης, της καρέκλας, του πληκτρολογίου και των ταχυφαγείων και να πεθαίνουν τελικά από γεροντικές ασθένειες σε κάθε ηλικία και σύμφωνα με όλους τους κανόνες της επιστήμης. Κτίζονται συνεχώς νέα νοσοκομεία. Σε λίγο ο αριθμός τους θα ξεπεράσει τον αριθμό των εκκλησιών, προς μεγάλη ικανοποίηση των αρχιερέων της νέας κοπής.

Όσα νοσοκομεία και να κτιστούν, με τέτοιο δημόσιο διατροφικό ιστορικό, θα είναι λίγα. Η υγεία ενός έθνους εξαρτάται περισσότερο από τη διατροφή του και λιγότερο από τα νοσοκομεία του.

α. Μια αναγκαία επανάληψη

Είπαμε στα προηγούμενα κεφάλαια ότι σχεδόν όλες οι χρόνιες ασθένειες της ηλικίας, αυτές δηλαδή που εμφανίζονται παράλληλα με τα γηρατειά, έχουν ως μακρινή αφετηρία, ως απαρχή, μια ανεπαίσθητη κυτταρική φλεγμονή.

Είπαμε ότι οι ελεύθερες ρίζες και τα προϊόντα της μη ενζυματικής γλυκοζυλίωσης (τα γνωστά μας πλέον παράγωγα της καραμελοποίησης, τα AGEs και οι cross-linked πρωτεΐνες) δημιουργούν τις λανθασμένες και ανεπιθύμητες φλεγμονές.

Κατανοήσαμε τη γένεση της φλεγμονής και το ρόλο της στην υγεία και στις ασθένειες. Απαριθμήσαμε τις συνηθέστερες ασθένειες και υποψιασθήκαμε ήδη ότι η διατροφή παίζει σημαντικό ρόλο.

Υπάρχει λοιπόν κάποια διατροφή η οποία αν εφαρμοστεί θα περιορίσει τις ανεπιθύμητες φλεγμονές και θα βελτιώσει την υγεία;

Υπάρχει κάποια διατροφή η οποία μπορεί να αποτρέψει την εμφάνιση των ασθενειών οι οποίες έχουν σχέση με την ηλικία ή που μπορεί να επιβραδύνει την εμφάνιση τους ή ακόμα, αν τυχόν εμφανιστούν, να έχουν μια ηπιότερη διαδρομή, μια σταθερότητα;

Υπάρχει! Είναι η *Αντιφλεγμονώδης Διατροφή.*

Δεν πρόκειται για δίαιτα αδυνατίσματος[54], *δεν πρόκειται για πρόγραμμα περιορισμένου χρόνου. Πρόκειται για απλή διαδικασία που δεν απαιτεί υποδείξεις ειδικών. Πρόκειται στην πραγματικότητα για ένα τρόπο ζωής, για μια μέθοδο επιλογής και προετοιμασίας της τροφής μας, που βασίζεται στην επιστημονική γνώση ότι υπάρχουν τροφές οι οποίες βοηθούν το σώμα να αντισταθεί και να προσαρμοστεί στις αλλαγές που φέρνει ο χρόνος.* Αποσκοπεί δε πρώτιστα στη συμπίεση και τον περιορισμό της νοσηρότητας και λιγότερο στην επέκταση της ζωής, η οποία έτσι κι αλλιώς είναι αναμενόμενη.

Θα επιμείνω λίγο ακόμη, με την ανοχή σας, στη διαδικασία εκείνη η οποία ονομάζεται φλεγμονή και που είναι μια κατάσταση διπλής όψης. Η πιο γνωστή σε μας φλεγμονή είναι το έγκαυμα του δέρματος που παθαίνουμε το καλοκαίρι στη θάλασσα. Από τη μια είναι η κακή της όψη η οποία γίνεται αισθητή μέσω των τεσσάρων κλασικών ευρημάτων όπως *η ερυθρότητα, η θερμότητα, το οίδημα και ο πόνος.* Από την άλλη είναι η καλή της όψη, αυτή *που κινητοποιεί το ανοσοποιητικό μας σύστημα να προστρέξει και να προσφέρει αμυντική υποστήριξη στην πάσχουσα ζώνη.* Η *ερυθρότητα και η θερμότητα οφείλονται στην αυξημένη εισροή αίματος στην περιοχή. Το οίδημα προέρχεται από τις αλλαγές στο τοίχωμα των μικρών αγγείων του αίματος που επιτρέπουν στο πλάσμα να διαπεράσει, να φθάσει στους ιστούς και να τους εμποτίσει. Ο πόνος, τέλος, προκαλείται από την απελευθέρωση ουσιών-αγγελιοφόρων από το ανοσοποιητικό σύστημα που έχουν σκοπό να οδηγήσουν τα αμυντικά στοιχεία του συστήματος στην πάσχουσα περιοχή.*

Η εγκατάσταση της φλεγμονής είναι η αισθητή, η ορατή απόδειξη της προσπάθειας των επουλωτικών συστημάτων του οργανισμού για αποκατάσταση. Σηματοδοτεί την άφιξη θρεπτικών και επουλωτικών ουσιών σε μια περιοχή που τα έχει ανάγκη. Στην πραγματικότητα τα συμπτώματα της φλεγμονής θα πρέπει να είναι καλοδεχούμενα ως ωφέλιμα. Γεννάται λοιπόν το εύλογο ερώτημα: τότε γιατί λαμβάνουμε αντιφλεγμονώδη φάρμακα, και για ποιο λόγο ομιλούμε αυτή τη στιγμή για *Αντιφλεγμονώδη Διατροφή;* Η απάντηση είναι εύκολη, έχει ήδη δοθεί αλλά επαναλαμβάνεται, διότι αποτελεί το κλειδί για την κατανόηση της αντιφλεγμονώδους διατροφής.

Υπάρχουν λοιπόν οι φυσιολογικές φλεγμονές και οι λανθασμένες, κατά τον γνωστό μας πλέον Nick Lane. Οι φυσιολογικές εκδηλώνονται ως αμυντική αντίδραση σε εξωγενείς βλαπτικούς παράγοντες, είναι τοπικές, προσωρινές και διαρκούν όσο διαρκεί η αντιμετώπιση του εχθρού. Οι λανθασμένες είναι αυτές που προκαλούνται από τις ελεύθερες ρίζες και από τα προϊόντα της καραμελοποίησης, τα AGEs, είναι μόνιμες, επεκτείνονται σε χρόνο και σε χώρο και κινητοποιούν το ανοσοποιητικό σύστημα χωρίς εμφανή λόγο. Τότε το σύστημα επιτίθεται στο ίδιο μας το σώμα. Η ρευματοειδής αρθρίτιδα, ο συστηματικός ερυθηματώδης λύκος είναι δυο από τα πολλά επακόλουθα.

Το ανοσοποιητικό σύστημα επιτίθεται στο ήπαρ, στον εγκέφαλο, στο μυικό σύστημα, στο δέρμα. Επιτίθεται σε πολλά όργανα και έτσι προκαλείται η πολλαπλή σκλήρυνση, το ευερέθιστο κόλον, και πιθανόν το άσθμα.

β. Χοληστερόλη, η αλήθεια και το ψέμα

Το προφίλ των λιπιδίων του ορού αφορά κυρίως στη χοληστερόλη, μία κηρώδη, βαριά ουσία, η οποία απαντάται σε πολλά ζωικά τρόφιμα (κρέας, ολικά γαλακτοκομικά, κρόκος των αυγών) και η οποία συντίθεται επίσης στο ήπαρ. Η χοληστερόλη, χημικώς, είναι ένα λιπίδιο με στεροειδή πυρήνα.

Η χοληστερόλη επιτελεί σημαντικές λειτουργίες στο σώμα. Δεν είναι μόνο βλαπτική όπως, κακώς, πιστεύουμε. Έχει και άλλες πλευρές που είναι ζωτικές και απαραίτητες.

Η χοληστερόλη χρησιμεύει ως πρώτη ύλη για την έναρξη της σύνθεσης σημαντικών ορμονών όπως τα *οιστρογόνα,* η *τεστοστερόνη* και η *κορτιζόνη* που ρυθμίζει το μεταβολισμό.

Από τη χοληστερόλη το ήπαρ συνθέτει τα χολικά οξέα το κυριότερο συστατικό της χολής. Η χολή, που χύνεται στην αρχή του λεπτού εντέρου, τεμαχίζει, διασπά τα λίπη των τροφών μας σε μικρά σφαιρίδια και τα προετοιμάζει για την πλήρη πέψη και απορρόφηση.

Η χοληστερόλη είναι επίσης το κύριο συστατικό των εκκρίσεων των σμηγματογόνων αδένων του δέρματος. Οι εκκρίσεις αυτές, που κάνουν το δέρμα να φαίνεται λιπαρό και λαδωμένο, το προστατεύουν από την αφυδάτωση και από τους περιβαλλοντικούς ερεθισμούς, που στις μέρες μας ευημερούν.

Η χοληστερόλη των κυττάρων του δέρματος συμμετέχει στη σύνθεση, από το δέρμα, της βιταμίνης D. Όταν το υπεριώδες-B (UVB) φως συναντά το δέρμα, μετατρέπει μια συνδεδεμένη με τη χοληστερόλη ουσία σε μια πρόδρομη μορφή της βιταμίνης, η οποία έπειτα από πολλά μεταβολικά βήματα μετατρέπεται σε βιταμίνη D.

Σε κυτταρικό επίπεδο η χοληστερόλη είναι απολύτως απαραίτητη ως *τροποποιητής* της δομής των κυτταρικών μεμβρανών. Οι κυτταρικές μεμβράνες δομούνται κυρίως από λιπίδια. Τα ακόρεστα λιπαρά οξέα κάνουν τις μεμβράνες πιο εύκαμπτες, ενώ τα κορεσμένα τις κάνουν πιο σκληρές και άκαμπτες. Με τον καιρό παρεκκλίσεις στην ποιότητα των προσλαμβανομένων, με τις τροφές, λιπών δημιουργούν προβλήματα στις κυτταρικές μεμβράνες και στενεύουν τα περιθώρια της καλής υγείας. Το σώμα χρησιμοποιεί τη χοληστερόλη για να ισοφαρίσει αυτές τις παρεκκλίσεις. Προσθέτει χοληστερόλη στις μεμβράνες που είναι μαλακές για να τις σκληρύνει λίγο, ενώ αφαιρεί από τις σκληρές για να τις μαλακώσει. Η παρεξηγημένη αυτή χημική ένωση, επομένως, βρίσκεται σε διάφορα ποσοστά σε όλες σχεδόν τις ζωικές μεμβράνες.

Το 25% της συνολικής χοληστερόλης του οργανισμού περιέχεται στον εγκέφαλο. Η μεγαλύτερη ποσότητα της χοληστερόλης βρίσκεται στα έλυτρα της μυελίνης που περιβάλλει τους νευράξονες. Η χοληστερόλη αυτή προστατεύει τους νευρώνες και διευκολύνει την ταχεία διαβίβαση των ηλεκτρικών ώσεων οι οποίες ελέγχουν τη σκέψη, την κινητικότητα και την αισθητικότητα. Επειδή ο αιματοεγκεφαλικός φραγμός αποτρέπει τα εγκεφαλικά κύτταρα να προσλαμβάνουν χοληστερόλη από το αίμα, ο εγκέφαλος παράγει δική του χοληστερόλη.

Η χοληστερόλη του εγκεφάλου είναι πολύ πιο σταθερή από εκείνη των υπολοίπων οργάνων και όταν διασπάται ανακυκλώνεται με παραγωγή νέας χοληστερόλης μέσα στον εγκέφαλο.

Είδαμε λοιπόν ότι η χοληστερόλη είναι χρήσιμη με πολλούς τρόπους. Γιατί λοιπόν έχει τόσο κακό όνομα; Γιατί τη δείχνουν όλα τα δάχτυλα;

Έχει κακό όνομα, διότι η ουσία αυτή αποτελεί το κύριο συστατικό των *αθηρωματικών πλακών* ή αλλιώς *αρτηριακών πλακών,* οι οποίες είναι η αιτία της αρτηριοσκλήρωσης, που οδηγεί σε στένωση, που οδηγεί σε εμφράγματα, σε εγκεφαλικά καθώς και σε άλλα σοβαρά συμβάματα από το κυκλοφορικό. Δεν υπάρχει αμφιβολία ότι η αρτηριοσκλήρωση είναι παθολογική, παρά το ότι η χοληστερόλη είναι σε άλλα σημεία χρήσιμη. *Η διαταραχή της σύνθεσης, της διαχείρισης αλλά και της μεταφοράς της χοληστερόλης προκαλεί ασθένειες.* Οι ασθένειες αυτές έχουν να κάνουν με τη διατροφή και γενικά με τον τρόπο ζωής κατά τα γνωστά. Είμαστε τόσο γερασμένοι, όσο γέρικες είναι οι αρτηρίες μας. Οι αρτηρίες μας γερνάν από την εναπόθεση χοληστερόλης και από το κάπνισμα. Η καθιστική ζωή συμμετέχει ισότιμα.

Είπαμε προηγουμένως ότι το ήπαρ συνθέτει χοληστερόλη. Είπαμε, επίσης, ότι τα επινεφρίδια, οι ωοθήκες και οι όρχεις την χρησιμοποιούν ως υλικό έναρξης της σύνθεσης των ορμονών τους. Στην πραγματικότητα όλα τα κύτταρα συνθέτουν ένα μικρό ποσό χοληστερόλης για τις ανάγκες των μεμβρανών τους. Στη διαδικασία αυτή ο οργανισμός χρησιμοποιεί λιπαρά οξέα. Τα κορεσμένα (ζωικά) λίπη είναι η κύρια πηγή. Αλλά και η καύση των υδατανθράκων (γλυκόζη) επίσης παράγει κορεσμένα λιπαρά οξέα, ως ενδιάμεσα προϊόντα του μεταβολισμού, πριν το καύσιμο μετασχηματισθεί σε ενέργεια, διοξείδιο του άνθρακα και νερό. Η χοληστερόλη, επομένως, είναι ενδιάμεσο μεταβολικό προϊόν. *Έτσι λοιπόν τρόφιμα πλούσια σε κορεσμένα λίπη αλλά και σε υδατάνθρακες με υψηλό γλυκαιμικό δείκτη δίνουν στον οργανισμό μας την πρώτη ύλη για τη σύνθεση μεγάλων ποσοτήτων χοληστερόλης.* Ο μεταβολισμός, αργός ή όχι, έχει να κάνει, επίσης, με τη σύνθεση λιγότερης ή περισσότερης χοληστερόλης. Έτσι εξηγείται πως μερικοί άνθρωποι που τρώνε ακατάστατα έχουν χαμηλή χοληστερόλη, ενώ άλλοι που είναι πιο προσεκτικοί έχουν αυξημένη. Ένα μικρό ποσοστό χοληστερόλης είπαμε ότι το παίρνουμε από τις ζωικές τροφές, αλλά το ποσό αυτό στην πράξη δεν έχει καμιά συμμετοχή στα επίπεδα της ουσίας στον ορό. Ο οργανισμός λοιπόν δεν στηρίζεται στη διατροφή για να προμηθευτεί χοληστερόλη, αλλά τη συνθέτει ο ίδιος. Τη συνθέτει γιατί είναι ζωτικής σημασίας.

Παλαιότερα πιστεύαμε ότι η αθηρωμάτωση των αγγείων, συμπεριλαμβανομένων και των στεφανιαίων αγγείων της καρδιάς, ήταν απλώς η αθροιστική επικόλληση της περίσσειας της κακής χοληστερόλης, στο τοίχωμα αυτών και τίποτε περισσότερο. Όμως στην πραγματικότητα η νόσος είναι πιο περίπλοκη.

Σήμερα γνωρίζουμε ότι μέρος της κακής, LDL, χοληστερόλης του ορού, που έχει χαμηλό μοριακό βάρος, διαπερνά το ενδοθήλιο της αρτηρίας και εισέρχεται στο τοίχωμά της. Επικάθεται συγκεκριμένα ανάμεσα στο ενδοθήλιο και το μέσο (μυικό) χιτώνα του αγγείου. Πηγαίνει εκεί για καλό σκοπό. Επειδή ο μυικός χιτώνας των αρτηριών, σχεδόν από την ημέρα της γέννησης, υφίσταται την βλαπτική επίδραση των AGEs, που αντικαθιστούν μερικές από τις φυσιολογικές πρωτεΐνες του και κατά συνέπεια φλεγμαίνει, έστω ανεπαίσθητα, έρχεται η LDL χοληστερόλη και παρεμβάλλεται ανάμεσα στο μυικό χιτώνα και το ενδοθήλιο της αρτηρίας, μπαίνει δηλαδή ως μονωτικό υλικό ανάμεσα στη φλεγμονή και το ενδοθήλιο, με σκοπό να το απομονώσει από τη φλεγμονή και κατά συνέπεια να προστατεύσει το αίμα από περιπέτειες. Για τη «μόνωση» αυτή απαιτείται ποσότητα χοληστερόλης ανάλογη προς την υποκείμενη φλεγμονή. Όση περισσεύει απομακρύνεται από την καλή, την HDL, χοληστερόλη, που είναι υψηλού μοριακού βάρους. Η χοληστερόλη που απομακρύνεται μεταφέρεται στο ήπαρ και εκεί μεταβολίζεται μετατρεπόμενη σε χολικά οξέα.

Τι γίνεται όμως η χοληστερόλη που παρέμεινε εγκλωβισμένη κάτω από το ενδοθήλιο; Τι εξέλιξη έχει;

Η χοληστερόλη ευρισκόμενη ανάμεσα στο μυικό χιτώνα και στο ενδοθήλιο της αρτηρίας ουσιαστικά διασπά τη συνοχή του τοιχώματος του αγγείου και αυτό εκλαμβάνεται από το αγγείο σαν τραυματισμός, σαν βλάβη. Σε απάντηση προς τη βλάβη αυτή το αγγείο εκκρίνει χημικούς μεσολαβητές των βλαβών δηλαδή τις *κυτοκίνες ή κυτταροκίνες*. Με τον τρόπο αυτό ξεκινά η απάντηση του οργανισμού, με την κινητοποίηση του ανοσοποιητικού, και από τη στιγμή αυτή αρχίζει η περιπέτεια των αρτηριών.

Οι κυτοκίνες καλούν στην περιοχή τα κύτταρα ανοσίας του οργανισμού, τα λεγόμενα *Τ-λεμφοκύτταρα* και *μακροφάγα*. Τα μακροφάγα «φαγοκυτταρώνουν» την LDL, διογκώνονται και μετατρέπονται σε *αφροκύτταρα*. Η χοληστερόλη αποτελεί, όπως ήδη είπαμε, δομικό στοιχείο των κυτταρικών μεμβρανών. Αποτελεί επομένως δομικό στοιχείο και των μεμβρανών των μακροφάγων. Για το λόγο αυτό δεν είναι εχθρικό μόριο προς αυτά και δεν φαγοκυτταρώνεται με την κυριολεκτική έννοια του όρου. Στη συγκεκριμένη περίπτωση ο «εχθρός», η χοληστερόλη, εγκλωβίζεται στο εσωτερικό του μακροφάγου, αποθηκεύεται εκεί, το διογκώνει και το μετατρέπει σε αφροκύτταρο.

Τα μακροφάγα είναι σχεδιασμένα να αντιμετωπίζουν λοιμογόνους μικροοργανισμούς, να ελέγχουν τη λοίμωξη και στη συνέχεια να εξαφανίζονται. Όμως όταν φαγοκυτταρώνουν λιπίδια, δημιουργείται μια κατάσταση σαν λοίμωξη χωρίς τελειωμό. Το αποτέλεσμα είναι μια διαρκής φλεγμονή του αρτηριακού τοιχώματος. Σε μια προσπάθεια να αντιμετωπίσει ο οργανισμός αυτή τη φλεγμονή, ενεργοποιεί το τοίχωμα των αγγείων το οποίο παράγει ένα ινώδες υλικό. Με αυτό χτίζει μια ινώδη κάψα η οποία καλύπτει την περιοχή της φλεγμονής, περικλείοντας τη χοληστερόλη, σε μια προσπάθεια να τη φυλακίσει.

Όλη η χοληστερόλη, που αθροίζεται στην περιοχή που είπαμε και για το λόγο που είπαμε, φαγοκυτταρώνεται;

Δεν φαγοκυτταρώνεται όλη. Όση απομένει, με τον καιρό, υφίσταται την επίθεση του οξυγόνου και των ελευθέρων ριζών. Μετατρέπεται έτσι σε οξειδωμένο, ταγγισμένο παράγωγο, που μοιάζει με πηχτή λάσπη, με κερί και που συσσωρεύεται και παραμένει για πάντα στο τοίχωμα της αρτηρίας. Τα αφροκύτταρα και η οξειδωμένη χοληστερόλη σχηματίζουν ένα βαρύ μείγμα συνεχώς αυξανόμενο, κλεισμένο μέσα σε ινώδη κάψα. Η κατάσταση ονομάζεται πλέον *αθηρωμάτωση*.

Η εξαιρετικά εύστοχη ονομασία «αθηρωμάτωση» προέρχεται από την αρχαία ελληνική λέξη *αθήρωμα*, που σημαίνει χυλός, κουρκούτι. Η παρουσία στη συνέχεια του χυλού αυτού στο τοίχωμα του αγγείου, παρά το ότι απομονώνεται με ινώδη κάψα, επειδή αυξάνεται συνεχώς, δια βίου, επιτείνει τη φλεγμονή του. *Δηλαδή, στην πραγματικότητα η αθηρωμάτωση είναι φλεγμονώδης νόσος ως προς την καταγωγή, αλλά κυρίως ως προς την εξέλιξη.* Συζητείται η αθηρωμάτωση να μετονομαστεί σε *αθηρωματίτιδα* για να διαλαλεί ακριβώς τη φλεγμονώδη της ταυτότητα.

Η κακή λοιπόν χοληστερόλη είναι αρχικά καλή και θετική για την υγεία. Απαιτείται προς τούτο μια συγκεκριμένη αλλά επαρκής ποσότητα. Η πλεονάζουσα είναι αυτή που βομβαρδίζεται από το οξυγόνο και τις ελεύθερες ρίζες και οξειδώνεται μετατρεπόμενη σε χυλό. Η πλεονάζουσα είναι που δημιουργεί τα προβλήματα στα αγγεία, γιατί τα στενεύει. Η πλεονάζουσα είναι συνέπεια της κακής διατροφής, αλλά και του καπνίσματος και του καθιστικού τρόπου ζωής.

Η περιγραφή του μηχανισμού γένεσης της αθηρωμάτωσης είναι εδώ, για λόγους ευρύτερης κατανόησης, σχετικά απλουστευμένη, σχεδόν φωτογραφική. Ωστόσο στο σημείο αυτό θα ήταν παράλειψη να μην αναφερθεί ότι υπάρχουν δύο ειδών αθηρωματώσεις. Οι *γραμμοειδείς* της αορτής και των στεφανιαίων οι οποίες κάνουν την εμφάνισή τους ήδη στην ηλικία των 10-13 ετών και οι *πλακώδεις* οι οποίες εμφανίζονται ήδη από την ηλικία των 20-25 ετών και είναι αυτές που προκαλούν τη στένωση του αυλού των αρτηριών. Αυτά είναι γνωστά από το 1950 περίπου. Βλέπουμε λοιπόν πόσο σημαντικό ρόλο παίζει η σωστή διατροφή από τα πρώτα κιόλας χρόνια της ζωής.

Η υψηλή τιμή της C-αντιδρώσας πρωτεΐνης (CRP) αντανακλά την απάντηση του οργανισμού γενικά στη φλεγμονή, τείνει όμως να καθιερωθεί ως ανεξάρτητος παράγων κινδύνου για τις καρδιαγγειακές παθήσεις, καθώς προσδιορίζει τη φλεγμονή και την κατάσταση (αθηρωμάτωση) των αρτηριών και είναι ο προπομπός ενός αγγειακού επεισοδίου.

Έχουμε γίνει όλοι, λόγω του καθημερινού θορύβου, ειδικοί και παντογνώστες της χοληστερόλης, αλλά πόσο καλά πληροφορημένοι είμαστε στην πραγματικότητα; Η αλήθεια είναι ότι είμαστε όλοι, ακόμα και οι ιατροί, περισσότερο πλανημένοι και λιγότερο ενημερωμένοι.

Έγινε ήδη κατανοητό ότι όντως η χοληστερόλη είναι επιβλαβής, αλλά όχι τόσο όσο νομίζουμε. Πράγματι στενεύει τις αρτηρίες, όμως η βλαπτικότητά της σταματά εκεί. Δεν προκαλεί θρομβώσεις. Ίσα ίσα που με την παρουσία της ανάμεσα στη φλεγμονή και στο ενδοθήλιο αυτό ακριβώς αποτρέπει. Με κανένα τρόπο δεν μπορεί να ενοχοποιηθεί για την απόφραξη των αρτηριών, παρά μόνο για τη στένωσή τους, γιατί δεν είναι η χοληστερόλη που τις αποφράζει, αλλά οι θρόμβοι στο σχηματισμό των οποίων δεν έχει καμιά συμμετοχή. Αν δηλαδή σπάσει μια αθηρωματική πλάκα σε κάποιο σημείο, λόγω ρήξης της ινώδους κάψας που την περιβάλλει, εφόσον η ρήξη είναι ενδοαυλική, αδειάζει το φλεγμονώδες περιεχόμενό της στην κυκλοφορία. Ο οργανισμός προσπαθεί να επουλώσει τη ρήξη και να αποκαταστήσει τη διαφηγή με ενεργοποίηση των παραγόντων πήξης, αιμοπεταλίων και ερυθρών αιμοσφαιρίων με αποτέλεσμα το σχηματισμό θρόμβου στην αρτηρία. Η χοληστερόλη δεν είναι παράγων πήξης του αίματος, επομένως δεν συμμετέχει στο σχηματισμό του θρόμβου. Και αν, όντως, χάρη στην ύπαρξή της στο αγγείο έγινε η ρήξη της πλάκας και στη συνέχεια ο σχηματισμός του θρόμβου, ας μη ξεχνάμε ότι μέχρι τη στιγμή εκείνη προστάτευε το αγγείο.

Δικαιολογημένα κάποιος θα ισχυριστεί και θα προβάλλει το επιχείρημα της φυσικής αστοχίας. Πώς δηλαδή επέλεξε η φύση να προστατεύει τα αγγεία με μία ουσία, τη χοληστερόλη, που στη συνέχεια, αντί να τα προστατεύει τα ναρκοθετεί και τα υπονομεύει; Δεν είναι αυτό αντιφατικό; Όχι, δεν είναι καθόλου αντιφατικό. Για εκατοντάδες χιλιάδες χρόνια η πρόνοια αυτή της φύσης εκπλήρωσε με συνέπεια και ακρίβεια τον προορισμό της. Ο άνθρωπος τρεφόταν με τροφή που έβρισκε γύρω του, που έψαχνε ώρες για να τη βρει. Η ποιότητα και η ποσότητα της τροφής ήταν τέτοια που δεν δημιουργούσε βλαπτικά περισσεύματα χοληστερόλης. Δεν υπήρχαν δηλαδή μεγάλες αθηρωματικές πλάκες για να σπάσουν. Δεν διέτρεχε ο άνθρωπος τον κίνδυνο του συμβάματος αυτού. Οι Inuit, που ζουν κοντά στον αρκτικό κύκλο δεν πάσχουν από αθηρωμάτωση, γιατί δεν άλλαξαν τρόπο ζωής.

Τι γίνεται στα τελευταία εκατό χρόνια και ακόμα χειρότερα στα τελευταία τριάντα; Η τροφή πλέον είναι διαφορετική και είναι απεριόριστη. Δεν χρειάζεται κανείς να ψάξει πολύ για να τη βρει. Πηγαίνει, εποχούμενος, ως το κοντινότερο σούπερ μάρκετ και επιστρέφει σε λίγη ώρα πίσω φορτωμένος με καλές, αλλά κυρίως κακές τροφές. Μπορεί ακόμα να τηλεφωνήσει από τον καναπέ του και να έρθει μαγειρεμένη η τροφή στο τραπέζι του, από το ταχυφαγείο ή την πιτσαρία. Εκεί λοιπόν που ο άνθρωπος έψαχνε τη λιγοστή τροφή του, καίγοντας μάλιστα πολλές θερμίδες μέχρι να τη βρει, τώρα έχει τρία τουλάχιστον τεράστια γεύματα την ημέρα, χωρίς να κάψει παρά ελάχιστες θερμίδες γι' αυτά. Αυτή είναι και η ουσία του προβλήματος. Η τροφή στις μέρες μας μόνο προσθέτει θερμίδες, δεν αφαιρεί και επί πλέον έγινε ακατάλληλη. Η σύγχρονη υπερθρεψία, κακοθρεψία και ακινησία δημιούργησαν το πρόβλημα, δεν φταίει η φύση. Δεν φταίει σε καμία περίπτωση.

Ο αριθμός των παχύσαρκων διπλασιάζεται κάθε 15 χρόνια. Η μέση χοληστερόλη αυξήθηκε κατά 36% τα τελευταία 26 έτη. Ο διαβήτης τύπου 2 είναι στις δόξες του. Το κλίμα αλλάζει. Όλα χειροτερεύουν. Το λάθος της φύσης ήταν που δεν προέβλεψε ότι ο άνθρωπος θα εξελισσόταν σε είδος αυτοκαταστροφικό. Η μήπως ήταν μία σοφή πρόβλεψη, ότι δηλαδή πρέπει να αυτοκαταστραφεί και κάποτε να εξαφανιστεί, έστω μετά από πολλές εκατοντάδες χρόνια, για να πάψει να βλάπτει τον πλανήτη και έτσι να επιβιώσουν τα υπόλοιπα είδη που τώρα απειλούνται ή και εξαφανίζονται από την αλόγιστη ανθρώπινη δραστηριότητα; Ένας κόσμος χωρίς εμάς ίσως να είναι μέσα στο σχεδιασμό της φύσης, ίσως να είναι το επικρατέστερο μελλοντικό σενάριο για τη σωτηρία του πλανήτη μας.

Ο διαπρεπής Γάλλος καρδιολόγος - διατροφολόγος[55], καθηγητής Μισέλ ντε Λορζεβίλ, ερευνητής στο CNRS της Γαλλίας, με πολύχρονη θητεία σε ερευνητικά κέντρα της Ελβετίας και του Καναδά, επιμένει ότι η χοληστερόλη είναι αθώα για τις πιο πολλές από τις κατηγορίες που της προσάπτουν. Έγραψε μάλιστα βιβλίο που φέρει τον ηχηρό τίτλο *«Πείτε στο γιατρό σας ότι η χοληστερόλη είναι αθώα»*. Όντως είναι, παμψηφεί, αθώα. Οι ένοχοι είμαστε εμείς.

Βλέπουμε ότι τα αποδεκτά «φυσιολογικά» επίπεδα της χοληστερόλης στο αίμα συνεχώς... χαμηλώνουν. Χαμηλώνουν τόσο που είναι αδύνατο να τα πετύχει, με την καλύτερη διατροφή κάποιος, όσο κι αν προσπαθήσει, όσο κι αν το κάνει σκοπό της ζωής του. Οι καρδιολόγοι βέβαια καθημερινά περιθάλπουν εμφραγματίες που με σκληρή προσπάθεια κατάφεραν να έχουν, μάταια, χαμηλή χοληστερόλη. Με την ίδια συχνότητα περιθάλπονται και οι ίδιοι. Παρά ταύτα, τα επίπεδα συνεχώς χαμηλώνουν, τα όρια ολοένα μειώνονται. Μήπως είναι μια απίστευτη στρατηγική για να πωλούνται φάρμακα; Οι Αμερικανοί ξοδεύουν το δυσθεόρατο ποσό των 16 δις δολαρίων κάθε χρόνο για στατίνες! *Η κοινωνία μας, χαρακτηριστικά πλέον, θέλει τα προβλήματα να λύνονται με* το πάτημα ενός κουμπιού ή την κατάποση ενός χαπιού. Θέλει τις γρήγορες και εύκολες λύσεις, όχι τις καλύτερες. Έτσι, εκατομμύρια ανθρώπων, καθημερινά, καταπίνουν στατίνες με τη χούφτα, σε μια αμφίβολη προσπάθεια να κερδίσουν κάτι σημαντικό. Και αν κερδίσουν, το κερδίζουν με λάθος τρόπο. Δεν ασκούνται, δεν προσέχουν τη διατροφή τους, δεν αποφεύγουν το κάπνισμα, δεν αδυνατίζουν. Διατηρούν τα τέσσερα αυτά κακά και παράλληλα αρχίζουν ένα ακόμη πέμπτο, το χειρότερο, που είναι η ισόβια λήψη ενός ισχυρού φαρμάκου, μιας στατίνης. Κανείς επαΐων δεν τους συμβουλεύει πώς, με ποιο τρόπο, θα απαλλαγούν από μερικά ή από όλα τα παραπάνω δαιμόνια, και βέβαια με μεγάλη ευκολία τους συνταγογραφεί τις στατίνες, την πανάκεια της ανθυγιεινής ζωής. Τους δείχνει το χειρότερο δρόμο που οδηγεί στη Ρώμη.

Η αρρωστημένη αναζήτηση μιας καλύτερης υγείας μέσα από τα χάπια είναι, οχι σπάνια, ιατρογενής.

Όσες φορές, με πολύ ευγενικό και δεοντολογικό τρόπο, ζήτησα από συναδέλφους μου να μάθω γιατί, μερικοί από αυτούς, δεν συμβουλεύουν τους ασθενείς τους ν' αλλάξουν τρόπο ζωής, γιατί δεν τους βοηθούν διαφορετικά αντί να χορηγούν στατίνες, διαπίστωσα ότι πλήγωνα τον εγωισμό τους ή έθετα εν αμφιβόλω την επιστημονική τους κατάρτιση. Σε θέματα όμως που βάζουν την καρδιά και τις αρτηρίες σε κίνδυνο δεν έχει θέση ο εγωισμός.

Η χρόνια, η ισόβια χρήση στατινών μπορεί να έχει σημαντικές παρενέργειες και να επιφέρει βλάβες. Με δυο λόγια, οι επιπτώσεις στους μυς, στους νευρώνες και στα βασικά λιπαρά οξέα, βραχυπρόθεσμα ή μακροπρόθεσμα, μπορούν να αποβούν καταστροφικές.

Στις μέρες μας, ο χώρος της ιατρικής επιστήμης έχει συνδεθεί, με ομφάλιο λώρο, με το χώρο της βιομηχανίας και του εμπορίου. Είναι πιο εύκολο για τον ιατρό να σας συνταγογραφήσει ένα δύο φάρμακα παρά να χάσει το χρόνο του για να σας υποδείξει πώς θα σταματήσετε το κάπνισμα, πώς θα αλλάξετε τις κακές διατροφικές σας συνήθειες, γιατί πρέπει να ασκείστε ή πώς θα χάσετε μερικά κιλά. Είναι πολύ πιθανόν να μην πιστεύει στην αποτελεσματικότητα αυτών των υποδείξεων, ή να μη τις γνωρίζει. Διδά-χτηκε ότι η χοληστερόλη μειώνεται με ισόβιες θεραπείες (όντως μειώνεται, στην ανάγκη) και όχι με ριζική αλλαγή του τρόπου ζωής, που είναι προτιμότερη. *Λειτουργεί ο ιατρός κάτω από το πέπλο ιατρός-ασθένεια και όχι ιατρός-υγεία. Λησμονεί τον χρυσό κανόνα: θεραπεύουμε τον άρρωστο και όχι τα εργαστηριακά του.* Κατ' εξαίρεση οι ψυχίατροι, περισσότερο από τους υπόλοιπους ιατρούς (ίσως εν μέρει και οι παιδίατροι) αντιμετωπίζουν την ασθένεια σε συνάρτηση με το πάσχον άτομο. Έτσι εμείς, μέχρι να ψυχιατρικοποιηθούν κάπως και οι άλλοι κλάδοι της ιατρικής, αντί να ασχολούμαστε με τους σωστούς τρόπους για τη βελτίω-ση της υγείας μας, ασχολούμαστε με τους λανθασμένους. Αντί να πάμε στο μανάβη και στον ψαρά, πηγαίνουμε στα εργαστή-ρια μέτρησης της χοληστερόλης ή στα καταστήματα που πωλούν τους οικιακούς μετρητές. Λες και οι συχνές μετρήσεις δρουν θε-ραπευτικά. Αντί να ασκηθούμε, «πλαδαρώνουμε», μασουλώντας ή καπνίζοντας μπροστά στην τηλεόραση, σίγουροι ότι μας προ-στατεύουν τα φάρμακα που είναι ακουμπισμένα δίπλα μας. Αντί να ζούμε σαν υγιείς, ζούμε σαν ασθενείς.

Το ζήτημα είναι τεράστιο. Και είναι κοινωνικό παρά ατομικό. Με απλά λόγια, οι καθημερινές φυσικές δραστηριότητες, οι οποίες οφείλουν να είναι ενσωματωμένες στην προσωπική μας ζωή, πα-ραμελούνται ή εκτοπίζονται και παραπέμπονται σε μια παράλ-ληλη βιομηχανία "υγιεινού τρόπου ζωής". Αυτή αναλαμβάνει να μας θεραπεύσει και μάλιστα γρήγορα, αφού πρώτα φρόντισε να μας αρρωστήσει.

Οι διαμορφωτές της κοινής γνώμης, τα ΜΜΕ έντυπα και ηλε-κτρονικά, που αρέσκονται στις υπερβολές και στην προβολή των κακών σε βάρος των καλών, ως υπηρέτες ή συνεπή μέλη της βι-ομηχανίας, μας έκαναν να ζούμε ισόβια σ' ένα απέραντο αναρ-ρωτήριο. Κοιτάξτε τις διαφημίσεις. Η επίσημη ιατρική ελάχιστα κάνει για να μας βγάλει από εκεί. Έγινε και αυτή παράρτημα της βιομηχανίας.

Οι φυτικές στερόλες, που είναι λιγότερο αποτελεσματικές από

το... σκόρδο, μπήκαν και αυτές στη ζωή μας υποσχόμενες, τι άλλο, τη μείωση της χοληστερόλης. Οι ουσίες αυτές είναι τελείως ξένες προς αυτά που ξέρει και αναγνωρίζει ο οργανισμός μας. Είναι καθαρά ξενοβιοτικές. Είναι οργανικές ενώσεις μη βιολογικής προέλευσης, που απορροφώνται από τον πεπτικό μας σωλήνα εν μέρει και η συγκέντρωσή τους στο αίμα μπορεί να πολλαπλασιαστεί 100 ή 200 φορές. Σε συγκεκριμένες –αν και σπάνιες- συνθήκες είναι εξαιρετικά τοξικές για τις αρτηρίες. Η χρήση τους θα έπρεπε να απαγορεύεται ή τουλάχιστον να μην ενθαρρύνεται. Προκαλούν μια ασθένεια που λέγεται *σιτοστερολαιμία*, η οποία μπορεί να οδηγήσει σε κακοήθη υπερχοληστερολαιμία. Συμβαίνει σπάνια αλλά δυστυχώς συμβαίνει.

Η βιομηχανία που μας γέμισε με χοληστερόλη αναλαμβάνει τώρα, με το αζήμιωτο, να την απομακρύνει και να μας θεραπεύσει. Οι βιομηχανίες που θησαύρισαν από την παρασκευή και εμπορία των τρανς λιπαρών, τώρα εμπορεύονται τις φυτικές στερόλες. Παράλληλα όμως το πρόβλημα μεγαλώνει, τα επίπεδα της χοληστερόλης του πληθυσμού αυξάνουν συνεχώς. Πώς γίνεται αυτό; Είναι σαφές: η βιομηχανία πρώτα ανατροφοδοτεί τα προβλήματα και έπειτα, θεωρητικά, επιχειρεί να τα αντιμετωπίσει. Η αντιμετώπιση βέβαια είναι χαμηλής αποτελεσματικότητας και το κόστος υψηλότατο. Παρ' ολ' αυτά η καθολική κοινωνική νεύρωση είναι γεγονός. Χωρίς να το καταλάβουμε μετατραπήκαμε σε ισόβιους περιπατητικούς ασθενείς, που περιφέρονται με τα γιατρικά στα χέρια, στο τεράστιο θεραπευτήριο μέσα στο οποίο ζουν.

Το υπόδειγμα της υγείας και της αρρώστιας στις ανεπτυγμένες κοινωνίες είναι πλέον διαφορετικό. *Την αρρωστημένη αναζήτηση της υγείας στις σύγχρονες κοινωνίες, που πλέον έχουν παθογόνο χαρακτήρα,* απεικονίζει με τον πιο παραστατικό τρόπο η εύστοχη ρήση του Thomas Sterns Eliot: *η αρρώστια είναι η μόνη μας υγεία...*

γ. Η συνέχεια με τις φλεγμονές

Μετά την αναγκαία παρένθεση για τη χοληστερόλη επανερχόμαστε στην κανονική ροή του βιβλίου.

Μιλούσαμε για τις φλεγμονές, τις ενδογενείς φλεγμονές, αυτές που έχουν σχέση με την καραμελοποίηση.

Ομιλούν πλέον οι νευρολόγοι για τον *πυρωμένο εγκέφαλο* που είναι το φλεγμονώδες υπόστρωμα των νευροεκφυλιστικών ασθενειών, όπως η νόσος του Parkinson και άλλες.

Ο καρκίνος, αν εξαιρέσουμε μερικά του είδη που προσβάλλουν τα παιδιά, είναι μία νόσος που εμφανίζεται συνήθως μετά την ηλικία των εξήντα και έχει να κάνει σε μεγάλο βαθμό με τον τρόπο που ζούμε. Είναι δηλαδή μια κλασσική νόσος φθοράς, μια νόσος της ηλικίας. Ο καρκίνος είναι *νεοπλαστική ασθένεια*, εκδηλώνεται δηλαδή με την εμφάνιση και τη γρήγορη ανάπτυξη νέου, διαφορετικού, ιστού που στη συνέχεια μεταναστεύει και διασπείρεται. Δεν συνέδεσε κανείς κατά το παρελθόν στα σοβαρά τη νεοπλασία με τις χρόνιες εκφυλιστικές παθήσεις. Τώρα πλέον η προσοχή άρχισε να πέφτει στις ανεπιθύμητες, στις ενδογενείς, φλεγμονές και πολλοί επιστήμονες προς τα εκεί στρέφουν πλέον το ενδιαφέρον τους.

Όποιος κατανοήσει το μηχανισμό[56] των χρόνιων αυτών φλεγμονών, ίσως κρατάει το κλειδί για να ξεκλειδώσει τα μυστήρια του καρκίνου, γράφει ο Dr Gary Stix στο Scientific American. «*Ο καρκίνος μια κακοήθης φλόγα*» είναι ο τίτλος του άρθρου. Μπορεί οι γενετικές βλάβες να είναι το σπίρτο που ανάβει τη φωτιά, οι φλεγμονές όμως είναι το καύσιμο που την τροφοδοτεί. Αν δεν υπάρχουν αυτές, ίσως η φωτιά σβήσει πριν επεκταθεί.

Με την ευκαιρία, στο ίδιο δημοσίευμα, υπενθυμίζεται πως μερικές παθήσεις της καρδιάς, ο διαβήτης και η νόσος του Alzheimer έχουν το ίδιο αιτιολογικό έναυσμα. Αυτά βεβαίως τα ξέραμε. Εκείνο που δεν ξέραμε και το μαθαίνουμε τώρα από τον Dr Stix είναι ότι η κατάθλιψη έχει την ίδια απαρχή, τις φλεγμονές, με τις παραπάνω ασθένειες. Υψηλά επίπεδα φλεγμονωδών μεσολαβητών, όπως η *ιντερλευκίνη-6* και η *c-αντιδρώσα πρωτεΐνη*, ανευρίσκονται σε καταθλιπτικούς ασθενείς. Μερικές μαρτυρίες ακόμη σχετίζουν τους αυξημένους αυτούς μεσολαβητές, δηλαδή τις *κυ-*

τοκίνες, με τη σχιζοφρένεια.

Οι ορμόνες πάλι δεν είναι παθητικοί θεατές στη διαδικασία της φλεγμονής. Και όπως πάντοτε συμβαίνει με τις ορμόνες έτσι και τώρα ανήκουν σε δυο αντίπαλες φατρίες. Μερικές εντείνουν τη φλεγμονώδη διαδικασία ενώ άλλες τη μετριάζουν. Τέτοιες είναι οι *προσταγλανδίνες* και τα *λευκοτριένια*. Αυτές κανονίζουν έτσι τα πράγματα με αποτέλεσμα η φλεγμονή να εξυπηρετεί τη διαδικασία της επούλωσης και να μην παρατείνεται πέραν του αναγκαίου ώστε να παράγει ασθένειες. Αν για κάποιο λόγο επικρατήσουν ελαφρά αλλά σταθερά οι ορμόνες που εντείνουν τη φλεγμονή, τότε διεγείρονται μερικά κύτταρα και πολλαπλασιάζονται. Όταν τα κύτταρα διαιρούνται γρήγορα, υπάρχει πάντοτε ο κίνδυνος της εμφάνισης μιας κακοήθειας.

Συμπερασματικά, οτιδήποτε προάγει τη λανθασμένη ή όχι φλεγμονή, είτε μέσα από την ορμονική οδό, είτε από άλλη, δυνητικά είναι καρκινογόνο. Οι ογκογόνοι ιοί προκαλούν με την παρουσία τους παρατεταμένη φλεγμονή στα κύτταρα που τους φιλοξενούν. Πέραν τούτου υπάρχει η πιθανότητα να τροποποιήσουν το γενετικό υλικό των κυττάρων μέσα στα οποία κρύβονται.

Οι κακές διατροφικές μας επιλογές, πέραν πάσης αμφιβολίας, είναι γεννήτριες φλεγμονών. Συνεπώς, υπάρχουν μερικές (κακές) τροφές που μας κρατούν σε ένα *προφλεγμονώδες στάδιο* και άλλες (καλές) που μας κρατούν σε *αντιφλεγμονώδες*. *Οι κακές τροφές δηλαδή υποδύονται το ρόλο της ασθένειας ενώ οι καλές όχι.*

Αν κάνουμε μια προσεκτική περιήγηση στο διατροφικό τοπίο του ανθρώπου, θα εντοπίσουμε εύκολα τις δυο αυτές κατηγορίες τροφίμων. Ξεναγούς στην περιήγηση θα έχουμε τη βιολογία, τη φυσιολογία και κυρίως τη βιοχημεία. Πάμε λοιπόν.

δ. Τα λίπη

Τα λίπη, ειδικά τα κορεσμένα (τα ζωικά) και τα μερικώς υδρογονωμένα (τρανς-μαργαρίνες) φυτικά, έχουν ενοχοποιηθεί περισσότερο από κάθε τι ως παραγωγοί φλεγμονών. Όλα τα δάχτυλα είναι στραμένα επάνω τους. Αντιθέτως τα μονοακόρεστα και ιδίως τα πολυακόρεστα θεωρούνται ευεργετικά. Γιατί ;

Η διαχείριση της φλεγμονής γίνεται από τις αντίστοιχες ορμόνες. Τέτοιες είπαμε ότι είναι οι προσταγλανδίνες και τα λευκοτριένια. Το σώμα μας συνθέτει τις ορμόνες αυτές από πολυακόρεστα λιπαρά οξέα, συγκεκριμένα από τα ω-λιπαρά οξέα. Οι ορμόνες που εντείνουν τη φλεγμονή έχουν ως βασικό δομικό συστατικό τους τα ω-6 λιπαρά οξέα, ενώ αυτές που την ελαττώνουν έχουν τα ωμέγα-3 λιπαρά οξέα. Για συντομία ω-6 και ω-3 οξέα. Τόσο όμως τα ω-6 όσο και τα ω-3 πρέπει να τα προσποριστεί ο οργανισμός από τα λίπη των τροφών του, διότι δεν μπορεί να τα συνθέσει ο ίδιος. Είναι δηλαδή αναντικατάστατα. Επομένως μια διατροφή που δεν περιέχει τα δύο ανωτέρω λιπαρά οξέα είναι μια προφλεγμονώδης διατροφή, ειδικά η φτωχή σε ω-3. Χωρίς επαρκή και μόνιμη τροφική παρακαταθήκη των οξέων αυτών δεν είναι δυνατό να συντεθεί η αναγκαία ποσότητα των ορμονών και επομένως η φλεγμονή δεν υπόκειται στον έλεγχο που θα έπρεπε. Αντίθετα πλούσια τροφή σε ω-3 και εν μέρει σε ω-6 εξασφαλίζει απρόσκοπτη ορμονοσύνθεση και καλύτερη διαχείριση της φλεγμονής.

Πού βρίσκονται τα ω-3 λιπαρά οξέα; Βρίσκονται κυρίως στα ψάρια, σε όλα τα λιπαρά ψάρια, όπως είναι:

- Ο φρέσκος σολομός και ο σολομός σε κονσέρβα.
- Οι αντσούγιες.
- Οι ρέγκες Ατλαντικού.
- Οι κολιοί.
- Οι σαρδέλες.
- Οι πέστροφες.

Το λίπος των ψαριών είναι εξαιρετική, μοναδική, περίπτωση ζωικού λίπους που είναι ευεργετικό. Η κατανάλωση λιπαρών ψαριών δυο τουλάχιστον φορές την εβδομάδα θα ήταν ευχής έργο. Τα ψάρια να είναι διαφορετικά την κάθε φορά.

Τα ω-3 λιπαρά οξέα μέσα από την αντιφλεγμονώδη τους δράση συμπιέζουν την εμφάνιση σχεδόν όλων των *ασθενειών φθοράς* ή ασθενειών της ηλικίας. Μειώνουν τη χοληστερόλη, επιδρούν καταπραϋντικά στις καρδιακές αρρυθμίες, αποτρέπουν το έμφραγμα, το εγκεφαλικό και αυξάνουν την αντοχή των οστών στους άνδρες. Μια μερίδα σολομού, 170 γραμμαρίων, περιέχει 3,5 γραμμάρια ω-3 λιπαρών οξέων, ποσότητα που κρίνεται υπεραρκετή.

Σε άτομα που έχουν γνωστή βλάβη του καρδιακού μυός ή στένωση της στεφανιαίας αρτηρίας, τα ω-3 λιπαρά φαίνεται ότι μειώνουν τις πιθανότητες μιας αιφνίδιας ανακοπής. Φαίνεται πως τα ω-3 λιπαρά μπορούν και επηρεάζουν τα καρδιακά κύτταρα μεταβάλλοντας τη ροή του καλίου, του νατρίου και του ασβεστίου δια μέσου διαύλων στις εξωτερικές μεμβράνες των κυττάρων.

Οι άνθρωποι της φυλής Inuit δεν έχουν στο λεξιλόγιό τους λέξη για την καρδιακή προσβολή. Οι άνθρωποι αυτοί τρέφονται με κρέας φάλαινας και φώκιας, που είναι πολύ λιπαρό. Εμείς βέβαια δεν μπορούμε να φάμε θαλάσσια θηλαστικά, φάλαινα και φώκια, είτε γιατί δεν μας αρέσουν, είτε γιατί δεν πωλούνται πουθενά. Μπορούμε όμως να φάμε τα ψάρια που τρώνε οι φάλαινες και οι φώκιες και να έχουμε το ίδιο αποτέλεσμα.

Ερευνητές στο Πανεπιστήμιο της Νότιας Καλιφόρνιας απέδειξαν πρόσφατα ότι ένα συγκεκριμένο γονίδιο συμμετέχει μαζί με τους ήδη γνωστούς μας παράγοντες στην πρόκληση φλεγμονής (και αθηρωμάτωσης) στις αρτηρίες. Εκείνο όμως που έκανε τη μελέτη να ξεχωρίζει είναι η διαπίστωση ότι τα ω-3 λιπαρά οξέα μετέβαλλαν την επίδραση του γονιδίου, εξουδετερώνοντάς την. Όταν μειώνεται η φλεγμονή, μειώνεται και η αθηρωμάτωση. Πράγματι τα οξέα αυτά, σύμφωνα με τις έρευνες, μειώνουν ευθέως την περίσσεια της κακής, LDL, χοληστερόλης και αυξάνουν την καλή, HDL.

Επίσης ενδιαφέρον παρουσιάζει[57] μελέτη που παρουσιάστηκε σε ημερίδα από την Dr. Sarah Conklin του Πανεπιστημίου του Pittsburgh. Η ιατρός S. Conklin συνέδεσε τα επίπεδα των πολυακόρεστων λιπαρών οξέων με τη συμπεριφορά, την προσωπικότητα και το χαρακτήρα των ανθρώπων. Παρατήρησε ότι τα άτομα με τα χαμηλότερα επίπεδα ω-3 οξέων ήταν περισσότερο επιρρεπή σε αρνητική νοοτροπία και συμπεριφορά, ενώ αυτά με τα υψηλότερα επίπεδα τυπικά ήταν περισσότερο συγκαταβατικά και λιγότερο δύστροπα.

Υπάρχουν άλλες διατροφικές πηγές ω-λιπαρών οξέων εκτός από τα παχιά ψάρια; Υπάρχουν μερικές και είναι δίπλα μας. Είναι οι ξηροί καρποί, κυρίως τα καρύδια και τα αμύγδαλα. Τα όσπρια είναι επίσης πλούσια σε ω-3 οξέα, ειδικά τα φασόλια, που εκτός αυτών περιέχουν και φυτικές πρωτεΐνες αρίστης ποιότητας. Αλλά και τα λαχανικά, κυρίως το σπανάκι, δεν υστερούν. Τα αυγά επίσης είναι πλούσια σε ω-3 λιπαρά. Ζώα που βόσκουν ελεύθερα και τρώνε χόρτο περιέχουν στο λίπος τους ω-3 οξέα σε αντίθεση με τα σταβλισμένα που τρέφονται με σιτηρά ή καλαμπόκι και δεν περιέχουν.

Η αλήθεια είναι ότι τα ευεργετικά ω-οξέα δεν περιέχονται σε πάρα πολλές τροφές και για να τα εξασφαλίσουμε σε επαρκή ποσότητα θα πρέπει να συνηθίσουμε να καταναλώνουμε όσο πιο συχνά γίνεται τις τροφές που τα περιέχουν. Δεν θα έλεγα να τρώμε αποκλειστικά μόνον ό,τι περιέχει ω-3, γιατί θα διατρέχαμε τον κίνδυνο να γίνουμε ορθορεκτικοί. Απλώς λέω να τρώμε πιο συχνά τροφές-πηγές καλών οξέων.

Έσχατες πηγές των ω-3 οξέων είναι τα διατροφικά συμπληρώματα, τα έλαια ψαριών. Στραφείτε όμως στη φυσική τροφική οδό, αφού είναι ο ενδεδειγμένος δρόμος. Η πρωτογενής πηγή των ω-3 λιπαρών οξέων είναι τα λιπαρά ψάρια.

Υμνήσαμε τα λιπαρά ψάρια σε όλους τους τόνους. Τα τιμήσαμε με διακρίσεις και διατροφικές περγαμηνές. Αλήθεια τα μη λιπαρά ψάρια δεν έχουν σημαντική διατροφική αξία; Είναι υποδεέστερα; Σχετική έρευνα, που έγινε στη Νορβηγία[58], οδήγησε στο συμπέρασμα ότι η διατροφή τόσο με λιπαρά ψάρια όσο και με μη λιπαρά έχει τα ίδια ευεργετικά αποτελέσματα: περιορίζει πολλά συμπτώματα της γήρανσης, μεταξύ των οποίων και την απώλεια μνήμης. Συνεπώς η νέα παρότρυνση θα πρέπει να είναι απλώς τρώτε περισσότερα ψάρια. Τρώτε τα ψάρια που σας αρέσουν. Και όσα περισσότερα ψάρια τρώτε (μέχρι το ημερήσιο όριο των 80 γραμμαρίων, τα περισσότερα δεν προσφέρουν τίποτε παραπάνω) τόσο μεγαλύτερη είναι η θετική επίδρασή τους. Ο A. David Smith, του Πανεπιστημίου της Οξφόρδης, είναι ο συντάκτης της μελέτης. Ο Dr Smith είπε στο Reuters Helth: *από τότε που διαπιστώσαμε ότι τα μη λιπαρά ψάρια είναι τόσο καλά όσο και τα λιπαρά, πιθανώς δεν θα είναι μόνο τα ωμέγα-3 λιπαρά οξέα, που προσδίδουν τα γνωστά οφέλη.* Οι ερευνητές προτείνουν την ανάγκη για πρόσθετη έρευνα για να ξεκαθαρίσει κατά πόσον τα οφέλη αποδίδονται σε συγκεκριμένους τύπους ψαριών και θαλασσινών ή στον τρόπο μαγειρέματός τους. Μέχρι να εξακριβωθεί τι άλλο ευεργετικό, πέρα από τα ω-3, περιέχουν τα ψάρια, θα εστιάζουμε το ενδιαφέρον μας περισσότερο στα παχιά ψάρια και στα λιπαρά τους οξέα.

Πόσα ω-3 σε σχέση με τα ω-6 προσλαμβάνουμε από τις τροφές μας; Ποια είναι ή άριστη αναλογία; Στο παρελθόν η αναλογία ήταν 50-50. *Σήμερα, ειδικά στις βιομηχανικές χώρες η σχέση έχει ανατραπεί υπέρ των ω-6 οξέων, αυτών δηλαδή που δομούν τα μόρια των ορμονών που εντείνουν τις φλεγμονές.* Η κυριαρχία των ω-6 αποδίδεται στα κρέατα εκτροφής και στις βιομηχανίες τροφίμων που επεξεργάζονται τα φυτικά λίπη (έλαια), ώστε να τα καταστήσουν πιο ελκυστικά. Όχι πιο ωφέλιμα, αλλά πιο ελκυστικά και κερδοφόρα. Οι βιομηχανίες τροφίμων υδρογονώνουν μερικώς τους ελεύθερους δεσμούς των πολυακόρεστων ελαίων, μεταξύ αυτών και του ελαιόλαδου. Το προϊόν (μαργαρίνη) γίνεται παχύρευστο, ημιστερεό, όχι όμως στερεό όπως το ζωικό λίπος και χρησιμοποιούμενο στη μαγειρική καθιστά τα τρόφιμα ελκυστικά και γευστικά. Οι σάλτσες δεν απλώνουν όπως με το λάδι, ούτε πήζουν όπως με το βούτυρο. Αυτά είναι τα περιβόητα *τρανς λιπαρά: τα μερικώς υδρογονωμένα έλαια.* Είναι χειρότερα από τα κορεσμένα λίπη, απείρως πιο ανθυγιεινά, γιατί είναι παντελώς άγνωστα στην κυτταρική μας μνήμη. Αν κάτι δεν πρέπει να έχει καμία θέση στο πιάτο μας, αυτό είναι το υδρογονωμένο λάδι. Στη

Δανία απαγορεύεται η χρήση του με νόμο. Το ίδιο σκέφτεται να κάνει και η πολιτεία της Νέας Υόρκης. Στις υπόλοιπες χώρες επιτρέπεται η χρήση των τρανς λιπαρών και μόνο τελευταία, σε ελάχιστες από αυτές, είναι υποχρεωτική η αναγραφή στην ετικέτα του προϊόντος της περιεκτικότητάς του σε μερικώς υδρογονωμένα, τρανς, λιπαρά. Προς το παρόν αποτελούν μέρος του «ολικού λίπους» και δεν αναγράφονται ξεχωριστά.

Ποιος όμως γνωρίζει τι είναι ώστε να τα αποφύγει και τι γίνεται με τα εστιατόρια και ειδικά τα ταχυφαγεία όπου τα χρησιμοποιούν κατά κόρον; Τι γίνεται με τα «τρόφιμα» που τρώνε κυρίως οι νέοι; Πώς μπορούν να τα ανιχνεύσουν όσοι θέλουν να τα αποφύγουν τη στιγμή που είναι άοσμα; Δεν πρέπει οι άνθρωποι αυτοί να προστατευθούν; Πρέπει να καταναλώνουν σχεδόν αποκλειστικά προοξειδωτικά τρόφιμα; Πού είναι η μέριμνα για τη δημόσια υγεία; Πώς εννοούν τη δημόσια υγεία; Μήπως την εννοούν χτίζοντας νοσοκομεία; *Να σε κάψω Γιάννη μ' να σ' αλείψω λάδι,* που έλεγε ο παππούς.

Αλλά, γιατί το τρανς λίπος είναι τόσο κακό για την υγεία μας;

Το κορεσμένο λίπος, ο μέχρι τώρα άρχοντας του κακού, αυξάνει μεν την LDL (κακή) χοληστερόλη, αλλά κατά κάποιον τρόπο επανορθώνει αυξάνοντας και την HDL (καλή) χοληστερόλη. Αντίθετα το τρανς λίπος αυξάνει την κακή και μειώνει την καλή. Είναι ο λεγόμενος *συνδυασμός του θανάτου,* γιατί έχει καταλυτική και ολέθρια επίδραση στην υγεία.

Μια μελέτη, δημοσιεύτηκε το 2003 στο περιοδικό American Journal of Clinical Nutrition, συνέδεε την αυξημένη περίμετρο[59] μέσης στους άνδρες με το τρανς λίπος. Είναι βέβαια γνωστή η συμμετοχή του λίπους αυτού στην ανάπτυξη καρδιακής νόσου. Το κοιλιακό αυτό λίπος δεν έχει σχέση με υπερθρεψία. Έχει ευθεία σχέση με την πρόσληψη τρανς και από ότι φαίνεται επηρεάζει εξ ίσου και τις γυναίκες. Τελευταία μέρος του λίπους αυτού αποδίδεται και στο στρες.

Υπάρχουν πολλές πειστικές αποδείξεις ότι διαβήτης τύπου 2 έχει να κάνει επίσης με τα τρανς λίπη, γιατί τα τελευταία συμβάλλουν στην αντοχή της ινσουλίνης. Αντικαθιστούν τα ακόρεστα λίπη στη δομή της κυτταρικής μεμβράνης με συνέπεια η γλυκόζη να μην μπορεί να την διαπεράσει. Κλείνουν τις «τρύπες» και μετά από αυτό όση ινσουλίνη και να δώσει το πάγκρεας είναι άχρηστη.

Για τα τρανς λίπη δεν υπάρχει επιτρεπτή πρόσληψη. Πρέπει να αποφεύγονται τελείως. Παρά ταύτα χρησιμοποιούνται ευρύτατα, ακόμη και σε τροφές που προτιμούν παιδιά, αν και σκοτώνουν εκατοντάδες χιλιάδες άτομα ετησίως. Μόνο στην Αμερική υπολογίζεται ότι σκοτώνουν περισσότερους από 30.000 ανθρώπους το χρόνο.

Είδατε πόσο αξίζει ο άνθρωπος; Αρκεί να καταναλώνει. Ας κόπτονται περί του αντιθέτου οι απανταχού άρχοντες και ας πασχίζουν να προστατεύσουν τους «υπηκόους» τους από αόρατους εχθρούς, που βρίσκονται χιλιάδες μίλια μακριά. Το πιο σημαντικό αγαθό , το πιο ορατό, που είναι η υγεία, δεν το προστατεύουν.

Γίνεται πολύς λόγος για τα κόκκινα κρέατα, ότι είναι βλαπτικά, ότι πρέπει να τα αποφεύγουμε. Γιατί; Το κρέας, το σύμβολο της τροφικής επάρκειας του σύγχρονου ανθρώπου, γιατί στρέφεται τώρα εναντίον του;

Κατ' αρχήν το κόκκινο κρέας περιέχει υψηλά ποσοστά κορεσμένων λιπαρών οξέων τα οποία οδηγούν στη σύνθεση μεγαλυτέρων ποσοτήτων χοληστερόλης. Κατά δεύτερο λόγο στρέφεται εναντίον του από εκδίκηση, γιατί ο άνθρωπος το χάλασε και αυτό, το απαξίωσε βιολογικά. Τα κόκκινα κρέατα συμβάλλουν στην αυξημένη πρόσληψη ω-6 λιπαρών οξέων, είναι δηλαδή προφλεγμονώδη, ειδικά τα κρέατα των μυρικαστικών που προέρχονται από την εκτροφή των σταβλισμένων ζώων με αμυλούχες τροφές (καλαμπόκι). Η φυσική τροφή του ζώου είναι η χορτοτροφή, είναι δηλαδή η κυτταρίνη και όχι το άμυλο. Όταν λοιπόν εκτρέφουμε το ζώο με τροφή που δεν είναι για το ζώο αυτό, όταν το τρέφουμε με αμυλούχους υδατάνθρακες αντί με κυτταρινούχους, όταν το εκτρέφουμε ουσιαστικά με ταχυτροφή, ξένη προς τις υγιείς κυτταρικές του μνήμες, τότε το ζώο παράγει λίπος που είναι ξένο και προς τις δικές του και εν συνεχεία προς τις ανθρώπινες φυσικές απαιτήσεις. Είναι απέραντη η ανθρώπινη απληστία.

Θυμόσαστε τη νόσο των τρελών αγελάδων; Τα δύστυχα εκείνα ζώα όχι μόνο δεν τρέφονταν με κυτταρίνη, δεν τρέφονταν ούτε καν με άμυλα, τουλάχιστον αποκλειστικά. Τρέφονταν, αν και χορτοφάγα, και με ζωικής προέλευσης τροφές (!) γιατί διαπιστώθηκε ότι με αυτές πάχαιναν γρηγορότερα και άρα φθηνότερα. Οι αγελάδες τρέφονταν με υπολείμματα επεξεργασίας κρέατος. Τρέφονταν δηλαδή, σαν κανίβαλοι, με άλλες αγελάδες επεξεργασμένες. Όπως ήταν φυσικό τα ζώα ασθένησαν. Στη συνέχεια ασθένησαν και πέθαναν πολλοί άνθρωποι από την ίδια νόσο. Τότε και μόνο τότε απαγορεύτηκαν οι «ζωοτροφές» αυτού του τύπου. Χρειάστηκε να ψηφιστούν νόμοι για να ξαναγίνουν οι αγελάδες...φυτοφάγες! Ο νόμος που θα κάνει τα ζώα αυτά χορτοφάγα δεν έχει ψηφιστεί ακόμη σε καμιά χώρα. Έτσι συνεχίζουν να εκτρέφονται όχι με κυτταρίνη αλλά με αμυλούχους πολυσακχαρίτες και το λίπος τους, εννοείται και το λίπος του γάλακτος, δεν περιέχει πλέον καθόλου τα ευεργετικά ω-3 λιπαρά οξέα. Το ίδιο συμβαίνει με όλα τα κόκκινα κρέατα που προέρχονται από (σταβλισμένα) ζώα παρόμοιας εκτροφής. Όντας πλέον προοξειδωτικά έχουν καταστεί βλαπτικά.

Το περιοδικό Journal of the American College of Cardiology, της 7ης Ιουλίου 2004, κατέταξε το κόκκινο κρέας, μόνο του, στην τελευταία θέση της πυραμίδας. Τα γλυκά είναι αμέσως από κάτω, είναι δηλαδή πιο υγιεινά από αυτό. Κοντολογίς, τα κρέατα των ζώων που προέρχονται από εκτροφή σε στάβλο δεν αποτελούν πλέον ανθρώπινη τροφή. Τα αμιγώς ελευθέρας βοσκής ζώα εξακολουθούν να αποτελούν ανθρώπινη τροφή.

Βλέπουμε και στην περίπτωση αυτή το αυτονόητο, ότι δηλαδή όλα έχουν εξελιχθεί παράλληλα σε μια βιολογική διαδρομή πολλών εκατομμυρίων ετών. Ήρθε λοιπόν ο σύγχρονος άνθρωπος με την τεχνολογία του, που άγεται από την απληστία για χρήμα και παρενέβη στη ροή αυτή. Ήθελε να πουλάει λίπος και μάλιστα κακό, στην τιμή του κρέατος. Έτσι αλλοίωσε την τροφή των ζώων. Άλλαξε τη φύση του ζώου και μαζί και τη δική του. Αντικατέστησε μερικά δόντια των τροχών με άλλα διαφορετικά. Τροποποίησε το ρυθμό της μηχανής και τώρα το πληρώνει.

Έχει παρατηρηθεί ότι οι άνθρωποι που καταναλώνουν ψάρια, δυο φορές την εβδομάδα, έχουν και άλλες καλές συνήθειες. Τρώνε περισσότερες σαλάτες και φρούτα, ασκούνται και δεν καπνίζουν ή καπνίζουν λιγότερο, σε αντίθεση με όσους καταναλώνουν κόκκινα κρέατα ή κοτόπουλα, που συνήθως τα συνοδεύουν με τηγανητές πατάτες. Έτσι δεν είναι μόνο τα ω-3 λιπαρά που βοηθούν, είναι ο συνολικός τρόπος ζωής που κάνει τη διαφορά.

Είπαμε ήδη ότι δύο είναι οι καλύτερες διατροφές παγκοσμίως. Η παραδοσιακή Ιαπωνική και η Μεσογειακή. Πού οφείλεται αυτό; Γιατί συμβαίνει;

Συμβαίνει διότι η μεν Ιαπωνική βασίζεται στα ψάρια, το ρύζι και τα κηπευτικά, η δε Μεσογειακή, παραδείγματος χάρη η Κρητική, βασίζεται στα κηπευτικά, στο ελαιόλαδο και στα φρούτα. Και στις δυο συγκεκριμένες διατροφές στην αναλογία των ω-3 προς τα ω-6 επικρατούν τα ω-3. Είναι αυτό που λέμε αντιφλεγμονώδεις. *Όλο λοιπόν το μυστικό για να ελαττώσει κανείς τους κινδύνους των λανθασμένων φλεγμονών είναι να αυξήσει την πρόσληψη των ω-3 και να ελαττώσει την πρόσληψη των ω-6 λιπαρών οξέων.*

Πώς όμως διατηρούνται κατά την προετοιμασία και το μαγείρεμα οι συγκεκριμένες τροφές υγιεινές;

Είναι γνωστό ότι οι διπλοί και τριπλοί δεσμοί μεταξύ των ατόμων του άνθρακα στα μονοακόρεστα και πολυακόρεστα οξέα των ελαίων (και του ελαιόλαδου) δεν είναι ιδιαίτερα σταθεροί. Ειδικά σε υψηλές θερμοκρασίες (τηγάνισμα) οι δεσμοί αυτοί δέχονται την επίθεση του οξυγόνου και τα έλαια ταγγίζουν. Τα ταγγισμένα έλαια είναι πλήρως ανθυγιεινά, είναι τόσο όσο τα τρανς. Η παραδοσιακή Ιαπωνική κουζίνα προέβλεψε γι' αυτό. Τα ψάρια τα θέλει να τρώγονται ωμά, κομμένα σε λεπτές φέτες και χωμένα σε συνοδά φυτικά προϊόντα, ενώ η Κρητική προσθέτει το ελαιόλαδο στις σαλάτες και στα περίφημα παξιμάδια της. Η Κρητική κουζίνα έχει τηγανητά φαγητά, αλλά δεν τηγανίζει με το ίδιο ελαιόλαδο δεύτερη φορά. Τα λεγόμενα «τηγανόλαδα» τα σαπωνοποιούν. Είναι συνηθισμένη, ειδικά παλαιότερα, η εικόνα των συλλεκτών, των τηγανόλαδων που περνούν διαλαλώντας έξω από τα σπίτια και τα μαζεύουν.

Η Κρητική κουζίνα έχει κυρίως μαγειρεμένα λαδερά, όπου το λάδι, άφθονο, διατηρεί τη σύστασή του και τις ιδιότητές του. Να τονίσουμε εδώ ότι οι παλαιότεροι Κρήτες διατηρούσαν την Χριστιανική παράδοση της νηστείας με ευλάβεια. Δεν έτρωγαν κρέας (...εκείνο το κρέας) συνολικά 180 ημέρες το χρόνο. Αυτό από μόνο του λέει πολλά.

Στο σημείο αυτό, για καλύτερη εμπέδωση, θα επιχειρήσω μια ανακεφαλαίωση των θεμελιωδών ζητημάτων που μας απασχόλησαν στα προηγούμενα κεφάλαια.

ε. Οι οδηγίες

Είπαμε ότι οι ελεύθερες ρίζες γεννούν την ενδοκυττάρια οξειδωτική τάση. Ο οργανισμός με τα αντιοξειδωτικά του ένζυμα και τους συμμάχους τους, που είναι οι αντιοξειδωτικές ουσίες, μάχεται ασταμάτητα να εξουδετερώσει τις ελεύθερες ρίζες και να περιορίσει την οξειδωτική τάση, καταφέρνοντάς το αρκετά καλά μέχρις ενός σημείου. Δυστυχώς όμως δεν είναι πέρα για πέρα νικητής. Επομένως κάποιες ελεύθερες ρίζες πάντοτε θα περισσεύουν και θα δρουν βλαπτικά και μάλιστα αθροιστικά. Θα προκαλείται έτσι η οξειδωτική κόπωση του κυττάρου, που στην πράξη σημαίνει βλάβες στο γενετικό υλικό, στις πρωτεΐνες, στις μεμβράνες, σε όλα δηλαδή τα καίρια σημεία του κυττάρου. Η οξειδωτική κόπωση είναι σημαντικός παράγων γήρανσης ή καλύτερα είναι η ίδια η γήρανση.

Είπαμε επίσης ότι τα προϊόντα της καραμελοποίησης, ειδικά αυτά της μη ενζυματικής γλυκοζυλίωσης, τα γνωστά μας AGEs και οι cross-linked πρωτεΐνες, επιτείνουν την γήρανση συμβάλλοντας στις ενδογενείς φλεγμονές. Στη συνέχεια είπαμε ότι οι ενδογενείς, δηλαδή οι ανεπιθύμητες, οι λάθος φλεγμονές αποτελούν γόνιμο έδαφος για ασθένειες. Τα κορεσμένα λίπη συμβάλλουν επίσης και αυτά. *Τελικά τόσο οι ελεύθερες ρίζες όσο και τα AGEs συμμετέχουν μαζί με τα κορεσμένα και υδρογονωμένα λίπη στη δημιουργία μιας φλεγμονώδους πλατφόρμας, ενός «φλεγμονώδους ίππου» πάνω στον οποίο «ιππεύουν» οι κλασσικές πλέον ασθένειες φθοράς.* Επομένως, για να περιοριστεί (αποτραπεί) η εμφάνιση των νόσων αυτών πρέπει να εμποδιστεί η ανάπτυξη του ίππου. Η τροφοδοσία του οργανισμού πρέπει να είναι πλούσια σε αντιοξειδωτικούς παράγοντες, που σε αφθονία περιέχονται στις φυτικές τροφές, συγκρατημένη σε ζωικές πρωτεΐνες, φτωχή σε κορεσμένα λίπη, μηδενική σε υδρογονωμένα. Ο ίππος δεν μεγαλώνει σε αντιφλεγμονώδες περιβάλλον και επομένως οι 4 ιππότες της Ιατρικής Αποκάλυψης που είναι η στεφανιαία νόσος, ο διαβήτης, ο καρκίνος (εκτός από τις μορφές που εμφανίζονται σε νεαρή ηλικία)και η νόσος του Alzheimer μένουν παροπλισμένοι. Μερικές απλές συμβουλές θα μπορούσαν να ομαδοποιηθούν ως εξής:

- Περιορίστε όσο μπορείτε τα ζωικά λίπη, εκτός από αυτά που περιέχονται στα ψάρια. Αυτά να τα αυξήσετε.

- Μην τρώτε τηγανητά. Αν σπανίως τηγανίσετε κάτι, μην το κάνετε σε δυνατή φωτιά, να μην καπνίζει το λάδι. Μην εισπνέετε τον καπνό. Αποφύγετε τα τηγανητά των εστιατορίων που πιθανώς γίνονται με πολυχρησιμοποιημένα, ταγγισμένα έλαια.

- Αποφύγετε τις μαργαρίνες και όλα τα τρανς λιπαρά. Αποφύγετε και τα προϊόντα που τα περιέχουν, όπως τα κράκερ, τα κέικ και τα μπισκότα.

- Τρώτε ελάχιστο ή καθόλου βούτυρο. Ελαχιστοποιήστε τα διάφορα σπορέλαια. Τρώτε κυρίως ελαιόλαδο, είναι το πιο υγιεινό αλλά και το πιο νόστιμο.

- Μην αγοράζετε μεγάλες συσκευασίες λαδιού. Παρότι είναι σταθερό προϊόν, προστατέψετε το από τη ζέστη και τον ήλιο. Να βιδώνετε καλά το πώμα.

- Αποφύγετε τα αλλαντικά κάθε είδους, περιορίστε τα κόκκινα κρέατα στο ελάχιστο, ειδικά τα προερχόμενα από σταβλισμένα ζώα. Αποφύγετε το λίπος τους. Αντικαταστήστε τα με ψάρια. Μην τηγανίζετε τα ψάρια. Προτιμήστε τα βραστά, ψητά στο φούρνο ή στη σχάρα.

- Τα γαλακτοκομικά προϊόντα είναι μετρίως σημαντικά. Η αυξημένη κατανάλωση γαλακτοκομικών δεν συνδέεται με τη μείωση της πιθανότητας εμφάνισης οστεοπόρωσης ή άλλων νόσων. Αντίθετα συνδέεται με την αύξηση του βάρους και την επίταση μερικών νόσων.

- Πίνετε γάλα με λίγα λιπαρά, 1-1,5%. Παρόμοια να είναι και τα γιαούρτια. Να μην καταναλώνετε γαλακτοκομικά με 0% λιπαρά, δεν περιέχουν τις λιποδιαλυτές βιταμίνες.

- Αποφύγετε τα πολλά τυριά, ειδικά τα επεξεργασμένα, τα μαλακά. Τα τυριά περιέχουν πολλά λίπη, μερικά δε και πολύ αλάτι.

- Μην καταναλώνετε από όλα τα είδη γαλακτοκομικών την ίδια ημέρα. Να τα καταναλώνετε εκ περιτροπής. Προτιμάτε κυρίως τα γιαούρτια εκείνα, με 1% λιπαρά.

- Να τρώτε φρέσκες σαλάτες σε κάθε γεύμα. Να τρώτε δύο τουλάχιστον μεγάλα φρούτα ή πολλά μικρότερα ημερησίως.

- Να τρώτε ψωμί ολικής αλέσεως, να αποφεύγετε τα πολλά ζυμαρικά αλλά και τις πολλές πατάτες.

- Να προτιμάτε τις λαδερές τροφές, δηλαδή τα μαγειρεμένα όσπρια και κηπευτικά.

- Να πίνετε πολύ νερό. Να αποφύγετε τα αναψυκτικά, είτε είναι ζαχαρούχα είτε όχι, ακόμη και αυτά που ισχυρίζονται ότι είναι φυσικοί χυμοί. Να φτιάχνετε εσείς τους χυμούς σας.

- Περιορίστε γενικώς τα γλυκά και τα παγωτά. Αποφύγετε παντελώς τα γλυκά που περιέχουν βούτυρα και κρέμες γάλακτος.

- Αποφύγετε τα έτοιμα, τα προμαγειρευμένα, τα φαστ φουντ.

Αποφύγετε τις κονσέρβες, και όλα τα περιεχόμενα των πολυτελών συσκευασιών, ό,τι και αν περιέχουν, ό,τι και αν υπόσχονται, ειδικά αν έχουν μακρινή ημερομηνία λήξης.

- Ετοιμάστε την τροφή σας στο σπίτι σας με πρώτες ύλες φρέσκες, εάν είναι δυνατόν βιολογικές.

- Προσπαθήστε να μεταδώσετε στην οικογένειά σας, στα παιδιά σας ή στα εγγόνια σας τη συνήθεια της υγιεινής διατροφής. Να συζητάτε με τους φίλους σας για παρόμοια θέματα. Όσο πιο μεγάλο περίγυρο ομοϊδεατών αποκτήσετε, τόσο καλύτερα θα διατηρήσετε τις καλές σας συνήθειες.

- Τέλος, η τήρηση των οδηγιών αυτών κινδυνεύει να αποβεί ανωφελής στην περίπτωση που τρώτε πολύ. Έλεγχος λοιπόν και στις θερμίδες.

Προσπαθούμε μέχρι τώρα να κατανοήσουμε τη συμμετοχή της διατροφής μας στη διαδικασία της ενδογενούς, ανεπιθύμητης, φλεγμονής και έχουμε κατανοήσει μέχρι στιγμής το ρόλο που διαδραματίζουν τα λίπη και τα έλαια.

Πολλοί από εμάς έχουν ήδη μεγάλη οικειότητα με τις τροφές που συνιστώνται. Άλλοι έχουν λιγότερη, ενώ υπάρχουν και μερικοί που δεν έχουν καμία. Με βάση τις απλές αυτές οδηγίες είναι εύκολο να καταρτίσουμε κατάλογο με το εβδομαδιαίο οικογενειακό σιτηρέσιο που θα περιλαμβάνει, αν είναι δυνατόν, αποκλειστικά τροφές ωφέλιμες και θα κλείνει την πόρτα στις επιβλαβείς. Θα διαπιστώσουμε με έκπληξη ότι δεν είναι τόσο δύσκολο να αντικαταστήσουμε τυχόν κακές συνήθειες με άλλες καλύτερες. Σε περίπου οκτώ εβδομάδες θα έχουμε αλλάξει προς το καλύτερο. Θα έχουμε κατανοήσει και στην πράξη ποια είναι η αντιοξειδωτική διατροφή, θα την έχουμε κάνει βίωμα, ενώ παράλληλα θα έχει βελτιωθεί η υγεία μας. Δεν θα στερηθούμε πολλά. Θα στερηθούμε τελείως τα βούτυρα, τα πολλά γλυκά και ίσως μας λείψει λίγο η υπερβολική κρεατοφαγία. Εν τω μεταξύ θα έχουμε ελαττώσει όλους τους κινδύνους των ανεπιθύμητων φλεγμονών και θα έχουμε αλλάξει την προφλεγμονώδη κατάστασή μας σε αντιφλεγμονώδη, χωρίς να κάνουμε χρήση φαρμάκων για το σκοπό αυτό.

Περιγράψαμε το βούτυρο ως άκρως ανθυγιεινό και εξωβελιστέο. Του χρεώσαμε ένα σωρό ζημιές και του δείξαμε την πόρτα. Πώς όμως συμβιβάζεται, οι Γάλλοι που χρησιμοποιούν βούτυρο, σχεδόν σε όλα τους τα φαγητά, να ζουν τόσο πολλά χρόνια; Τρώνε ζωικό βούτυρο καθημερινά, τρώνε τυριά και όμως δεν επηρεάζονται, δεν αρρωσταίνουν. Έχουν από το υψηλότερο προσδόκιμο ζωής στην Ευρώπη. Είναι μεταξύ των πρώτων. Πώς εξηγείται αυτό το λεγόμενο *γαλλικό παράδοξο;*

Ερευνητές του πανεπιστημίου της Πενσυλβάνιας, που είχαν όπως φαίνεται την ίδια απορία, έψαξαν και έδωσαν την απάντηση: μια μέση μερίδα γαλλικού εστιατορίου ζυγίζει 227 γραμμάρια, ενώ η αντίστοιχη του αμερικανικού 346 γραμ. Συγκρίνοντας τις μερίδες των προμαγειρεμένων φαγητών σε γαλλικά και αμερικανικά σούπερ μάρκετ και σε βιβλία μαγειρικής διαπιστώνεται η ίδια ποσοτική διαφορά. Τέλος οι Γάλλοι παράγουν πολλά κρασιά, τα οποία πίνουν τακτικότατα. Το κόκκινο κρασί περιέχει μια ευεργετική για την υγεία ουσία τη *ρεσβερατρόλη,* που έχει την ιδιότητα να ελαττώνει την κακή, LDL, χοληστερόλη και να αυξάνει την καλή, HDL. Η ρεσβερατρόλη είναι επίσης ισχυρός αντιοξειδωτικός παράγων. *Η δράση της φαίνεται ότι βασίζεται στην ικανότητά της να διεγείρει τα γονίδια εκείνα που είναι υπεύθυνα για την επιβράδυνση της κυτταρικής γήρανσης.* Έτσι δεν υπάρχει γαλλικό παράδοξο. Το παράδοξο, σύμφωνα με την έρευνα, φαίνεται να είναι ότι υπάρχουν άνθρωποι στην κοινωνία της αφθονίας που τρώνε μικρές μερίδες και αυτοί είναι οι Γάλλοι. Σημασία έχει επίσης ότι οι Γάλλοι, πολύ συχνά ψήνουν τα φαγητά τους στον ατμό, διατηρώντας έτσι αναλλοίωτα τα συστατικά τους.

Αυτά περιλαμβάνει η βιβλιογραφία για το γαλλικό παράδοξο. Όμως κατά τις συχνές επισκέψεις μου στη Γαλλία διαπίστωσα ότι οι πολίτες της δεν είναι όπως ακριβώς τους περιγράφει η Πενσυλβάνια. Στην πραγματικότητα είναι περισσότερο λαίμαργοι.

Δεν συμπαθούν όμως τα τηγανητά, ούτε την Cola, ενώ πράγματι συμπαθούν το κόκκινο κρασί και τις σαλάτες. Το φαγητό τους δεν περιέχει τόσο λίπος. Το λίπος το περιέχουν κυρίως οι σάλτσες τους, που καταναλώνονται κατά βούληση. Επίσης τρώνε τρεις φορές την ημέρα: πρωί, μεσημέρι (12-1) και βράδυ (7-10). Με βάση τους βιορυθμούς του ανθρώπου, που εξαρτώνται από την κίνηση της Γης, η ώρα 12 έως 1 θεωρείται, βιολογικά, η κατάλληλότερη για γεύμα. Κατά σύμπτωση, αυτή την ώρα έπαιρνε και ο παππούς το γεύμα του. Θα μελαγχολήσουμε λίγο αν αναλογιστούμε ότι οι νέοι μας ξυπνούν στις έντεκα.

Το 32% των ανδρών και το 37,8 των γυναικών της Αμερικής είναι παχύσαρκοι, έχουν Δείκτη Μάζας Σώματος (ΔΜΣ) υψηλότερο του 30 την ώρα που μόνο το 7,4% των Γάλλων έχουν τόσο. Ακόμα χειρότερα είναι τα πράγματα στους υπέρβαρους με ΔΜΣ από 25 έως 30. Στη κατηγορία αυτή ανήκει το 72,2% των ανδρών και το 69,8% των γυναικών. Στη Γαλλία τα ποσοστά είναι υποπολλαπλάσια.

Οι Έλληνες βρίσκονται λίγο πίσω από τους Αμερικανούς στις μέρες μας, ακολουθώντας τους κατά πόδας. Υιοθέτησαν την κουλτούρα τους, τον πολιτισμό της σιλικόνης, και μαζί όλους τους δείκτες διαιτητικής ανοησίας και νοσηρότητας.

Οι Έλληνες με την εξαιρετική τους παράδοση, που κατάφεραν να δημιουργήσουν όλες τις δομές, εκείνες που σήμερα αποτελούν τα θεμέλια του Ευρωπαϊκού και Δυτικού πολιτισμού, τη δημοκρατία, το θέατρο, τη φιλοσοφία, την επιστήμη, το στοχασμό, σήμερα υπέστησαν λοβοτομή και τρέφονται με όποια ακαθαρσία διαφημίζεται στα ΜΜΝ (Μέσα Μαζικής Νηπιαγώγησης).

Δεν είναι βέβαια μόνον οι Έλληνες τα θύματα του καταστρεπτικού μάρκετιν. Αν ξεφυλλίσετε το βιβλίο[60] *Consumed* του Benjamin R. Barber, θα πεισθείτε ότι ο πολιτισμός μας, παρά τα όσα επιτεύγματά του, είναι ένας καταναλωτικός πολιτισμός μιας κοινωνίας νηπίων, που άγονται και φέρονται από τη σύγχρονη διαφήμιση, η οποία σκοπίμως καλλιεργεί *το ήθος της νηπιαγώγησης*.

Οι αγορές διαφθείρουν τα παιδιά, κάνουν νήπια τους ενήλικες και καταπίνουν τους πολίτες. Η σύγχρονη διαφήμιση φυτεύει την ανάγκη κατανάλωσης των προϊόντων με νηπιακές φαντασίες, παρατείνει τις ανώριμες συμπεριφορές στους ενήλικες, δημιουργεί μία εντύπωση αυταρέσκειας και υποβαθμίζει το αίσθημα ευθύνης. Ο άνθρωπος, χωρίς πλέον αναστολή, πείθεται να τρώει και να πίνει πολλές ακαθαρσίες τις οποίες μάλιστα τις θεωρεί απαραίτητες. Έτσι, χρειάζεται ένα ακόμη χάμπουργκερ και ύστερα άλλο ένα. Θεωρεί απαραίτητα τα διάφορα μαυροζούμια, περιφρονεί το νερό και μετά από όλα αυτά απαιτεί, αγωνιστικά, ένα καλύτερο σύστημα καρδιοχειρουργικής. Στην απαίτηση για καλύτερη καρδιοχειρουργική, έχει βέβαια την αμέριστη συμπαράσταση όλων των πολιτικών αποχρώσεων, αλλά και μεγάλου μέρους της ιατρικής κοινότητας. Μαζικός στραβισμός...

Χάρη στη νηπιαγώγηση αυτή, οι διαβητικοί τύπου 2 που το έτος 2000 αριθμούσαν παγκοσμίως 100 εκατομμύρια, το έτος 2015, εάν δεν ανακοπεί αυτή η τάση, θα αριθμούν 215 εκατομμύρια. Και να ήταν μόνο αυτό. Το 2020 η κατάθλιψη στο δυτικό κόσμο θα είναι η υπ' αριθμόν ένα ασθένεια. Μεγάλο ποσοστό, επομένως, των ανθρώπων εκείνης της εποχής, που δεν είναι πλέον μακρινή, θα ζει κάτω από συνεχή θεραπεία, είτε για νόσο του σώματος, είτε για νόσο της ψυχής, καταπίνοντας με την χούφτα στατίνες και χάπια της χαράς, μέσα στο απέραντο θεραπευτήριο.

Η ανθρώπινη νοημοσύνη πλέον δεν διαφέρει από αυτή των γλάρων, που άφησαν τους πεντακάθαρους γιαλούς και πήγαν στις χωματερές για να τραφούν με σκουπίδια.

Έρευνα του καθηγητή Αντωνίου Καφάτου, η οποία δημοσιεύτηκε στο American Journal of Clinical Nutrition δείχνει ότι τα επίπεδα χοληστερίνης στον Ελληνικό πληθυσμό από το 1980 μέχρι το 2006, δηλαδή μέσα σε 26 χρόνια, αυξήθηκαν κατά 36%. Με βεβαιότητα οι βάσεις για εκτόξευση συναφών ασθενειών έχουν τεθεί, μαζί και οι ανάγκες για νέα νοσοκομεία. Να δείτε που στα επόμενα 26 χρόνια τα μέσα επίπεδα της χοληστερίνης θα αυξηθούν άλλα τουλάχιστον 36% και θα προκύψουν νέες, ακόμα μεγαλύτερες, ανάγκες για νοσοκομεία. Στο τέλος ο μισός πληθυσμός θα θεραπεύει, εκ περιτροπής, τον υπόλοιπο μισό.

στ. Οι υδατάνθρακες

Στο πίνακα με τις οδηγίες προσέξατε ήδη ότι έγινε μνεία στους υδατάνθρακες. Αλήθεια τι ρόλο μπορούν να παίξουν τα θρεπτικά αυτά συστατικά στις αφύσικες φλεγμονές, με ποιο τρόπο και πόσο μπορούν να επηρεάσουν το φλεγμονώδες ή αντιφλεγμονώδες φορτίο του οργανισμού; Υπενθυμίζουμε ότι στους υδατάνθρακες, που είναι θερμιδογόνοι για τον άνθρωπο, συμπεριλαμβάνονται τα σάκχαρα και τα άμυλα. Οι κυτταρίνες είναι μεν υδατάνθρακες δεν είναι όμως θερμιδογόνες, διότι δεν διασπώνται στο πεπτικό σύστημα του ανθρώπου. Είναι όμως απαραίτητες. Επανερχόμενοι στο θέμα μας, αν δηλαδή οι υδατάνθρακες είναι αιτίες φλεγμονών, η απάντηση είναι καταφατική. *Όντως, η υπερκατανάλωση ζαχαρούχων και αμυλωδών τροφών, είτε πρόκειται για στιγμιαία υπερκατανάλωση είτε για συστηματική, είναι σημαντική αιτία φλεγμονών.*

Παρόλο που μπορεί να γίνει βαρετό, επαναλαμβάνεται ωστόσο για καλύτερη κατανόηση από τους μη ειδικούς ότι ο μηχανισμός γένεσης των συγκεκριμένων φλεγμονών είναι η μη ενζυματική γλυκοζυλίωση των πρωτεϊνών. Η ένωση ενός σακχάρου με μία πρωτεΐνη (γλυκοζυλίωση) οδηγεί στο σχηματισμό μιας γλυκοπρωτεΐνης. Αν η ένωση αυτή γίνεται με την καθοδήγηση ειδικών ενζύμων, ο δεσμός γίνεται στη σωστή θέση και η παραχθείσα γλυκοπρωτεΐνη είναι χρήσιμη. Αν γίνεται απουσία ενζύμων, τότε οι ίδιες αρχικές ουσίες ενώνονται σε άλλο σημείο. Το νέο μόριο, το προϊόν της μη ενζυματικής γλυκοζυλίωσης, το γνωστό μας AGE (γλυκοτοξίνη), παρά το ότι έχει τα ίδια επιμέρους συνθετικά, έχει διαφορετική δομή στο χώρο. Αυτό είναι αρκετό για να το κάνει οξειδωτικό και βλαπτικό.

Τα AGEs που είναι αμέτρητα, καθότι η ποικιλία των πρωτεϊνών είναι τεράστια, αποτελούν έναν σημαντικότατο παράγοντα φλεγμονών. Συνεπώς όταν τα σάκχαρα(γλυκόζη) του οργανισμού είναι αυξημένα, είναι αυξημένος και ο ρυθμός συνθέσεων των AGEs. Ο σακχαρώδης διαβήτης χαρακτηρίζεται από τα αυξημένα επίπεδα του σακχάρου στο αίμα. Συνεπώς η νόσος αυτή διευκολύνει τα μέγιστα τη σύνθεση AGEs παραγώγων και εν συνεχεία την επίταση των φλεγμονών. Εξ αιτίας αυτού ο διαβήτης είναι ύπουλη και επικίνδυνη ασθένεια με πολλές και σημαντικές επιπλοκές. Για τον ίδιο λόγο ο σακχαρώδης διαβήτης τύπου 2 υποδύεται με επιτυχία το μοντέλο της επιταχυνόμενης γήρανσης, καθότι οι δορυφορικές προς αυτόν ασθένειες είναι ίδιες με τις συνήθεις ασθένειες φθοράς.

Επιγραμματικά θα μπορούσαμε να πούμε ότι *η γλυκόζη είναι το σπίρτο που ανάβει τη φωτιά (φλεγμονή), τα δε AGEs αποτελούν το καύσιμο που την δυναμώνει.*

Μια χαρακτηριστική AGE γλυκοπρωτεΐνη είναι η A1c αιμοσφαιρίνη, διεθνώς γνωστή ως HbA1c. Η αιμοσφαιρίνη, Hb, είναι το συστατικό των ερυθρών αιμοσφαιρίων, που ως όχημα μεταφέρει το οξυγόνο στους ιστούς. Χημικώς είναι πρωτεΐνη και σε αυτήν οφείλεται το κόκκινο χρώμα του αίματος. Ακόμη και σε υγιή άτομα η γλυκόζη του αίματος ενώνεται με την αιμοσφαιρίνη, απουσία ενζύμων και μας δίνει την HbA1c. Περίπου το 6% (!) της συνολικής αιμοσφαιρίνης του αίματος του υγιούς είναι με τη μορφή αυτή. Στους διαβητικούς το ποσοστό μεγαλώνει ανάλογα με τη συνήθη μέση τιμή της γλυκόζης τους. Όταν για παράδειγμα η γλυκόζη κυμαίνεται στα 170mg/dl, η HbA1c μετριέται στο 7%. Όταν η γλυκόζη φτάσει στα 240mg/dl, η γλυκοαιμοσφαιρίνη εκτινάσσεται στο 9%. Ως ένωση είναι τόσο σταθερή που αποδομείται, όταν το αιμοσφαίριο που τη φέρει εξαλειφθεί, πεθάνει, μετά από 90 έως 120 ημέρες.

Η μέτρηση του ποσού της γλυκοζυλιωμένης αιμοσφαιρίνης είναι ένας καλός τρόπος για να εκτιμηθεί το επίπεδο της γλυκόζης του αίματος κατά τους τελευταίους μήνες. Αντίθετα, η μέτρηση του σακχάρου του αίματος μοιάζει με φωτογραφία στιγμής.

Η HbA1c αναφέρθηκε εδώ ως ένα τυπικό παράδειγμα γλυκοπρωτεΐνης κατηγορίας AGE, που στους διαβητικούς μετριέται αυξημένη. Επειδή στον οργανισμό μας υπάρχουν πάμπολλες πρωτεΐνες, υπάρχουν αυξημένες προϋποθέσεις να σχηματισθούν αντίστοιχα πολλά άλλα AGEs. Απλά στους διαβητικούς, με την αφθονία της γλυκόζης, οι προϋποθέσεις είναι περισσότερες. Κατά τον ίδιο λόγο όταν κάποιος υγιής καταναλώνει περισσότερους υδατάνθρακες, *ακόμη και περιστασιακά,* από έναν άλλο επίσης υγιή, οι προϋποθέσεις αυξάνονται επειδή το μεταγευματικό του σάκχαρο είναι πολύ ανεβασμένο. Στη μεταγευματική εκείνη φάση ο υγιής υφίσταται τις ίδιες συνέπειες με το διαβητικό. Είναι δηλαδή προσωρινά διαβητικός. Επομένως αν συνηθίσουμε να πίνουμε τον καφέ μας ή το τσάι μας χωρίς ζάχαρη, αν αποφεύγουμε τα αναψυκτικά και τα γλυκά θα κερδίσουμε πολλά. Λίγες τούρτες, πολλά γενέθλια.

Κατά τον παππού ότι είναι γλυκό στο στόμα είναι πικρό στο στομάχι (δηλ. στην υγεία) *και αντίθετα ότι είναι πικρό στο στόμα είναι γλυκό στο στομάχι.*

Μεγάλη σημασία έχει το μοριακό μέγεθος των υδατανθράκων που καταναλώνονται. Τα σάκχαρα που είναι μικρομοριακά απορροφώνται γρηγορότερα και πιο μαζικά από το έντερο και επομένως δίνουν μεγαλύτερες μεταγευματικές συγκεντρώσεις στο αίμα. Συνεπώς τα σάκχαρα έναντι των αμύλων συμβάλλουν περισσότερο στο σχηματισμό AGEs και στη συνέχεια φλεγμονών. Αν και ένα γραμμάριο ζάχαρης δίνει 4 θερμίδες, όσο δηλαδή ένα γραμμάριο αμύλου που προέρχεται λόγου χάρη από τις φακές, η ζάχαρη είναι βλαπτική ενώ οι φακές δεν είναι. Βέβαια η υπερθρεψία με αμυλούχες τροφές εκτός από αύξηση των AGEs και της φλεγμονής, ευθύνεται και για την παχυσαρκία. Όσον αφορά στους υδατάνθρακες, συνιστάται η πρόσληψή τους να μην υπερβαίνει τα όρια για να διατηρείται η διατροφή αντιφλεγμονώδης. Το 50-55% των ημερησίως προσλαμβανομένων θερμίδων μόνο θα πρέπει να προέρχεται από αυτούς και όχι περισσότερο.

Επειδή η κατανάλωση ίσης ποσότητας, ας πούμε 50 γραμμαρίων, διαφορετικών μεταξύ τους υδατανθράκων, θα δώσει μετά 2-3 ώρες διαφορετικά επίπεδα γλυκόζης στο αίμα, επινοήθηκε ο *γλυκαιμικός δείκτης* (ΓΔ) των τροφίμων. Σύμφωνα με το γλυκαιμικό δείκτη, τα τρόφιμα κατατάσσονται σε πίνακα, το *γλυκαιμικό πίνακα*, που έχει διαβάθμιση 1 έως 100. Η γλυκόζη, που για ευνόητους λόγους αποτελεί τον υδατάνθρακα αναφοράς, πήρε τη θέση 100. Αυτός είναι πλέον ο γλυκαιμικός δείκτης (ΓΔ) της γλυκόζης. Με βάση τον πίνακα αυτό, η μαλτόζη έχει δείκτη 110, η φρουκτόζη μόνον 20, ενώ τα φασόλια έχουν 38. Αυτό σημαίνει ότι η *μεταγευματική υπεργλυκαιμία* που ακολουθεί την λήψη των ανωτέρω τροφών δεν είναι ίδια για όλες. Στην πράξη αυτό σημαίνει ότι τροφές με υψηλό ΓΔ δυνητικά είναι περισσότερο προφλεγμονώδεις από άλλες με χαμηλότερο και αυτό σημαίνει ότι υπάρχουν υδατάνθρακες που είναι πολύ επιβαρυντικοί, ενώ άλλοι είναι λιγότερο. Με γνώμονα το γλυκαιμικό πίνακα φαίνεται ότι τα κηπευτικά και τα όσπρια τα πηγαίνουν αρκετά καλά. Λιγότερο καλά τα πηγαίνουν τα ζυμαρικά, τα ψωμιά και οι πατάτες, ενώ τα γλυκά φαίνεται να είναι τα πιο βλαπτικά από όλα. Ακολουθεί πίνακας με τις συνηθέστερες τροφές. Εστιάστε για λίγο πάνω του.

Γλυκαιμικός πίνακας διαφόρων τροφίμων
(τρόφιμο αναφοράς η γλυκόζη)

Γλυκόζη	100	Φασόλια φούρνου	40
Φρουκτόζη	20	Φασόλια γίγαντες	36
Μαλτόζη	105-110	Φακές	29
Σακχαρόζη	59	Ρεβίθια	30
Μέλι	90	Cornflakes	80
Μαρμελάδα	55	Πορτοκάλια	40
Άσπρο ψωμί	69	Λεμόνια	29
Ολικής αλέσεως	72	Μπανάνες	62
Σόγια	15	Αχλάδια	47
Ρύζι άσπρο	72	Σταφίδες	64
Ρύζι καστανό	66	Γάλα πλήρες	34
Βρώμη	49	Γάλα άπαχο	32
Σπαγγέτι άσπρο	50	Παγωτό	36
Σπαγγέτι ολικής	42	Γιαούρτι	36
All-Bran	51	Μαύρη σοκολάτα	22
Πατάτες βραστές	70	Σοκολάτα	70
Πατάτες ψητές	80-95	Μπισκότα	70
Πουρές	90	Αρακάς	50
Μανιτάρια	29	Μήλα	39
Πράσινα λαχανικά ντομάτες	<15		
Μαγειρεμένα καρότα	85		

ζ. Οι πρωτεΐνες.

Οι πρωτεΐνες είναι η τρίτη κατηγορία θερμιδογόνων θρεπτικών συστατικών. Η συμμετοχή τους στη φλεγμονώδη διαδικασία δεν είναι άμεση, ευθεία, όπως συμβαίνει με τα λίπη και τους υδατάνθρακες, διότι δεν έχει να κάνει τόσο με τις ίδιες τις πρωτεΐνες όσο με ό,τι τις περιτριγυρίζουν. Για παράδειγμα τα περισσότερα πρωτεϊνούχα τρόφιμα περιέχουν λίπος, που μπορεί να είναι προφλεγμονώδες (κόκκινο κρέας, κοτόπουλο) ή αντιφλεγμονώδες (παχιά ψάρια). Δεν υπάρχει σχεδόν σε κανένα τρόφιμο διαθέσιμη πρωτεΐνη 100% καθαρή. Επιπροσθέτως οι πρωτεΐνες, όχι σπάνια, περιέχουν περιβαλλοντικές τοξίνες.

Στο σημείο αυτό να υπογραμμίσουμε ότι οι ζωικής προέλευσης τροφές είναι πιο μολυσμένες από τις φυτικές επειδή οι ζωικοί οργανισμοί βρίσκονται πιο ψηλά στη διατροφική αλυσίδα και τρέφονται με άλλους που βρίσκονται χαμηλότερα. Σε κάθε σκαλί της προς τα πάνω η τροφική αλυσίδα εμπλουτίζεται με νέες περιβαλλοντικές τοξίνες, που υπήρχαν στις κατώτερες βαθμίδες. Ο άνθρωπος που βρίσκεται στη κορυφή είναι ο τελικός αποδέκτης των τοξινών που εμπεριέχονται στις τροφές.

Έχουμε ίσως όλοι ακούσει ότι οι θαλάσσιοι οργανισμοί είναι λίγο ή πολύ μολυσμένοι με βαρέα μέταλλα, ειδικά με υδράργυρο. Έχουμε ακούσει ότι οι διοξίνες ανιχνεύονται από καιρό σε καιρό στα κρέατα, στο γάλα ή τα αυγά. Έχουμε ακούσει πολλά για τα φυτοφάρμακα και τα κτηνοφάρμακα, τους ατμοσφαιρικούς ρύπους, τα αιωρούμενα σωματίδια. Ο άνθρωπος είναι ο μοναδικός δημιουργός και ο τελικός αποδέκτης όλων αυτών των ρύπων. Ο άνθρωπος και μόνον αυτός τρέφεται με θαλάσσια, χερσαία και φυτικά όντα. Με όλα.

Για τον υδράργυρο, με την ευκαιρία, να πούμε ότι είναι το μόνο υγρό μέταλλο και είναι τοξικότατος. Είναι ο χειρότερος ρυπαντής των θαλάσσιων τροφών. Μας ενδιαφέρει να γνωρίζουμε κάτι παραπάνω, γιατί πολύ πιθανόν να περιέχεται και στα ψάρια που τρώμε.

Ο υδράργυρος, δυστυχώς, χρησιμοποιείται από τη βιομηχανία

σε πολλές εφαρμογές. Κατά συνέπεια, πολύ εύκολα μπορεί να βρεθεί στα νερά μέσω των βιομηχανικών λυμάτων. Στα νερά μετατρέπεται σε *μεθυλυδράργυρο,* που είναι ακόμη πιο τοξικός. Ο μεθυλυδράργυρος, μέσα από την τροφική αλυσίδα, εισέρχεται στον οργανισμό των ψαριών, όπου αθροίζεται. Καταναλώνοντας ο άνθρωπος τα (μολυσμένα) ψάρια τρώει και όλο τον υδράργυρο τον οποίο αυτά περιέχουν. Η τοξίνη αθροίζεται στη συνέχεια στον άνθρωπο.

Ο μεθυλυδράργυρος διαπερνά τον πλακούντιο φραγμό και στη συνέχεια τον αιματοεγκεφαλικό και έτσι μπορεί να εμποδίσει τη διανοητική ανάπτυξη των παιδιών, ακόμα και πριν τη γέννηση. Το ίδιο γίνεται και μετά τη γέννηση.

Η *Μινιμάτα* είναι ένα μικρό λιμάνι[61] της Ιαπωνίας. Εκεί χύνονταν τα απόβλητα βιομηχανίας, η οποία χρησιμοποιούσε υδράργυρο. Ακόμη και σήμερα, αν και πέρασαν 50 χρόνια, εμφανίζονται τα δυσμενή αποτελέσματα από τη βρώση ψαριών δηλητηριασμένων με μεθυλυδράργυρο. Ακόμη και σήμερα γεννιούνται στην περιοχή παιδιά με σοβαρότατες δυσμορφίες και ανωμαλίες.

Θαλάσσιοι κόλποι που βρίσκονται δίπλα σε βιομηχανικές περιοχές ή μεγάλα αστικά κέντρα είναι, όπως δείχνουν οι μετρήσεις, ιδιαίτερα μολυσμένοι με πολλά βαριά μέταλλα, με μόλυβδο, χαλκό, ψευδάργυρο, σίδηρο πέρα από τον υδράργυρο. Κατά συνέπεια τα αλιεύματα των περιοχών αυτών είναι βεβαρημένα.

Ο άνθρωπος τρώει ότι πετάει, ότι κολυμπάει, ότι περπατάει, ότι φυτρώνει και όλα αυτά μαζί τρώνε τον άνθρωπο, έλεγε ο παππούς. Η ρήση του είναι σωστή. Ο παππούς βέβαια περιέγραφε όχι μόνο τη λαιμαργία που χαρακτηρίζει τον άνθρωπο αλλά και την πολυφαγία. Αλλά αν το δούμε και από άλλη οπτική γωνία, αποδίδεται πλήρως η βλαπτικότητα της πολυσυλλεκτικής διατροφής του ανθρώπου η οποία τον τοποθετεί στην κορυφή της αλυσίδας, ειδικά στις μέρες μας που η περιβαλλοντική μόλυνση έχει διεισδύσει παντού.

Οι τοξικοί περιβαλλοντικοί παράγοντες που εισέρχονται στον οργανισμό μας με την τροφή είναι προσκολλημένοι εν μέρει στο λίπος, κυρίως όμως μεταφέρονται με τις πρωτεΐνες. Μέσα στο σώμα οι τοξίνες εκδηλώνουν φλεγμονώδη συμπεριφορά.

Αν έχετε θορυβηθεί με τις τοξίνες και τα ψάρια δεν είναι λόγος να σταματήσετε να τα τρώτε. *Τα οφέλη της κατανάλωσης ψαριών υπερνικούν κατά πολύ τους πιθανούς κινδύνους.* Οι κίνδυνοι μετριάζονται κι άλλο αν τρώτε ψάρια που δεν έχουν αναπτυχθεί πλήρως, τα μικρότερα δηλαδή, ή αν τρώτε διαφορετικά είδη ψαριών και όχι τα ίδια συνέχεια.

Ο ξιφίας και ο καρχαρίας (όσο πιο μεγάλοι είναι τόσο περισσότεροι είναι θεωρητικά και οι τοξικοί παράγοντες που περιέχουν) να μη προτιμώνται. Ωστόσο σε ψάρια όπως το σκουμπρί, η ρέγγα, η σαρδέλα, ο σολομός ή η πέστροφα δεν έχουν βρεθεί υψηλά επίπεδα υδραργύρου και επομένως είναι ακίνδυνα.

Θα μπορούσε να ισχυριστεί κανείς ότι οι άνθρωποι που επιλέγουν να είναι φυτοφάγοι βρίσκονται σε σχετικά πλεονεκτική θέση έναντι των υπολοίπων. Όσον αφορά στη διατροφική πρόσληψη περιβαλλοντικών ρύπων αυτό είναι σωστό. Αποφεύγουν πράγματι τη σημαντική κατηγορία των ρύπων που απαντώνται στα ζωικά τρόφιμα και έχουν να κάνουν μόνο με ό,τι επιβαρύνει τα φυτικά. Αυτή η μονοφαγία έχει όμως πολλά αδύνατα σημεία. Με μεγάλη δυσκολία ο οργανισμός τους βρίσκει τις δομικές ενώσεις εκείνες τις οποίες δεν μπορεί μόνος του να συνθέσει, τα ω-λιπαρά οξέα και τα αναντικατάστατα αμινοξέα για παράδειγμα. Μια χρυσή τομή, που παρακάμπτει, εν μέρει, όλα τα προβλήματα και επιτυγχάνει το μέγιστο δυνατό όφελος, είναι να περιοριστεί στο ελάχιστο η βρώση κρέατος, να συμπληρωθεί με ψάρια και να αυξηθεί η κατανάλωση οσπρίων που έχουν πρωτεΐνες καλής ποιότητας. Ψάρια, όσπρια, κηπευτικά και φρούτα είναι τα κλειδιά της υγείας. Για τις αναγκαίες λοιπόν πρωτεΐνες σας:

- Προτιμάτε ψάρια, έχουν πρωτεΐνες άριστης ποιότητας.

- Προτιμάτε ψάρια που δεν βρίσκονται στο μέγιστο της ανάπτυξής τους, γιατί δυνητικά περιέχουν λιγότερες τοξίνες.

- Προτιμάτε άπαχα γαλακτοκομικά προϊόντα, κυρίως γιαούρτια, όχι τυριά. Τρώτε τα με μέτρο και εκ περιτροπής.

• Τρώτε κυρίως φυτικές πρωτεΐνες όπως φασόλια, φακές, ρεβίθια, σόγια μη μεταλλαγμένη.

Συχνά εξυμνώ τις καλές πρωτεΐνες των φασολιών. Πράγματι, οι πρωτεΐνες του κρέατος κάνουν το αίμα μας ελαφρά πιο όξινο και αυτό με τη σειρά του απομακρύνει μέρος του ασβεστίου από τα οστά. Οι πρωτεΐνες των φασολιών δεν το κάνουν αυτό.

Ίσως κάποιος, εύλογα, ν' αναρωτιέται ότι όταν τρώμε πολλά βούτυρα ή λιπαρά κρέατα αυξάνουμε το *φλεγμονώδες φορτίο* του οργανισμού μέσα από το δρόμο της χοληστερόλης. Όταν τρώμε πολλούς υδατάνθρακες, έστω στιγμιαία, αυξάνουμε επίσης το φλεγμονώδες φορτίο μέσα από τις μη ενζυματικές γλυκοπρωτεΐνες, τα AGEs. Όταν τρώμε πολλές πρωτεΐνες, φυτικές ή ζωικές, δεν εντείνουμε τις φλεγμονές μέσα από τον ίδιο δρόμο των AGEs; Δηλαδή, όταν τρώμε πολλές πρωτεΐνες δεν έχουμε αυξημένες τιμές πρωτεϊνών στο αίμα και άρα αυξημένες συνθέσεις AGEs; Η απάντηση είναι αρνητική: *δεν έχουμε*. Δεν έχουμε, διότι οι πρωτεΐνες που τρώμε διασπώνται στο έντερο, με την πέψη, σε αμινοξέα. Η πρωτεϊνική αλυσίδα σπάει και διαλύεται σε μεμονωμένους κρίκους. Με τη μορφή αυτή απορροφώνται οι πρωτεϊνούχες τροφές. Τα αμινοξέα στη συνέχεια χρησιμοποιούνται για τη σύνθεση νέων πρωτεϊνών, που γίνεται στα ριβοσωμάτια και στη συνέχεια χρησιμοποιούνται για τις λειτουργικές, δομικές και αναγεννητικές ανάγκες του οργανισμού. Αν υπάρχει ενεργειακή ανάγκη, χρησιμοποιούνται και προς το σκοπό αυτό. Η περίσσεια των αμινοξέων μετατρέπεται σε λίπος και αποθηκεύεται. Η περίσσεια του τροφικού σακχάρου είναι αυτή που ενώνεται *με τις δικές μας λειτουργικές και δομικές πρωτεΐνες*, όχι τις τροφικές και παράγει τα AGEs. Θυμάστε, υποθέτω, την περίπτωση της HbA1c αιμοσφαιρίνης. Ο οργανισμός συνθέτει αιμοσφαιρίνη για λειτουργικό σκοπό, για να μεταφέρει το οξυγόνο. Έρχεται η γλυκόζη, ενώνεται τυχαία μαζί της και ακυρώνει ένα σημαντικό της ποσοστό, που είναι μεγαλύτερο στους διαβητικούς. Το ίδιο γίνεται και με άπειρες άλλες πρωτεΐνες.

η. Άλλοι αντιφλεγμονώδεις παράγοντες

Είδαμε τη συμμετοχή που έχουν τα μακροθρεπτικά (λίπη-υδατάνθρακες-πρωτεΐνες) θρεπτικά συστατικά στη δημιουργία φλεγμονώδους περιβάλλοντος στο οργανισμό. Είδαμε επίσης σε προηγούμενα κεφάλαια την αξία που έχουν τα μικροθρεπτικά (βιταμίνες, ιχνοστοιχεία, αντιοξειδωτικοί παράγοντες) θρεπτικά συστατικά στην υγεία. Θα επιμείνουμε για λίγο στα μικροθρεπτικά συστατικά και θα κλείσουμε το κεφάλαιο της αντιφλεγμονώδους διατροφής με αυτά, αλλά και με οτιδήποτε άλλο προάγει το αντιφλεγμονώδες περιβάλλον του οργανισμού.

Το γαλλικό παράδοξο εξηγείται εν μέρει από τη θετική επίδραση της ρεσβερατρόλης, που περιέχεται στο κρασί. Το κρασί όμως περιέχει και αλκοόλη, που είναι με τον τρόπο της το ίδιο ευεργετική με την ρεσβερατρόλη. Η αλκοόλη, σε μικρή ποσότητα, δρα χαλαρωτικά στα αιμοφόρα αγγεία και μέσα από τη δράση αυτή αποδεικνύεται ευεργετική για τη μικροκυκλοφορία και κατά συνέπεια και για τη συνολική κυκλοφορία. Ελαττώνει τις αγγειακές αντιστάσεις, την αρτηριακή πίεση και κατά συνέπεια «ξεκουράζει» την καρδιά και βελτιώνει τον καρδιακό ρυθμό. Η βελτίωση της λειτουργίας ενός οργάνου ή ενός συστήματος έχει άμεση σχέση με την αντιφλεγμονώδη τροπή που παίρνει η ομοιοστασία του οργάνου, είτε αυτό είναι η καρδιά είτε το ήπαρ είτε ο εγκέφαλος.

Οίνος ευφραίνει καρδίαν ανθρώπου. Πράγματι σε χαμηλή συγκέντρωση η αλκοόλη πέρα από τη χαλάρωση των αγγείων χαλαρώνει και την ψυχική τάση. Έχει δηλαδή και μια επιπρόσθετη ωφέλεια μέσα από το νευροορμονικό δρόμο. Βέβαια σε ψηλότερες συγκεντρώσεις η αλκοόλη κάνει ακριβώς το αντίθετο. Δρα διεγερτικά, κάνει τον άνθρωπο να υποτιμά τον κίνδυνο και να υπερεκτιμά τον εαυτό του, ενώ δρα ευθέως βλαπτικά σε πολλά όργανα, κυρίως στο ήπαρ και στον εγκέφαλο.

Μια άλλη κατηγορία ουσιών ευεργετικών είναι οι *ανθοκυανίνες*, ουσίες που περιέχονται με το παραπάνω σε πολλά φρούτα και κηπευτικά. Η μελιτζάνα συμπεριλαμβάνεται σε αυτά. Ας δούμε περισσότερα για τις ανθοκυανίνες και με την ευκαιρία για τις μελιτζάνες.

Οι ανθοκυανίνες τόσο in vivo όσο και in vitro, αποδείχτηκαν πειραματικά ότι παρέχουν ισχυρή προστασία από τις βλάβες που προκαλούν τόσο οι ελεύθερες ρίζες όσο και η υπεριώδης ακτινοβολία. Οι ενώσεις αυτές επίσης προστατεύουν το ήπαρ από βλάβες και έχουν αξιοσημείωτη αντιυπερτασική δράση. Βελτιώνουν την όραση και εκτός από την αντιφλεγμονώδη συνεισφορά έχουν να μας επιδείξουν ακόμη και αντιμικροβιακή δράση. Δεν σταματά εδώ η ωφέλειά τους, αφού είναι διαπιστωμένη η καταστολή του πολλαπλασιασμού των ανθρωπίνων καρκινικών κυττάρων. Εξ αιτίας του εύρους των δραστηριοτήτων τους, οι ανθοκυανίνες παίζουν σημαντικότατο ρόλο στη πρόληψη ασθενειών που έχουν σχέση με τον τρόπο ζωής όπως είναι ο καρκίνος, ο διαβήτης, οι καρδιοπνευμονικές και οι νευρολογικές παθήσεις.

Το πιο πάνω κείμενο ήταν τυπωμένο στην όψη του προγράμματος του Διεθνούς Εργαστηρίου για τις Ανθοκυανίνες, που διεξήχθη τον Ιανουάριο του 2004 στο Σίδνεϋ της Αυστραλίας.

Ανθοκυανίνες εμπεριέχονται επίσης στα βατόμουρα, στα κεράσια, στα κόκκινα σταφύλια, στα κόκκινα λάχανα και στα τεύτλα.

Οι ανθοκυανίνες είναι μέρος μιας μεγάλης ομάδας φυτικών ουσιών που ονομάζονται *φλαβονοειδή*. Παλαιότερα τα βλέμματα των επιστημόνων ήταν στραμμένα στις βιταμίνες και τα ιχνοστοιχεία. Τώρα, μετά την κατάρρευση του μύθου τόσο των βιταμινών όσο και των ιχνοστοιχείων, στρέφονται στα φλαβονοειδή ή αλλιώς *πολυφαινόλες*. Οι πολυφαινόλες φαίνεται πως θα μας απασχολούν όλο και περισσότερο στο εξής. Οι ουσίες αυτές υπάρχουν μόνο στα φυτά και αποτελούν τμήμα του αμυντικού μηχανισμού τους απέναντι σε μύκητες, έντομα και επιβλαβείς οργανισμούς. Στον άνθρωπο έχουν επίδραση αντιφλεγμονώδη και απ' ότι φαίνεται ανακόπτουν την ανάπτυξη των καρκινικών κυττάρων. Τροφές πλούσιες σε φλαβονοειδή και συνεπώς σε ανθοκυανίνες είναι τα μήλα, τα σταφύλια, τα πορτοκάλια τα μπρόκολα και τα κρεμμύδια. Η *τανίνη* του κρασιού και η *κατεχίνη* του

τσαγιού ανήκουν στα φλαβονοειδή. Για την αντιοξειδωτική δρά-
ση του τσαγιού[62], ειδικά του πράσινου κινέζικου, δεν αμφιβάλλει
πλέον κανείς. Ο φυσικός τακτισμός του ανθρώπινου κυττάρου
προς κάθε τι αντιοξειδωτικό αναγνώρισε γρήγορα το τσάι ως
ωφέλιμο και ευεργετικό και κατέστησε το ρόφημα αυτό δεύτερο
σε κατανάλωση υγρό, μετά το νερό.

Αντιοξειδωτικές πολυφαινόλες περιέχονται επίσης στη μαύρη
σοκολάτα για την οποία τελευταία γίνεται πολύς λόγος, ίσως
λίγο υπερβολικός, αλλά και στο ανεκτίμητο παρθένο ελαιόλαδο.

Το σκόρδο είναι ένα άλλο κηπευτικό με επίσης σημαντική ωφέ-
λεια. Είναι γνωστό από την αρχαιότητα. Οι εργάτες που έχτισαν
τις πυραμίδες έτρωγαν κάθε πρωί μια σκελίδα σκόρδο ως τονω-
τικό και αντισηπτικό συμπλήρωμα. Στην αρχαία Ελλάδα κατά
τους Ολυμπιακούς αγώνες οι αθλητές έτρωγαν σκόρδα. Γενικά
στη μακραίωνη ιστορία του ανθρώπου το σκόρδο διαδραματίζει
σημαντικό διατροφικό και θεραπευτικό ρόλο.

Στον πρώτο παγκόσμιο πόλεμο χρησιμοποιήθηκε ως αντιση-
πτικό των τραυμάτων, ύστερα από παρότρυνση του Παστέρ ο
οποίος διαπίστωσε ότι έχει αντιφλεγμονώδεις και αντισηπτικές
ιδιότητες.

Στις μέρες μας συχνά βλέπουμε δημοσιεύματα που αναφέρο-
νται σ' αυτό. Τα πιο ενδιαφέροντα και εμπεριστατωμένα είναι
δύο. Ένα του περιοδικού New Scientist και ένα της επιθεώρησης
Molecular Cancer Therapeutics. Και τα δύο αποδίδουν στο σκόρ-
δο αντικαρκινική δράση. Η δράση αυτή οφείλεται στην ουσία
αλλισίνη που συντίθεται όταν κατά το μαγείρεμα ή τη μάσηση
καταστρέφονται οι κυτταρικές μεμβράνες του σκόρδου. Απε-
λευθερώνονται τότε ουσίες που λέγονται *αλιίνες* και αντιδρούν
μεταξύ τους σχηματίζοντας την αλλισίνη, μια ένωση ασταθή.
Πειραματικά απεδείχθη ότι η ένωση αλιίνης με αλιίνη και ο σχη-
ματισμός αλλισίνης μέσα σε καρκινικά κύτταρα τα καταστρέφει.

Εκτός από τις δύο παραπάνω δημοσιεύσεις, έχουν δει το φως
περισσότερες από 350 επιστημονικές μελέτες μεγάλων πανεπι-
στημίων αλλά και εγκύρων ερευνητικών κέντρων που συμφω-

νούν ότι το σκόρδο μόνο ευεργετήματα προσφέρει στην υγεία. Σύμφωνα με αυτές το σκόρδο ελαττώνει τα υψηλά επίπεδα της χοληστερόλης, (ο Δρ Στήβεν Γουορκόβσκι του Ιατρικού Κολεγίου της Νέας Υόρκης ισχυρίζεται ότι μισή σκελίδα σκόρδου ημερησίως ελαττώνει τη χοληστερόλη κατά 10 έως 20% μετά από 4 εβδομάδες) επίσης χαμηλώνει την υψηλή αρτηριακή πίεση. Το σκόρδο ελέγχει τα επίπεδα της ομοκυστεΐνης, αναχαιτίζει την οξείδωση της LDL, μειώνει τη συνάθροιση των αιμοπεταλίων και το σχηματισμό θρόμβων, βελτιώνει την κυκλοφορία του αίματος διευρύνοντας τα αγγεία, βελτιώνει την ανταπόκριση του ανοσοποιητικού. Βελτιώνει την εγκεφαλική λειτουργία καθώς και την ηπατική.

Ο ερευνητής του καρκίνου[63] του παχέος εντέρου Dr John Thomas Pinto ανακοίνωσε ότι χημική ουσία SAMC που είναι η S-allymercaptocysteine, μια θειούχα υδατοδιαλυτή ουσία που βρίσκεται στο σκόρδο, μπορεί να σταματήσει τη διαίρεση των καρκινικών κυττάρων του παχέος εντέρου και να ανασχέσει τον συγκεκριμένο καρκίνο. Μάλιστα τα συγκεκριμένα κύτταρα εξαναγκάζονται σε απόπτωση.

Ένα κομματάκι σκόρδο κάνει, χωρίς τυμπανοκρουσίες, χωρίς παρενέργειες, πολλά περισσότερα από τις ανεκδιήγητες φυτικές στερόλες, που εκτός των άλλων πωλούνται πανάκριβα και εγκυμονούν κινδύνους. Κατά τις παραπάνω έρευνες, το ταπεινό σκόρδο εκτός από αντιβιοτικές, αντιϊκές, αντιπηκτικές και αποσυμφορητικές δράσεις, επιδεικνύει σημαντική προστατευτική δράση ενάντια στη γήρανση των εγκεφαλικών κυττάρων.

Προσέξτε τώρα γιατί η παραδοσιακή Ελληνική κουζίνα είναι αντιφλεγμονώδης. Ένα συνηθισμένο και γευστικότατο ελληνικό έδεσμα είναι η μελιτζανοσαλάτα. Παρασκευάζεται με μελιτζάνα σκόρδο και ελαιόλαδο, δηλαδή με τρία συνηθισμένα αντιφλεγμονώδη προϊόντα. Μερικοί προσθέτουν και ένα τέταρτο, πλούσιο σε ω-3 λιπαρά οξέα, καρύδι. Σε μερικές περιοχές της Μεσογείου προσθέτουν επί πλέον και σπυριά ή χυμό από ρόδι, που είναι γεμάτος με πολυφαινόλες. Αλλά δεν είναι μόνον αυτό. Η μελιτζάνα περιέχει και πολλές άπεπτες ίνες, το 2,5% του βάρους της, καθώς και σημαντική ποσότητα του ιχνοστοιχείου Μαγνησίου. Τα 100 γραμμάρια μελιτζάνας περιέχουν 12,5 mgr μαγνησίου, ποσότητα σημαντική για την ημερήσια ανάγκη μας. Το μαγνήσιο είναι απαραίτητο σε περίπου 300 κυτταρικές αντιδράσεις και λειτουργίες. Είναι απαραίτητο για την υγεία των οστών, των εγκεφαλικών και μυϊκών κυττάρων. Η επάρκεια μαγνησίου περιορίζει τον κίνδυνο εμφάνισης σακχαρώδη διαβήτη τύπου 2, περισσότερο μάλιστα στις υπέρβαρες γυναίκες.

Βρείτε μου, παρακαλώ, ένα φάρμακο ή παραφάρμακο που μπορεί να κάνει ό,τι η σαλάτα αυτή, όντας παράλληλα γευστική, χορταστική, φτηνή και χωρίς παρενέργειες.

Το σκόρδο και η μελιτζάνα επελέγησαν εδώ τυχαία. Μάλιστα η μελιτζάνα δεν είναι το κηπευτικό που έχει την ανώτερη διατροφική αξία. Είναι μέτρια από την άποψη αυτή. Παρ' όλα αυτά, πιστεύω, σας εντυπωσίασε. Η εκτεταμένη αναφορά στο σκόρδο και στην μελιτζάνα έγινε για να λάβετε μια ιδέα τι είναι αυτός ο θησαυρός που εκτίθεται στον πάγκο του μανάβη σας. Υπάρχουν άλλα κηπευτικά παρόμοια ή καλύτερα. Για παράδειγμα θα μπορούσαμε να μιλάμε για το σπανάκι και για τη ντομάτα επί ώρες. Η φύση έφτιαξε το καλύτερο φαρμακείο. Τα κηπευτικά με το ελαιόλαδο κάνουν απίστευτα υγιεινούς συνδυασμούς. Το ίδιο κάνουν και τα όσπρια. Αν προσθέσετε και τα θαλασσινά, έχετε αυτό που λέμε Αντιφλεγμονώδη Διατροφή.

Δεν θα ξεχάσω ποτέ τα γνήσια μεσογειακά φαγητά που μαγειρεύει η κυρία Ετσέ Ακσού. Η κυρία αυτή διατηρεί εστιατόριο στο Βόσπορο, μαγειρεύει η ίδια και σερβίρει μοναδικά πιάτα που στηρίζονται κυρίως στα λαχανικά και το ελαιόλαδο, μια επιρροή από την κρητική κουζίνα, που είχε επιβιώσει στη γειτονιά της Σμύρνης όπου μεγάλωσε. Σύμφωνα με την κυρία Ακσού, *πίσω από ένα καλό πιάτο φαγητού υπάρχει μια καρδιά που αγαπάει.* Πίσω από ένα πιάτο σαν το δικό σας υπάρχει πρώτα απ' όλα μια υγιής καρδιά κυρία Ετσέ, που στη συνέχεια αγαπάει.

Τα *καροτινοειδή* είναι μια άλλη τεράστια ομάδα αντιοξειδωτικών παραγόντων που απαντώνται στα κηπευτικά και στα φρούτα, ειδικά αυτά που έχουν σκούρο κίτρινο και κόκκινο χρώμα. Είναι γνωστές περισσότερες από 600 καροτινοειδείς ενώσεις. Τα φυτά τις συνθέτουν σε τόση μεγάλη ποικιλία και ποσότητα, ακριβώς λόγω της ισχυρής αντιοξειδωτικής τους ιδιότητας. Χωρίς αυτές δεν θα μπορούσαν να επιβιώσουν, θα έπεφταν θύματα της ηλιακής ακτινοβολίας και της βλαπτικής δράσης του οξυγόνου, το οποίο τα ίδια παράγουν με τη φωτοσύνθεση. Για το λόγο αυτό επάνω στα καροτινοειδή βάσισαν τα φυτά τα ισχυρότατα αντιοξειδωτικά τους συστήματα. Καταναλώνοντας ο άνθρωπος φυτικής προέλευσης τροφές παίρνει έτοιμα σε αφθονία τα αντιφλεγμονώδη αμυντικά αυτά συστατικά, στην καλύτερή τους μορφή που είναι η ομαδική συνύπαρξή τους. Μάλιστα, οι φυτοφυσιολόγοι πιθανολογούν ότι εξ αιτίας αυτών επέζησε και ο άνθρωπος ως είδος, όταν στο μακρινό παρελθόν ο ήλιος ήταν περισσότερο βλαπτικός. Ο ανθρώπινος οργανισμός συνθέτει τη βιταμίνη Α από β-καροτένιο, που περιέχουν οι τροφές του σε αφθονία.

Ακολουθεί πίνακας με μερικές τροφές που επιλέχθηκαν τυχαία.

Τροφές πλούσιες σε αντιοξειδωτικές ουσίες.

Βατόμουρα	5,746 mmol/μερίδα,	
Καρύδια	3,721	- // -
Φράουλες	3,584	- // -
Αγκινάρες	3,559	- // -
Καφές	2,959	- // -
Χυμός σταφυλιών	2,557	- // -
Κεράσια	2,205	- // -
Κόκκινο κρασί	2,199	- // -
Χυμός ανανά	1,859	- // -
Δαμάσκηνα ξερά	1,715	- // -
Κόκκινο λάχανο	1,614	- // -
Χυμός πορτοκαλιού	1,510	- // -
Χυμός μήλου	1,350	- // -
Πορτοκάλια	1,261	- // -
Δαμάσκηνα	1,205	- // -
Φασόλια	1,120	- // -
Σπανάκι	1,040	- // -
Δημητριακά ολικής αλέσεως	1,024	- // -
Σοκολάτα χωρίς ζάχαρη	1,001	- // -

Ο πίνακας περιλαμβάνει ένα τυχαίο δείγμα φρούτων, κηπευτικών και τροφίμων, που δεν είναι ούτε τα σπουδαιότερα, ούτε τα συνηθέστερα. Λείπουν για παράδειγμα οι κόκκινες πιπεριές ή τα βερίκοκα. Λείπουν τα ρόδια, οι ντομάτες και άπειρα άλλα, που κατέχουν υψηλή θέση στον πίνακα και εκτίθενται στον πάγκο του μανάβη σας.

Αξιοπρόσεχτο είναι πως το μαγείρεμα φαίνεται ν' αυξάνει τις αντιοξειδωτικές ιδιότητες των περισσοτέρων τροφών. Στη ντομάτα, για παράδειγμα, το *λυκοπένιο*, που δίνει το χρώμα και τη λάμψη στο κηπευτικό, κατά το μαγείρεμα γίνεται πιο δραστικό. Το λυκοπένιο, που υπάρχει και στο καρπούζι, προστατεύει τον προστάτη από τον καρκίνο. Εξαίρεση αποτελούν το ρύζι, τα μακαρόνια και το καλαμπόκι, στα οποία μετά το μαγείρεμα ελαττώνονται τα αντιοξειδωτικά.

Να μην παρασυρθείτε και πιστέψετε ότι η κατανάλωση αποκλειστικά τροφών που βρίσκονται στην κορυφή της λίστας θα σας χαρίσει περισσότερη υγεία. Εάν ήδη έχετε σκεφτεί να κάνετε κάτι τέτοιο, κινδυνεύετε να γίνετε ορθορεκτικοί, πράγμα που δεν το θέλουμε. Κανείς δεν μπορεί να ζήσει πολύ και να είναι υγιής τρώγοντας μόνο... καρύδια. Πρέπει να τρώει από όλα.

Μερικοί από εμάς, όταν ακούνε τη λέξη «αντιοξειδωτικό», αυτόματα σκέφτονται ότι «είναι κάτι πολύ καλό για την υγεία μας». Στο μυαλό μας τα αντιοξειδωτικά είναι οι καλοί φίλοι. Είναι αυτοί που, στο «σενάριο του μεταβολισμού», σκοτώνουν τους κακούς, τις ελεύθερες ρίζες. Σ' αυτό συμβάλλει και το συνθετικό «*αντι*» που περιέχει το όνομά τους. Η πραγματικότητα όμως είναι τελείως διαφορετική. Η υπερκατανάλωση αντιοξειδωτικών κάνει τελικά κακό, γιατί από ένα σημείο και μετά αλλάζουν ρόλο και στρατόπεδο και δρουν ως *προοξειδωτικά*. Δρουν ως *προοξειδωτικά* αυτά που περιέχονται στα μπουκαλάκια. Ποτέ δεν θα δράσουν έτσι τα περιεχόμενα στις τροφές, πρώτα και κύρια γιατί βρίσκονται σε ισορροπία μέσα σε ομάδες ομοειδών και μετά γιατί δεν υπάρχει περίπτωση να φάει κανείς τόσα πολλά.

Εδώ τελειώνει το κεφάλαιο της αντιφλεγμονώδους διατροφής. Εξυπακούεται ότι δεν πρόκειται για δίαιτα με τη στενή έννοια του όρου. Δεν έχει χρονική διάρκεια και σκληρούς περιορισμούς. Πρόκειται για *ισόβια διατροφή* προσανατολισμένη σε βρώση προϊόντων πλούσιων σε παράγοντες που συμβάλλουν στη δημιουργία του τόσο επιθυμητού, αντιφλεγμονώδους φορτίου του οργανισμού μας.

Όπως το σαπούνι πλένει και καθαρίζει την επιδερμίδα μας, τα μαλλιά μας, τα νύχια μας έτσι και η αντιφλεγμονώδης διατροφή αποτοξινώνει και «καθαρίζει» τα κύτταρα, τους ιστούς και τα όργανά μας. Τα βασικά της καλής υγείας έχουν την αρχή τους στο κυτταρικό επίπεδο. Εκεί ακριβώς στοχεύει η σωστή διατροφή.

Οι περισσότεροι άνθρωποι αναζητούν μια λύση στο διατροφικό τους πρόβλημα, όταν αντιλαμβάνονται ότι δεν πάει καλά. Όμως ο έλεγχος του προβλήματος σημαίνει *να βρούμε έναν τρόπο να απολαμβάνουμε την τροφή και να τρώμε ταυτόχρονα υγιεινά για όλη μας τη ζωή.* Η αντιφλεγμονώδης διατροφή δεν είναι διατροφή με στερήσεις. Αντιθέτως, περιλαμβάνει τεράστια ποικιλία εδεσμάτων, που είναι και νόστιμα και χορταστικά.

Η αντιφλεγμονώδης διατροφή δεν είναι ένα παράθυρο ευκαιρίας. Είναι μια πόρτα που σας εισάγει σε περισσότερη και καλύτερη ζωή. Ανοίξτε την, γιατί μπορεί ταυτόχρονα να *προλάβει ή να θεραπεύσει μια ασθένεια,* αθόρυβα, σίγουρα και εγγυημένα. Η διατροφή αυτή μπορεί να εξισορροπήσει ένα σύνολο πολλών παραγόντων κινδύνου.

Η αντιφλεγμονώδης διατροφή απευθύνεται σε όλους τους ανθρώπους, κάθε ηλικίας. Δεν έχει όμως την ίδια αποδοχή απ' όλους. Οι άνθρωποι των οποίων η ζωή διέπεται από τη συνειδητότητα των επιλογών και την αυτοπειθαρχία, θα βρουν γνώριμες πολλές από συμβουλές του βιβλίου. Τις υπόλοιπες θα τις ασπαστούν με προθυμία. Οι άλλοι θα ακολουθήσουν με δυσκολία τις παραινέσεις. Αλλά και αυτοί θα ωφεληθούν σημαντικά αν καταφέρουν να εφαρμόσουν ακόμη και κλάσμα των οδηγιών. Η σωστή διατροφή προϋποθέτει αλλαγή στην αντίληψή μας για την υπευθυνότητα.

Πόσο όμως πρέπει να τρώμε από αυτά τα υγιεινά και νόστιμα φαγητά; Γιατί τρώμε τόσο πολύ; Το σημαντικό αυτό ζήτημα θα μας απασχολήσει στο μεθεπόμενο κεφάλαιο, γιατί στο επόμενο θα ασχοληθούμε με το ελαιόλαδο, το πολύτιμο θρεπτικό συστατικό που θα μπορούσε να είναι φάρμακο και που πολλοί το αποκαλούν *υγρό διαμάντι.*

7

ΤΟ ΥΓΡΟ ΔΙΑΜΑΝΤΙ

*Γνωριμία με ένα προϊόν τόσο οικείο αλλά και τόσο άγνωστο. Είναι
το ελαιόλαδο τρόφιμο και φάρμακο.*

ΤΟ ΕΛΑΙΟΛΑΔΟ ΕΙΝΑΙ ΤΟ ΕΛΑΙΟ που λαμβάνεται[64] ως
εκχύλισμα από τους καρπούς του ελαιόδεντρου. Είναι απο-
λύτως φυσικό προϊόν, που μπορεί να καταναλωθεί μόλις ολοκλη-
ρωθεί η διαδικασία παραλαβής του. Σε αντίθεση με το κρασί που
χρειάζεται να υποστεί ζύμωση για να καταναλωθεί, το ελαιόλα-
δο δεν χρειάζεται καμία χημική επεξεργασία και είναι έτοιμο για
χρήση μετά τον τελευταίο διαχωρισμό.

Το ελαιόδεντρο ευδοκιμεί στον πετρώδη και άγονο χώρο της
Μεσογείου. Παράγει καρπό κάτω από αντίξοες συνθήκες ανομ-
βρίας, δυνατών ανέμων και υψηλών θερμοκρασιών. Η μακροζωία
και η παραγωγικότητά του έγραψε την ιστορία των μεσογειακών
λαών. Η ελιά φώτισε, έθρεψε, στεφάνωσε, καλλώπισε, ταυτίστη-
κε με υψηλά ιδανικά και ενέπνευσε τον ακμαιότατο επί πολλά
χρόνια πολιτισμό της ανατολικής Μεσογείου.

Σύμβολο γνώσης, σοφίας, ειρήνης, υγείας, δύναμης και ομορ-
φιάς λατρεύτηκε επί χιλιάδες χρόνια.

Η επίσημη ονομασία της αειθαλούς υπεραιωνόβιας ελιάς είναι
Olea Europa Sativa.

Το εξημερωμένο ελαιόδεντρο κατάγεται από την ανατολική

λεκάνη της Μεσογείου. Προσαρμόζεται στα μακράς διάρκειας θερμά και ξηρά καλοκαίρια, ενώ δείχνει ιδιαίτερη αντοχή και σε θερμοκρασίες που αγγίζουν τους μηδέν βαθμούς.

Η καλλιέργεια της ελιάς είναι γνωστή για πάνω από 5.000 χρόνια και είναι άρρηκτα συνδεδεμένη με τις παραδόσεις των Μεσογειακών λαών.

Το λάδι εξάγεται από τον καρπό της ελιάς, την ελιά, με καθαρά μηχανικά μέσα. Στο πέρασμα των αιώνων δεν υπήρξαν ουσιαστικές αλλαγές στη διαδικασία παραγωγής του, η οποία πραγματοποιείται μέσα από τρία στάδια:

- Τη σύνθλιψη του καρπού.
- Τη συμπίεση του καρπού και
- Το διαχωρισμό του λαδιού από το νερό και τις άλλες προσμίξεις.

Το ελαιόλαδο, ανάλογα με την ποιότητα, τυποποιείται και έτσι εξασφαλίζεται ο καταναλωτής για τη γνησιότητα του προϊόντος. Το εξαιρετικό παρθένο ελαιόλαδο είναι ένα απόλυτα φυσικό προϊόν, που παραλαμβάνεται όπως ακριβώς βγαίνει από το ελαιοτριβείο, χωρίς καμία επεξεργασία ή πρόσμιξη.

Ο τρόπος φύλαξης του ελαιόλαδου δεν είναι ιδιαίτερα απαιτητικός. Πρόκειται για ένα αρκετά σταθερό προϊόν. Πολύ παλαιότερα, για να συντηρήσουν άλλα τρόφιμα, τα βύθιζαν στο λάδι. Μετά από καιρό τα έβγαζαν από εκεί και τα μαγείρευαν.

Παρά τη σταθερότητα του φυσικού αυτού προϊόντος, είναι υποχρεωτική η αναγραφή της ημερομηνίας λήξης, που κυμαίνεται από 12 έως 18 μήνες.

Για καλύτερη ποιότητα του ελαιόλαδου οι καταναλωτές θα πρέπει:

- Να αγοράζουν μικρή ποσότητα ελαιολάδου, ώστε να διατηρείται αναλλοίωτο μέχρι να καταναλωθεί.
- Να έχουν πάντα κλειστό το πώμα της συσκευασίας.

- Να το διατηρούν μέσα σε σκούρα γυάλινα μπουκάλια που να μπορούν να κλείνουν αεροστεγώς.
- Να διατηρούν το ελαιόλαδο σε σκοτεινό και δροσερό μέρος (8-10° C), χωρίς έντονες οσμές.

Το ελαιόλαδο αφομοιώνεται από τον οργανισμό κατά 98% και αποδίδει 9,3 θερμίδες ανά γραμμάριο, όσο δηλαδή όλα τα υπόλοιπα φυτικά και ζωικά λίπη.

Αφού έχει την ίδια θερμιδογένεση με τα βούτυρα και τα άλλα φυτικά έλαια, γιατί θα πρέπει να προτιμούμε αυτό έναντι των άλλων; Τι επί πλέον περιέχει που το κάνει τόσο πολύτιμο;

Το ελαιόλαδο προέρχεται από τον καρπό φυτού που είναι πολυετές ή και αιωνόβιο. Το ηλιέλαιο, το σογιέλαιο και το αραβοσιτέλαιο προέρχονται από μονοετή φυτά. Το ελαιόδεντρο έχει επομένως αναπτύξει πολύ ισχυρά αντιοξειδωτικά συστήματα για να επιβιώσει, επί αιώνες, ειδικά στις ηλιόλουστες μεσογειακές χώρες όπου ευδοκιμεί. Πέρα από την αντιοξειδωτική προστασία έχει αναπτύξει και αντιμυκητιασική καθώς και αντιογκογόνο. Καταφέρνει και ζει πάρα πολύ, σε αντίξοες συνθήκες, ακριβώς γιατί είναι επαρκώς εξοπλισμένο. Όλα αυτά τα όπλα μας τα χαρίζει με το μοναδικό λαδάκι.

Το ελαιόλαδο περιέχει 200 ευεργετικές για την υγεία μας ενώσεις. Περιέχει λίγα κορεσμένα και περισσότερα, έως 83%, πολυακόρεστα και μονοακόρεστα λιπαρά οξέα, που θεωρούνται φιλικά για την υγεία. Το ελαϊκό οξύ, το βασικό συστατικό του ελαιόλαδου, αποτελεί ένα τέτοιο μονοακόρεστο λιπαρό οξύ.

Ως θρεπτικό συστατικό, για τον ανθρώπινο οργανισμό, το ελαιόλαδο είναι μοναδικό. Έχει ωραίο άρωμα, ευχάριστη γεύση και μετατρέπει σε γευστικό φαγητό οτιδήποτε μαγειρεύεται με αυτό.

Έχουν δημοσιευθεί πολλές μελέτες για το προϊόν αυτό και για την ωφέλειά του στη υγεία. Όλες είναι εγκωμιαστικές. Νέες, ακόμη πιο ενθουσιώδεις, βλέπουν το φως της δημοσιότητας κάθε τόσο. *Είναι ένα αμιγές και δραστικό αντιοξειδωτικό και αντιφλεγ-*

μονώδες φυσικό προϊόν. Δεν αποδίδεται καμία παρενέργεια, ούτε απλή δυσανεξία στο ελαιόλαδο. Θα μπορούσε να είναι ένα αποτελεσματικό φάρμακο για την πρόληψη σειράς ασθενειών που έχουν σχέση με την ηλικία. Είναι στην κυριολεξία ένα φάρμακο στο πιάτο μας, χωρίς παρενέργειες, χωρίς αντενδείξεις.

Από τα πανάρχαια χρόνια χρησιμοποιείται για την ανακούφιση δερματικών, αλλά και πεπτικών φλεγμονών. Ακόμη και σήμερα τα εγκαύματα του δέρματος κατά τους καλοκαιρινούς μήνες επαλείφονται με ελαιόλαδο.

Επιστημονικώς έχει διαπιστωθεί ότι το ελαιόλαδο βοηθά:

- Στη μείωση της κακής χοληστερόλης στο αίμα.
- Στη διατήρηση της περιεκτικότητας του αίματος σε καλή χοληστερόλη.
- Στη πρόληψη καρδιαγγειακών παθήσεων.
- Στη διευκόλυνση της πέψης και στην καλή λειτουργία του εντέρου.
- Στη μείωση των γαστρικών υγρών.
- Στην καλύτερη απορρόφηση του ασβεστίου.
- Στο σωστό μεταβολισμό των διαβητικών.
- Στην υγεία και καλή εμφάνιση του δέρματος, των μαλλιών και των νυχιών.
- Επειδή είναι αντιφλεγμονώδης τροφή επιβραδύνει την εμφάνιση όλων των ασθενειών που έχουν να κάνουν με τα γηρατειά (αθηρωμάτωση, στεφανιαία νόσο, υπέρταση, μερικές μορφές καρκίνου και άλλες) και επομένως συμβάλλει στη μακροζωία.

Η βιβλιογραφία για το ελαιόλαδο είναι πολύ πλούσια. Όσο η έρευνα προχωρεί αποκαλύπτεται ακόμη πιο πολύτιμο. Το ελαιόλαδο, ως άριστο διατροφικό προϊόν, αρχίζει πλέον να απασχολεί τους ειδικούς της διατροφής όλου του πλανήτη. Όλα τα καταξιωμένα σχετικά συγγράμματα το περιλαμβάνουν στους πίνακες με τα πιο πολύτιμα διατροφικά αγαθά.

Η χρήση του ελαιόλαδου στη μαγειρική, αργά αλλά σταθερά, εξαπλώνεται στον πλανήτη μας. Σήμερα περίπου 100 χώρες χρησιμοποιούν το προϊόν αυτό στην κουζίνα τους, άλλες λίγο, άλλες πολύ. Το παρήγορο είναι ότι, έστω και με βραδύ ρυθμό, προστίθενται νέες χώρες.

Η καθηγήτρια της Ιατρικής Σχολής[65] του Πανεπιστημίου Αθηνών, Αντωνία Τριχοπούλου, συνοψίζοντας αποτελέσματα σχετικών ερευνών τονίζει ότι, *η κατανάλωση ελαιόλαδου βοηθά στη μείωση της πίεσης και στην ελάττωση της πιθανότητας θανάτου κατά 31% σε ασθενείς με ιστορικό εμφράγματος. Η κατανάλωση ελαιόλαδου οδηγεί στη μείωση της θνησιμότητας των διαβητικών.*

Στο ίδιο πλαίσιο κινούνται[66] και οι ανακοινώσεις του καθηγητή της Ιατρικής Σχολής του Πανεπιστημίου Αθηνών και του Harvard Δημητρίου Τριχόπουλου που επισημαίνει ότι *έρευνες δείχνουν πως το λάδι είναι αναγκαίο για τη διανοητική μας λειτουργία. Παρότι το θέμα μελετάται ακόμη, φαίνεται ότι στις μεσογειακές χώρες η συχνότητα του Αλτσχάιμερ είναι μικρότερη από τις βόρειες. Ένας Έλληνας γιατρός, ο Νίκος Σκαρμέας, βρήκε ότι άτομα που ακολουθούν μεσογειακή διατροφή στις ΗΠΑ είχαν μικρότερη πιθανότητα να εμφανίσουν Αλτσχάιμερ.*

Η κατά κεφαλήν κατανάλωση ελαιόλαδου, για πέντε τυχαίες χώρες, έχει ως εξής:

- Ελλάδα   18 κιλά το χρόνο κατ' άτομο.
- Ισπανία   13,62.
- Ιταλία   12,35.
- Γαλλία   1,34.
- Η.Π.Α.   0,56.

Στην Ελλάδα καταναλώνουμε, όπως είπαμε, κατά μέσον όρο 18 κιλά ελαιόλαδο το χρόνο κατ' άτομο, δηλαδή περίπου 50 γραμμάρια την ημέρα. Είναι προφανή τα οφέλη. Όμως, αρκεί να τρώμε μια τυρόπιτα κάθε πρωί για να προσθέσουμε 24 κιλά ετησίως υδρογονωμένων, τρανς λιπών και σπορέλαιων στη συνολική μας κατανάλωση λιπών. Πόσο εύκολα ανατρέπονται τα πράγματα!

Το ελαιόλαδο ήταν η πανάκεια του παππού. Ήταν καθαγιασμένο. *Αφού το αγαπούν οι άγιοι στο καντήλι, θα είναι ωφέλιμο και στον άνθρωπο.* Είναι βάλσαμο και τρόφιμο μαζί.

Μία ευχάριστη ιστορία

Η κυρία Mariam Amash ζει στο Jisr a-Zarka, ένα αραβοϊσραηλινό χωριό. Πρόσφατα έχασε την αστυνομική της ταυτότητα και απευθύνθηκε στις ισραηλινές αρχές για την έκδοση νέας. Κατά την συμπλήρωση των εγγράφων ρουτίνας οι αρμόδιες αρχές διαπίστωσαν ότι η κυρία Amash έχει γεννηθεί το 1888. Βεβαιώθηκε, αρμοδίως, ότι κατά την ημερομηνία έκδοσης της νέας της ταυτότητας ήταν 120 ετών! Διεκδικεί λοιπόν μια θέση στο βιβλίο ρεκόρ Guinness ως το μακροβιότερο, γνωστό εν ζωή, άτομο του πλανήτη, εκτοπίζοντας την κυρία Edna Parker από το Shelbyvill της Indiana, η οποία είναι μόνο 114 ετών.

Η ηλικία της βεβαιώνεται από τουρκικά κιτάπια, που σώζονται και διατηρούνται στην ισραηλινή αρχή έκδοσης ατομικών πιστοποιητικών.

Η κυρία Amash διηγείται ακόμη ιστορίες από την περίοδο της τουρκοκρατίας της περιοχής, που έληξε με το τέλος του πρώτου παγκοσμίου πολέμου.

Απέκτησε 10 γιους και μία κόρη, η οποία διανύει το ογδοηκοστό έτος της ζωής της. Έχει επίσης 120 εγγόνια, 250 δισέγγονα και 40 τρισέγγονα.

Μία δισεγγονή της, η κυρία Hamda Amash, 40 ετών, λέει ότι η προγιαγιά της «εξακολουθεί να είναι ένα πολύ δραστήριο άτομο. Είναι αεικίνητη και *πίνει καθημερινά ένα ποτήρι ελαιόλαδο».*

8

ΑΛΗΘΕΙΑ,
ΓΙΑΤΙ ΤΡΩΜΕ ΤΟΣΟ ΠΟΛΥ;

Η φυσική τάση να τρώμε πολύ πού οφείλεται; Υπάρχει τρόπος
αποφυγής ή μετριασμού αυτού του δεδομένου; Μπορούμε ν'
αλλάξουμε την έμφυτη αυτή συνήθεια;

ΟΙ ΠΕΡΙΣΣΟΤΕΡΟΙ ΑΠΟ ΜΑΣ ανησυχούν κυρίως για το
περιεχόμενο της τροφής, για την ποιότητα, δεν φαίνεται
όμως να ανησυχούν το ίδιο για την ποσότητα.

Από την άλλη μεριά η έρευνα για τη διατροφή είναι ατέρμο-
νη, αναλύονται τα υπέρ και τα κατά κάθε θρεπτικού συστατικού,
συνιστώνται συνδυασμοί και διατροφικά σχήματα, ξεχωρίζουν οι
καλές από τις κακές τροφές αλλά δε δίνεται πλήρης απάντηση
στο ερώτημα: *γιατί τρώμε τόσο πολύ;*

Στα πολύ παλιά χρόνια ο άνθρωπος δεν είχε την πολυτέλεια
των τριών γευμάτων ημερησίως. Ήταν κυνηγός και τροφοσυλλέ-
κτης. Αυτό σημαίνει ότι κάποια ημέρα θα είχε άφθονη τροφή ενώ
την επόμενη δεν θα είχε καθόλου ή θα είχε πλεόνασμα τροφής
για μια συγκεκριμένη εποχή του χρόνου ενώ για την επόμενη
θα είχε έλλειψη. Έπρεπε λοιπόν, όταν είχε τροφή, να τρώει πολύ,
όσο πιο πολύ μπορούσε για να έχει τη δυνατότητα να αντέξει
την περίοδο της έλλειψης. Η εναπόθεση επαρκούς λίπους κατά
την περίοδο της αφθονίας εξασφάλιζε την επιβίωση του κατά την

περίοδο της στέρησης.

Σήμερα τα πράγματα έχουν αντιστραφεί. Στον αναπτυσσόμενο και ειδικά στον αναπτυγμένο κόσμο τα τρία γεύματα την ημέρα είναι εξασφαλισμένα για όλους τους ανθρώπους. Δεν υπάρχει απειλή λιμού. Γιατί λοιπόν τρώμε πολύ; Γιατί έχουμε την τάση να συσσωρεύουμε λίπος, ενώ στην πραγματικότητα δεν εξυπηρετεί πλέον κανένα σκοπό;

Θεωρητικά η απάντηση μπορεί να είναι η ίδια. Διότι τα κύτταρά μας δεν λησμόνησαν την προαιώνια συνήθεια τους, διότι οι βιολογικές μας μνήμες δεν έχουν πειστεί και παραμένουν ακόμη επιφυλακτικές ή διότι γνωρίζει η φύση μας την πιθανότητα μιας παρατεταμένης κακουχίας από ασθένεια ή άλλο συμβάν και διατηρεί αμετάβλητη την τάση να συσσωρεύει λίπος. Το λίπος δηλαδή έχει ακόμη το ρόλο της ενεργειακής παρακαταθήκης, του ζωτικού πόρου και φυσικά του θερμομονωτικού περιβλήματος.

Το γεγονός πάντως είναι αναμφισβήτητο. Τρώμε πολύ. Ακόμη και όταν το βάρος μας αυξάνει, πάλι δεν σταματάμε, ίσως μάλιστα να επαυξάνουμε. Η όρεξη φέρνει όρεξη. Ούτε η δυσαρέσκεια από την υπέρμετρη πολλές φορές αύξηση του βάρους ή οι συνοδοί της διαταραχές μας κάνουν να επιβραδύνουμε. Θα πρέπει να συμβεί ένα πολύ οδυνηρό και απειλητικό συμβάν για να μας ταρακουνήσει και να αλλάξουμε, με πολύ δυσκολία, τη συνήθεια. Η τάση να τρώμε πολύ υπερισχύει κάθε άλλης παραμέτρου, ακόμη και της λογικής. Για το λόγο αυτό αποτυγχάνουν, μακροπρόθεσμα, όλες σχεδόν οι προσπάθειες αδυνατίσματος.

Πώς γίνεται όμως αρκετοί άνθρωποι (σε μερικές χώρες είναι πλέον μειοψηφία) να διατηρούν σε όλη τη ζωή το βάρος τους φυσιολογικό; Δεν ισχύουν οι ίδιοι βιολογικοί κανόνες για όλους;

Πράγματι, μερικοί άνθρωποι έχουν διαφορετικό βασικό μεταβολισμό από τους υπόλοιπους. Έχουν την πολυτέλεια να τρώνε λιγάκι παραπάνω χωρίς να παχαίνουν. Άλλοι πάλι, λόγω της εργασίας τους ή επειδή είναι δραστήριοι, ξοδεύουν το θερμιδικό τους περίσσευμα.

Η πλειοψηφία πάντως αυτών που έχουν φυσιολογικό βάρος σώματος και καταφέρνουν να το διατηρούν έτσι για όλη τους τη ζωή το πετυχαίνει γιατί τρώει λιγότερο, γιατί τρώει τόσο όσο οι ανάγκες τους. *Στα άτομα αυτά είναι αυξημένη η ευαισθησία τους σε θέματα αισθητικής και υγείας και μάλιστα από τα παιδικά τους χρόνια.* Είναι τυχερά άτομα, γιατί είχαν ευαισθητοποιημένους γονείς. Διδάχτηκαν το σωστό στην ηλικία που έπρεπε. Ο έλεγχος του βάρους τους μέσα από τη διατροφή τους έγινε συνήθεια βιωματική και κατά συνέπεια ισόβια. Αν τύχει ποτέ σε κάποια περίοδο της ζωής τους να πάρουν μερικά κιλά, επανέρχονται γρήγορα, χωρίς βοήθεια και τυμπανοκρουσίες. Γνωρίζουν τι πρέπει να κάνουν και το κάνουν. Έχουν την αίσθηση του άριστου μέτρου. Οι υπόλοιποι δεν θα το κάνουν ποτέ επιτυχώς. Δεν θα χάσουν ποτέ το βάρος τους και αν το χάσουν, θα είναι προσωρινό χωρίς διάρκεια χρόνου. Από όσους κατάφεραν να αδυνατίσουν, ακολουθώντας κάποιο πρόγραμμα, μόνο το 5% κατάφερε να κρατήσει την επιτυχία του περισσότερο από μερικά χρόνια. Οι υπόλοιποι επέστρεψαν στα γνώριμα μεγέθη ενδυμάτων ή σε ακόμη μεγαλύτερα.

Γιατί νομίζετε ότι κυκλοφορούν τόσα βιβλία με δίαιτες και γιατί λειτουργούν τόσα πολλά κέντρα αδυνατίσματος; Μήπως γιατί υπάρχουν πολλοί ενδιαφερόμενοι; Κυρίως λειτουργούν γιατί έχουν μόνιμους πελάτες. Οι ίδιοι αγοράζουν όλα τα βιβλία και οι ίδιοι μπαινοβγαίνουν στα κέντρα, μια στο ένα και μια στο άλλο, έως ότου τα εγκαταλείψουν, παχύτεροι, δια παντός. *Δεν θα αδυνατίσουν, γιατί η γνώση για τη σωστή διατροφή που έχουν δεν είναι επαρκής, ούτε σφαιρική, ούτε βιωματική. Ακολουθούν γνώσεις που ανήκουν αλλού. Ανήκουν στο διαιτολόγο. Το καινούριο χρυσό δεδομένο είναι να μάθουν να τρώνε αυτό που πρέπει, όσο πρέπει και να κρατήσουν τη συνήθεια αυτή μια ζωή, όπως κάνουν οι άνθρωποι με κανονικό βάρος.*

Συμβαίνει, κατά κανόνα, οι παχύσαρκοι γονείς να έχουν παχύσαρκα παιδιά. Ο λόγος είναι ευνόητος. Όχι σπάνια οι γονείς αυτοί αφυπνίζονται, βλέπουν την πραγματικότητα και «δεν θέλουν το παιδί τους να πάθει τα ίδια». Δεν τους ανησυχεί το δικό τους βάρος. Τους ανησυχεί το βάρος των παιδιών τους. Απευθύνονται λοιπόν στους ειδικούς, αρχίζει μια οικογενειακή κινητοποίηση. Όλοι περικυκλώνουν το παιδί με πιεστικά δεσμά προσδοκιών. Ξεκινά το δύστυχο ένα πρόγραμμα αδυνατίσματος με τροφές που ορίζει η δίαιτα και που η οικογένεια δεν έχει ξαναδεί στο τραπέζι της. Το παιδί υποχρεώνεται να τρώει αυτό και τίποτε άλλο, την ώρα που οι υπόλοιποι δίπλα του τρώνε ό,τι έτρωγαν ανέκαθεν. Λουκάνικα τηγανητά και τούρτες. Οι γονείς που δημιούργησαν το πρόβλημα τώρα αντί να το λύσουν το περιπλέκουν περισσότερο. Αισθάνεται το παιδί τιμωρημένο χωρίς να φταίει. Μέχρι προχθές άκουγε τις παροτρύνσεις της μαμάς· «να το φας όλο, να γίνεις δυνατός». Σήμερα αντιμετωπίζει τις επικρίσεις, τις ειρωνείες και τα σχόλια όλων, ακόμη και της μαμάς. Κανείς λοιπόν δεν το αγαπά, όλοι του επιτίθενται, το προσβάλουν και δεν μπορεί να ξεχωρίσει ποιος είναι ειλικρινής μαζί του. Μέχρι προχθές όλοι του έκαναν όλα τα χατίρια και σήμερα όλοι του τα χαλάν. Ο μόνος που δεν του τα χαλάει είναι το φαγητό. Εκεί βρίσκει παρηγοριά. Το πρόβλημα ανακυκλώνεται χωρίς να έχει τέλος.

Το αποτέλεσμα είναι βέβαια γνωστό. Το παιδάκι μεγαλώνει πλέον με την πεποίθηση ότι δεν πρόκειται ν' αδυνατίσει ποτέ, «γιατί φταίει ο οργανισμός του» ή γιατί δεν υπάρχει μέθοδος. Αγνοεί ότι παχαίνει γιατί δεν σιτίζεται σωστά. Αγνοεί ότι ζει λανθασμένα. Ως έφηβος και ως ενήλικας συχνά θα λέει ότι «τον παχαίνει ακόμη και το νερό». Όταν θα μάθει την αλήθεια θα είναι πολύ αργά, γιατί θα βρίσκεται από τη άλλη μεριά του φράχτη και το πιθανότερο είναι να μην μπορέσει να πηδήξει ποτέ από δω. Θα μείνει εκεί ζώντας μέσα στην απόρριψη.

Όσον αφορά στον έλεγχο του βάρους, η αλήθεια είναι μία, δεν υπάρχει άλλη. Δεν πρόκειται να αδυνατίσει κανείς αν δεν αλλάξει ριζικά τη νοοτροπία με την οποία βλέπει το φαγητό. Το αδυνάτισμα και ο εν συνεχεία έλεγχος του βάρους δεν είναι μια παροδική προσπάθεια. Είναι μια ισόβια τακτική, συνεχής, επίμονη χωρίς διαλείμματα. Είναι μια επαγρύπνηση.

Η μέθοδος υπάρχει. Την περιγράψαμε ως αντιοξειδωτική διατροφή. Αφιερώσαμε για την κατανόησή της πολλές σελίδες. Δεν περιλαμβάνει εξωτικά φαγητά. Αντίθετα περιλαμβάνει πολύ κοινά. Αυτή η διατροφή θα βοηθήσει την οικογένεια να χάσει τα επί πλέον κιλά της με τρόπο ασφαλή, αποτελεσματικό και ισόβιο. Όταν όλη η οικογένεια τρώει στο ίδιο τραπέζι, το ίδιο φαγητό και σε ποσότητα κατάλληλη, τότε και μόνο τότε, θα αδυνατίσουν γονείς και παιδί. Τότε και μόνο τότε, δεν θα ξαναπαχύνουν, γιατί η προσπάθεια θα είναι κοινή, γιατί η ενθάρρυνση θα είναι αμοιβαία, γιατί θα έχουν αποκτήσει το μέτρο, γιατί θα έχουν *βιωματικά* αλλάξει. Μετά το αδυνάτισμα θα ξέρουν πλέον καλά τι και πόσο πρέπει να τρώνε. Και το κυριότερο θα έχουν δική τους γνώση. Θα έχουν εν τω μεταξύ βελτιώσει την υγεία τους και θα έχουν θέσει τις καλύτερες βάσεις για τα επερχόμενα χρόνια ακόμη και τα γηρατειά, όποτε με το καλό έρθουν.

Είναι απολύτως κατανοητό ότι η απώλεια του υπερβάλλοντος βάρους είναι πολύ δύσκολη. Παρά ταύτα μερικοί το πετυχαίνουν. Λίγοι. Μην παραιτηθείτε όμως από την προσπάθεια διότι:

- Το κάθε κιλό που χάνετε βοηθάει, ακόμα κι αν δεν τα χάσετε όλα.

- Απώλεια 10 κιλών, μειώνει την πίεσή σας κατά 20mm Hg.

- Απώλεια 10 κιλών, μειώνει τον κίνδυνο για καρδιακή προσβολή κατά 50%.

- Αν δεν μπορείτε να αδυνατίσετε, τουλάχιστον προσπαθήστε να μην παχύνετε άλλο.

- Ασκηθείτε, βελτιώστε τη φυσική σας κατάσταση και θα διατηρηθείτε υγιέστεροι σε οποιοδήποτε βάρος.

Γιατί λοιπόν τρώμε τόσο πολύ; Μήπως επειδή το φαγητό είναι ευχαρίστηση και απόλαυση; Είναι πράγματι τόσο ισχυρή αυτή η ολιγόλεπτη ευχαρίστηση, ώστε να υπερισχύει της μόνιμης και τραυματικής δυσαρέσκειας που προκαλεί η παχυσαρκία; Μερικοί ισχυρίζονται ότι η επιθυμία για πολύ φαγητό πηγάζει από το ένστικτο της αυτοσυντήρησης, που είναι πολύ δυνατό. Συνεπώς είναι το ίδιο ισχυρή με την επιθυμία για σεξ, που πηγάζει από το εξίσου δυνατό ένστικτο της αναπαραγωγής. Λειτουργούν οι ίδιοι φυσικοί μηχανισμοί. Αν είναι έτσι, θα πρέπει η επιθυμία για τροφή να είναι ακόμη πιο ισχυρή, γιατί υπερισχύει της σεξουαλικής, εφ' όσον την επιβαρύνει. Η παχυσαρκία, ειδικά η εκσεσημασμένη, είναι λόγος σεξουαλικής αποχής και ανικανότητας και παρά ταύτα επικρατεί.

Τι μπορούμε να κάνουμε ώστε να διατηρήσουμε το βάρος μας κανονικό ή να χάσουμε και λίγο εφόσον απαιτείται; Τι μπορούμε να κάνουμε για να διασκεδάσουμε την έμφυτη επιθυμία μας να τρώμε τόσο πολύ;

Το φαγητό διαθέτει και ένα πολύ ισχυρό κοινωνικό στοιχείο. Πάρα πολλά κοινωνικά γεγονότα περιλαμβάνουν γεύμα. Όταν εορτάζουμε κάτι, συνήθως το τελειώνουμε γύρω από ένα γεμάτο τραπέζι. Το φαγητό συνοδεύει τις χαρές αλλά και τις λύπες, για τις οποίες φαίνεται πως είναι μια καλή παρηγοριά.

Ο άνθρωπος δεν χάνει την ευκαιρία[67] να φάει παρέα με άλλους, ίσως μάλιστα το επιδιώκει κιόλας, γιατί γνωρίζει ότι θα έχει την ευκαιρία να φάει κάτι περισσότερο χωρίς τύψεις. Πράγματι, ερευνητές του Georgia State University της Atlanta διαπίστωσαν ότι όταν γευματίζουμε με άλλους, καταναλώνουμε 44% περισσότερο φαγητό από όσο όταν γευματίζουμε μόνοι μας. Η έρευνα μάλιστα ήταν πιο λεπτομερής και αποκαλυπτική. Έδειξε ότι ένα γεύμα με ένα άλλο άτομο είναι μέχρι 33% μεγαλύτερο από ένα μοναχικό γεύμα. Με δύο άτομα είναι κατά 47% μεγαλύτερο και με τρία κατά 58%. Όσο η παρέα μεγαλώνει, τόσο οι αναστολές ατονούν, τόσο οι ενοχές μικραίνουν.

Έχει επίσης σημασία με ποιον γευματίζουμε. Έχουμε την τάση να τρώμε περισσότερο, όταν γευματίζουμε με μέλη της οικογένειας παρά με ξένους. Οι γυναίκες τρώνε κατά 13% περισσότερο όταν γευματίζουν με άνδρες, από όσο όταν γευματίζουν με άλλες γυναίκες.

Είναι γνωστό ότι, όταν ένα φαγητό είναι σε κοινή θέα, διεγείρει την όρεξη. Αγοράζουμε τρόφιμα, κυρίως γλυκά, χωρίς να τα έχουμε κατά νου, μόνο και μόνο γιατί τα είδαμε στην προθήκη. Αγοράζουμε πιο εύκολα τρόφιμα που είναι συσκευασμένα σε διαφανή συσκευασία. Παραδείγματος χάρη, απλώνουμε πιο εύκολα το χέρι στο σάντουιτς με το διαυγές περιτύλιγμα από ότι στο τυλιγμένο με αδιαφανές.

Η ποικιλία παίζει επίσης σπουδαίο ρόλο και μπορεί να μας παρασύρει να φάμε πολύ περισσότερο. Αν η ποικιλία αφορά σαλάτες, έχει καλώς. Αν αφορά σε μαγειρεμένα φαγητά είναι πρόβλημα.

Σημασία έχει επίσης σε τι πιάτο είναι σερβιρισμένο το φαγητό. Από μεγάλα πιάτα αργούμε να χορτάσουμε και τρώμε περισσότερο. Υπεισέρχεται πάλι ο παράγοντας της αφθονίας. Από τα μικρότερα πιάτα τρώμε λιγότερο και χορταίνουμε, γιατί τελειώνοντας το πιάτο δημιουργείται ο συνειρμός ότι τελείωσε και το γεύμα.

Δυστυχώς ενώ θα έπρεπε η τάση για πολύ φαγητό να μετριάζεται, αντίθετα μεγαλώνει. Η παχυσαρκία είναι επιδημία των ανεπτυγμένων χωρών. Παρατηρούμε ότι οι γνωστές μας συσκευασίες συνεχώς μεγαλώνουν, διαφημίζονται ως γίγας, η ποικιλία αυξάνεται, οι μερίδες στα εστιατόρια μεγαλώνουν κι αυτές. Παρασύρεται ο άνθρωπος, που δεν θέλει δα και πολύ και τρώει περισσότερο.

Υπάρχει μια ερώτηση που δεν είναι καθόλου[68] άνευ σημασίας: μπορείτε να μαντέψετε πόσες θερμίδες περισσότερες έχει το σημερινό σας γεύμα από ό,τι πριν είκοσι χρόνια; Έχει τουλάχιστον 25% περισσότερες. Στο μεταξύ ιδρώνουμε πολύ λιγότερο πλέον, αποφεύγουμε την άσκηση. *Συνεπώς τρώμε τόσο πολύ, εν μέρει λόγω των γενετικών μας προβλέψεων και εν μέρει λόγω του τρόπου που ζούμε. Το μεν πρώτο, αν όντως είναι έτσι, δεν μπορεί να αλλάξει. Για το δεύτερο υπάρχει ελπίδα:*

• Τρώτε αντιφλεγμονώδη φαγητά σύμφωνα με όσα ήδη είπαμε.

• Τρώτε από πολλά μικρά πιάτα παρά από λίγα μεγάλα, διότι

προσφέρονται για να σταματήσετε.

- Αντί να έχετε μια μεγάλη σαλάτα στο κέντρο για όλους και το κυρίως πιάτο μπροστά σας, κάνετε το αντίθετο. Πάρετε μια σαλάτα μπροστά σας και βάλετε το κυρίως πιάτο στο κέντρο για όλους.
- Μην αγοράζετε πολλές ποικιλίες π.χ. κρεάτων ή τυριών. Θα μπείτε στον πειρασμό να τα δοκιμάσετε όλα.
- Προγραμματίστε από πριν τι θέλετε να φάτε και αγοράστε μόνον αυτά.
- Οι συνεχείς επαναλήψεις των οδηγιών αυτών υιοθετούνται τελικά ως διατροφικές συνήθειες.

Η αλήθεια είναι ότι τα παραπάνω αφορούν κυρίως τους νέους ή τους σχετικά νέους, γιατί οι ηλικιωμένοι εμφανίζουν κάποιες αλλαγές. Κατά κανόνα τρώνε λιγότερο. Τι όμως είναι αυτό που κάνει τους ηλικιωμένους διαφορετικούς;

9

Η ΣΩΣΤΗ ΔΙΑΤΡΟΦΗ ΓΙΑ ΗΛΙΚΙΩΜΕΝΟΥΣ

Οι ηλικιωμένοι έχουν τροποποιημένες διατροφικές ανάγκες. Η υγεία και η ευεξία τους έχει ευθεία σχέση με τη διατροφή τους. Τι πρέπει να περιλαμβάνει;

ΟΣΟ ΠΕΡΝΟΥΝ ΤΑ ΧΡΟΝΙΑ ο μεταβολισμός αλλάζει, καίει λιγότερες θερμίδες. Παράλληλα μειώνεται και η κινητικότητα. Αυτό σε ένα νέο άτομο σημαίνει αύξηση του βάρους του, αλλά οι ηλικιωμένοι συνήθως χάνουν βάρος μετά τα 70. Από την ηλικία αυτή και μετά έχουν την τάση να τρώνε λιγότερο, είτε επειδή χάνουν το ενδιαφέρον για τροφή, ειδικά οι πιο ηλικιωμένοι, είτε γιατί ο οργανισμός τους φαίνεται να νιώθει μειωμένη ανάγκη για θερμίδες. Στη λήψη λιγότερης τροφής παίζει κάποιο ρόλο η εξασθενημένη γεύση και όσφρηση λόγω της ηλικίας.

Όταν είναι εν ζωή και οι δύο[69] ηλικιωμένοι σύζυγοι τα πράγματα είναι κάπως καλύτερα, η παρέα βελτιώνει τη διάθεση για φαγητό και βοηθάει. Η κατάσταση γίνεται πιο δύσκολη όταν ο ηλικιωμένος μένει κάποια στιγμή μόνος. Τυχόν προβλήματα με τα δόντια ή ξηροστομία μεγαλώνουν τις δυσκολίες, επειδή παρεμβαίνουν στη σωστή μάσηση. Τα φάρμακα έχουν και αυτά το λόγο τους. Ακόμη και στην ιδανική περίπτωση που οι ηλικιωμένοι σιτίζονται καλά, μπορεί να μην απορροφούν πλήρως όλες τις θρεπτικές ουσίες. Επομένως οι διατροφικές απαιτήσεις των ηλικιωμένων είναι ιδιάζουσες και για να καλυφτούν απαιτείται ειδικός προγραμματισμός.

Οι άνθρωποι της μέσης ηλικίας[70] δυσκολεύονται πολύ να μειώσουν την τροφή τους και τις προσλαμβανόμενες θερμίδες. Δεκαπέντε χρόνια μετά, αυτό γίνεται αυτόματα. Έχει διαπιστωθεί ότι από την ηλικία των 60 κιόλας ετών η ημερήσια πρόσληψη θερμίδων ελαττώνεται βαθμιαία. Στην ηλικία των 80 ετών πέφτει κατά 30% και προκαλεί ανησυχία, διότι λιγότερες θερμίδες σημαίνουν λιγότερη τροφή και λιγότερες βιταμίνες και μεταλλικά άλατα.

Εδώ να θυμηθούμε ότι αρκετοί ηλικιωμένοι, σχεδόν οι μισοί, πάσχουν από *ατροφική γαστρίτιδα* που είναι ασυμπτωματική. Η νόσος συνίσταται στη λέπτυνση του βλεννογόνου του στομάχου και στην ελαττωμένη έκκριση γαστρικού υγρού με επακόλουθο την *πλημμελή πέψη* και εν συνεχεία την ακόμη πιο *πλημμελή απορρόφηση* των θρεπτικών συστατικών. Η βιταμίνη Β12 είναι το κυριότερο θύμα.

Γιατί όμως αλλάζει, γιατί μειώνεται ο μεταβολισμός με τα χρόνια;

Κατ' αρχή μειώνεται λόγω της γενικότερης έκπτωσης του οργανισμού. Μειώνεται επίσης, διότι με την ηλικία ελαττώνεται ο μυϊκός ιστός και μειώνεται η συνολική μυϊκή μάζα. Στη ηλικία των 70 ετών η μυϊκή μάζα χάνεται κατά περίπου 25% και μαζί με αυτή χάνεται και η αντίστοιχη δύναμη. Η απώλεια μέρους των μυών οφείλεται κυρίως στην αδράνεια. Όσοι παραμένουν δραστήριοι, διατηρούν τη μυϊκή τους μάζα ακέραιη. Η άσκηση δίνει τη δυνατότητα στους ενήλικες να κάψουν περισσότερες θερμίδες και παράλληλα τους δίνει τη δυνατότητα να διατηρήσουν το βάρος τους. Ακούγεται παράδοξο, αλλά δεν είναι. Επειδή ο μυϊκός ιστός είναι πυκνός και βαρύς, η διατήρηση των μυών θα διατηρήσει το βάρος του σώματος. Καθώς αυξάνεται ο μεταβολισμός, βελτιώνεται η όρεξη και έτσι προσλαμβάνονται περισσότερες θερμίδες και θρεπτικά συστατικά. Είναι καλύτερα οι βιταμίνες να προσλαμβάνονται με τη διατροφή, που βελτιώνεται με τη σωματική άσκηση, παρά από τα διατροφικά συμπληρώματα και με απούσα κάθε σωματική δραστηριότητα.

Ποιος είναι λοιπόν ο προγραμματισμός που θα καλύψει τις ιδιάζουσες τροφικές ανάγκες των ηλικιωμένων;

Ο προγραμματισμός αρχίζει[71] με τον περιοδικό έλεγχο του βάρους. Η μέτρησή του πρέπει να γίνεται τακτικά, ανά μήνα. Εάν μειώνεται, παρά το ότι τρώτε ικανοποιητικά και ασκείστε σωματικά, προσθέστε θερμίδες. Μην τρώτε όμως για το σκοπό αυτό περισσότερο ψωμί ή ζυμαρικά. Καλύτερα αυξήστε τα λίπη που είναι πιο θερμιδογόνα. Τα επιτρεπόμενα βέβαια λίπη είναι το ελαιόλαδο και αυτά που βρίσκονται στα λιπαρά ψάρια και στους ξηρούς καρπούς.

Μετά από κάποια ηλικία επικρατεί η εντύπωση ότι δεν υπάρχει σημείο επιστροφής, ότι έγινε αυτό που ήταν να γίνει. Επικρατεί, για παράδειγμα, η εντύπωση ότι τα επίπεδα χοληστερόλης δεν έχουν πλέον μεγάλη σημασία για τους ηλικιωμένους, ειδικά αυτούς που υπερέβησαν τα 70 και έχουν υγιή καρδιά. Αυτό είναι λάθος. Το σωστό είναι ότι ποτέ δεν είναι αργά για να προστατεύσετε τις αρτηρίες σας και την υγεία σας. Υπενθυμίζουμε πως θα το κάνετε:

- Περιορίστε τα κρέατα. Ελαχιστοποιήστε τα. Σκεφτείτε τα φασόλια ως πηγή πρωτεϊνών.
- Αποφύγετε τα πλήρη γαλακτοκομικά. Προτιμάτε κυρίως τα γιαούρτια, που περιέχουν 1% λιπαρά.
- Τρώτε ψάρια, κατά προτίμηση λιπαρά, δυο φορές την εβδομάδα.
- Τρώτε μέχρι δύο αυγά την εβδομάδα, όχι περισσότερα.
- Καταργείστε τα τηγανητά, τα βούτυρα και τις μαργαρίνες.
- Αποφύγετε τα έτοιμα αρτοσκευάσματα του εμπορίου, τα κουλουράκια, τα μπισκότα, το κέικ, τα κράκερς.
- Καταναλώνετε ελαιόλαδο και μερικούς ξηρούς καρπούς καθημερινά.

- Τρώτε σαλάτα σε κάθε γεύμα και δυο τουλάχιστον μεγάλα φρούτα ημερησίως ή πολλά μικρότερα.
- Ασκηθείτε, κυρίως ασκηθείτε, στα μέτρα των δυνατοτήτων σας.

Ένα σημαντικό πρόβλημα που όχι σπάνια αντιμετωπίζουν οι ηλικιωμένοι, και όχι μόνον, είναι η δυσκοιλιότητα. Παρά την, κατά τη γνώμη τους, προσεκτική τήρηση των κανόνων της σωστής διατροφής, το συγκεκριμένο πρόβλημα ταλαιπωρεί ένα μεγάλο ποσοστό που μπορεί να φτάσει το 30%. Η δυσκοιλιότητα δεν είναι ασθένεια, είναι σύμπτωμα που οφείλεται σε πολλούς παράγοντες.

Οι κυριότεροι παράγοντες της δυσκοιλιότητας των ηλικιωμένων είναι ίδιοι με αυτούς των άλλων ηλικιών. Είναι η φτωχή σε άπεπτες φυτικές ίνες δίαιτα και η χαμηλή πρόσληψη υγρών. Φάρμακα που λαμβάνονται για την αντιμετώπιση άλλων χρόνιων παθήσεων είναι δυνατόν να την επιτείνουν.

Εδώ πρέπει να διευκρινιστεί ότι πολλοί ηλικιωμένοι που νομίζουν ότι πάσχουν από δυσκοιλιότητα είναι μέσα στα φυσιολογικά όρια, έχουν δηλαδή περισσότερες από τρεις κενώσεις την εβδομάδα. Οι κενώσεις του εντέρου επηρεάζονται και από άλλους παράγοντες όπως η ψυχική διάθεση, ο σακχαρώδης διαβήτης και τα αγγειακά επεισόδια.

Λίγοι άνθρωποι σκέπτονται το νερό ως θρεπτικό στοιχείο. Ίσως διότι δεν είναι θερμιδογόνο. Στην πραγματικότητα είναι βασικότατο και μάλιστα καθημερινά σε επαρκή ποσότητα.

Πόσο νερό είναι αρκετό; Υπολογίστε ότι χρειάζεστε ένα λίτρο νερού για κάθε 1000 θερμίδες τροφής. Η ποσότητα αυτή ανέρχεται σε δύο τουλάχιστον λίτρα ημερησίως, ποσότητα που ισοδυναμεί με 8 ποτήρια νερού. Οι τροφές μας παρέχουν το 60-65% των ημερήσιων απαιτήσεων σε νερό. Το υπόλοιπο πρέπει να το πιούμε με το ποτήρι υποχρεωτικά. Πρέπει δηλαδή να μην παραλείπουμε να πίνουμε τουλάχιστον 3 γεμάτα ποτήρια νερό κάθε μέρα. Αντί για νερό μπορούμε, σε αντικατάσταση μέρους αυτού, να πιούμε τσάι, χωρίς ζάχαρη, έως και 4 φλιτζάνια ημερησίως. Αν το τσάι είναι πράσινο ακόμη καλύτερα επειδή περιέχει περισσό- τερους αντιοξειδωτικούς παράγοντες οι οποίοι μας είναι απαραί- τητοι. Για να αποφύγετε την καφεΐνη που περιέχει το τσάι ακο- λουθήστε την εξής απλή διαδικασία: βουτήξτε το φακελάκι του τσαγιού σε ζεστό νερό για 30 δευτερόλεπτα. Η καφεΐνη που είναι πιο ευδιάλυτη, θα διαλυθεί πρώτη στο νερό. Πετάξετε το νερό αυτό. Μετά βουτήξτε το φακελάκι σε άλλο φλιτζάνι για μερικά λεπτά. Οι φαινόλες, που είναι σχετικά πιο δυσδιάλυτες από την καφεΐνη, διαλύονται σε δεύτερο χρόνο.

Να φτιάχνετε το τσάι σας μόνοι σας. Να το γλυκαίνετε, αν είναι απαραίτητο, με υποκατάστατα ζάχαρης. Μην αγοράστε ούτε μια φορά τσάι που περιέχεται σε μπουκάλια ή αλουμινένια κουτιά και πωλείται στα καταστήματα. Πολλές φορές τα προϊόντα αυτά, για να είναι πιο ελκυστικά, εκτίθενται μέσα σε ψυγεία. Αν διαβάσετε τη σύνθεσή τους, θα διαπιστώσετε ότι περιέχουν νερό, ζάχαρη, κιτρικό οξύ ως μέσο όξυνσης, εκχύλισμα τσαγιού (0,14%), κιτρικό νάτριο ως ρυθμιστή οξύτητας, ασκορβικό οξύ ως αντιοξειδωτικό. Οι συσκευασίες γράφουν με μεγάλα γράμματα *Green Tea*, πράσι- νο τσάι, εκμεταλλευόμενες την διασημότητα του τσαγιού αυτού. Στην πραγματικότητα είναι σακχαρούχα αναψυκτικά. Περιέχουν 28 Kcal ανά 100 γραμμάρια, που σημαίνει 80 Kcal σε κάθε ποτήρι. Αν πίνετε ένα ποτήρι, όχι κάθε μέρα αλλά κάθε βδομάδα, σε ένα χρόνο θα πάρετε 2 κιλά βάρος από τη συνήθεια αυτή, ενώ ταυτό- χρονα θα έχετε πιει αμέτρητα πρόσθετα χωρίς λόγο.

Θα πρέπει να τονιστεί εδώ ότι, με το πέρασμα των χρόνων, το αίσθημα της δίψας αμβλύνεται. Επομένως, θα πρέπει το ημερήσιο νερό να το πίνετε κατά κάποιο τρόπο με το ζόρι. Να γεμίζετε το πρωί ένα μπουκάλι και μέχρι το άλλο πρωί να το έχετε πιει όλο.

Τα αναψυκτικά, ειδικά τα αεριούχα, ακόμα και τα λεγόμενα light καλό είναι να αποφεύγονται και να μην αντικαθιστούν συστημα- τικά την ανάγκη για νερό. Κάτι που δεν το ρίχνουμε στη γλάστρα μας, γιατί πρέπει να το ρίχνουμε στο στομάχι μας;

Με την ευκαιρία να ξεκαθαρίσουμε εδώ τις αμφιβολίες για τα υποκατάστατα της ζάχαρης, τις λεγόμενες *τεχνητές γλυκαντικές ουσίες*. Το όνομά τους τα λέει όλα: τεχνητές. Πριν φτάσουμε όμως εκεί, να πούμε δυο λόγια για τη ζάχαρη.

Η λευκή κρυσταλλική ζάχαρη που γνωρίζουμε, χημικώς προέρχεται από τη σύντηξη δύο μορίων απλών σακχάρων, της γλυκόζης και της φρουκτόζης. Πήρε το όνομά της από την σανσκριτική λέξη śarkara.

Στο Βυζάντιο και στην Ευρώπη έκανε την εμφάνισή της μόλις κατά τον 11ο αιώνα με τη μορφή πολύτιμων εξωτικών κρυστάλλων, που έρχονταν με τα καραβάνια των εμπόρων από την Ανατολή. Ήταν πανάκριβη και χρησίμευε μόνο σαν σπάνια λιχουδιά.

Με τη διάδοση της καλλιέργειας του ζαχαροκάλαμου από τους Άραβες στην Κύπρο, Ρόδο, Αλγερία, Ισπανία η παραγωγή αυξήθηκε μαζί και η κατανάλωσή της.

Μεγάλη όμως αύξηση της παραγωγής, με παράλληλη ελάττωση της τιμής και συνεπώς εξάπλωση της χρήσης της, ήλθε μετά την εισαγωγή της καλλιέργειας του ζαχαροκάλαμου, από τον Χριστόφορο Κολόμβο, στα εύφορα εδάφη του νέου κόσμου.

Σήμερα το μεγαλύτερο μέρος της παραγωγής της προέρχεται από τα σακχαρότευτλα. Η παραγωγή της είναι πλέον μαζική, βιομηχανική, φτηνή και αυτό είναι το πρόβλημα. Μπήκε σε όλα τα σπίτια με το τσουβάλι. Μεγάλο ποσοστό των ημερησίως προσλαμβανομένων θερμίδων προέρχεται πλέον από τη ζάχαρη. Στην Αγγλία υπολογίζεται ότι η κατανάλωσή της πλησιάζει τα 38 κιλά ανά άτομο το χρόνο. Στην Αμερική τα υπερβαίνει. Το 20% των ημερησίως προσλαμβανομένων θερμίδων, στο δυτικό κόσμο, προέρχονται από τη ζάχαρη. Οι συνέπειες είναι φανερές και δεν μιλάμε για την τερηδόνα των δοντιών, που είναι ασφαλώς νόσος σημαντική. Μιλάμε για την παχυσαρκία καθώς και για την επίταση και αύξηση ασθενειών όπως είναι η αθηροσκλήρωση, η αρτηριακή υπέρταση, η στεφανιαία νόσος, η χολολιθίαση η νεφρολιθίαση κ.ά.

Από την άλλη μεριά η γεύση που έχει η ζάχαρη και τα γλυκίσματα δημιουργεί το κατ' εξοχήν ευχάριστο αίσθημα του γλυκού. Η όρεξή μας για γλυκά είναι φυσική. Τα νεογέννητα προτιμούν μια γλυκιά γεύση αντί μιας πικρής ή όξινης και μελέτες που έγιναν σε ενήλικες υποστηρίζουν ότι η απόλαυση της γλυκύτητας είναι έμφυτη. Ίσως η ροπή προς τα γλυκά να έχει βαθειές ρίζες στην κυτταρική μας μνήμη. Τα γλυκά ήταν ασφαλή, ενών τα πικρά ήταν δηλητήρια και επομένως ανασφαλή. Δεν είναι όμως σε όλους το ίδιο επιτακτική η ανάγκη για γλυκά. Η επιστήμη υποστηρίζει ότι υπάρχει γενετικός λόγος για τον οποίο ορισμένα άτομα λαχταρούν τα γλυκά περισσότερο από άλλα.

Ένα κουταλάκι του τσαγιού ζάχαρη περιέχει το πολύ 20 θερμίδες. Αν όμως αθροιστούν όλα τα κουταλάκια που προστίθενται στον καφέ, στο τσάι, στα αναψυκτικά, στα αρτοσκευάσματα και στα διάφορα έτοιμα προϊόντα, μέχρι το τέλος της ημέρας συσσωρεύονται πολλές θερμίδες. Καθίσταται λοιπόν επιτακτική η ανάγκη να αντικατασταθεί η ζάχαρη με κάτι άλλο, σε μια προσπάθεια να περιοριστούν οι βλαπτικές συνέπειές της. Έτσι προέκυψαν οι τεχνητές γλυκαντικές ουσίες.

Οι ουσίες αυτές είναι εγκεκριμένες από τους εθνικούς οργανισμούς φαρμάκων. Έχουν διεισδύσει παντού και είναι γενικά αποδεκτές. Όμως πόσο ασφαλείς είναι;

Κατά καιρούς εκφράζονται ανησυχίες σχετικά με την ασφάλειά τους. Μερικοί ειδικοί παραμένουν μονίμως επιφυλακτικοί. Η Αμερικανική Ένωση Διατροφολόγων (ADA) βεβαιώνει ότι είναι απολύτως ασφαλείς όταν χρησιμοποιούνται σε ποσότητες που ορίζονται από τον πίνακα που ακολουθεί.

Τεχνητές γλυκαντικές ουσίες

Γλυκαντική ουσία	Αποδεκτή ημ. δόση	Σχόλια
ακεσουλφάμη Κ 200 φορές γλυκύτερη της ζάχαρης	15mg/Kg σωματικού βάρους ημερησίως	Εγκεκριμένη από το 2003. Χρησιμοποιείται σε αρτοσκευάσματα.
σακχαρίνη 200-700 φορές γλυκύτερη της ζάχαρης	5mg/kg σωματικού βάρους ημερησίως	Το 1977 ήταν απαγορευμένη. Δεν αποτελεί μείζονα κίνδυνο καρκίνου.
ασπαρτάμη 160-220 φορές γλυκύτερη της ζάχαρης	50mg/kg σωματικού βάρους ημερησίως	Είναι ασφαλής. Επί φαινυλκετονουρίας δεν συνιστάται.
σουκραλόζη 600 φορές γλυκύτερη της ζάχαρης	5mg/kg σωματικού βάρους ημερησίως	Κατασκευάζεται με βάση τη ζάχαρη. Αντέχει ψήσιμο και μαγείρεμα.
νεστάμη συγγενής της ασπαρτάμης 7.000 - 13.000 φορές γλυκύτερη της ζάχαρης	18mg/kg σωματικού βάρους ημερησίως	Εγκεκριμένη πρόσφατα. Συνιστάται επί φαινυλκετονουρίας.

Σύμφωνα με τη φαρμακολογία, ως *αποδεκτή ημερήσια δόση* ορίζεται το 1/100 της ποσότητας που φαίνεται να μην έχει τοξικές επιδράσεις στα πειραματόζωα.

Από την άλλη το Κέντρο Επιστήμης για το Γενικό Όφελος (Center for Science in the Public Interest), μια αμερικανικήςοργάνωση για την υπεράσπιση και διάδοση της υγιεινής διατροφής, δια στόματος του γενικού διευθυντού της Michael Jacobson, ισχυρίζεται ότι δεν υπάρχουν ισχυρές αποδείξεις ώστε να βεβαιωθεί κανείς ότι είναι απολύτως ασφαλής. Λέει, για παράδειγμα, ότι μελέτες σε ζώα συνδέουν τη ζαχαρίνη με τον καρκίνο, ενώ η μελέτη της ασπαρτάμης είναι ατελής. Κατά τη γνώμη του υπάρχουν σημαντικοί λόγοι απαγόρευσης.

Οι τεχνητές γλυκαντικές ουσίες είναι ενώσεις άγνωστες στον οργανισμό μας. Δεν τις κατασκευάζει η φύση. Τις κατασκευάζει το εργοστάσιο. Επομένως, δεν είναι αναγνωρίσιμες ως θετικές, γιατί δεν είναι καταγεγραμμένες στην κυτταρική μας μνήμη. Προστέθηκαν πρόσφατα στο στόμα μας. Η χρήση τους δεν πρέπει, τουλάχιστον, να ενθαρρύνεται. Πολλοί άνθρωποι μεγαλώνουν με αυτές και προσωπικά συμφωνώ με την επικεφαλής διατροφολόγο του Boston's Brigham and Women's Hospital Dr. Kathy McManus, *που θεωρεί τον ανωτέρω πίνακα έναν καλό οδηγό, αλλά θα προτιμούσε να δει περισσότερες έρευνες.* Πολύ σωστή τοποθέτηση.

Τί όμως πρέπει να γίνει; Η τάση να τρώμε γλυκά είναι έμφυτη. Η ζάχαρη δεν συνιστάται. Τα υποκατάστατά δεν συνιστώνται και αυτά. Δεν πρέπει να γίνει κάτι; Μερικά τα είπαμε ήδη. Είπαμε όχι στα αναψυκτικά, ακόμα και στα light. Είπαμε όχι στους χυμούς, ακόμη κι όταν ισχυρίζονται ότι είναι φυσικοί. Είπαμε ναι στους χυμούς που φτιάχνουμε εμείς, γιατί είναι φρέσκοι και δεν θέλουν ζάχαρη. Υπάρχουν εναλλακτικές λύσεις. Μπορούμε να ασκήσουμε τη γλώσσα μας να ευφραίνεται με άγλυκες γεύσεις. Να πίνει το τσάι χωρίς ζάχαρη ή σακχαρίνη και να απολαμβάνει την πραγματική γεύση που έχει το φυσικό εκχύλισμα. Εξ άλλου το τόσο απολαυστικό για μερικούς τσιγάρο είναι πικρό.

Αντί να τρώμε κάθε μέρα πολλά γλυκά που περιέχουν υποκατάστατα ζάχαρης ας τρώμε λιγότερα, μια φορά στο τόσο, που να περιέχουν την ίδια τη ζάχαρη. Δεν χάλασε ο κόσμος. Εξάλλου όσο λιγότερες είναι οι τούρτες που τρώμε, τόσο περισσότερα είναι τα γενέθλια που θα γιορτάσουμε.

Ενδιαφέρον παρουσιάζει η διαπίστωση ότι η ζάχαρη είναι περισσότερο ανθυγιεινή από τα λίπη. Αν και η ζάχαρη δίνει 4 μόνο θερμίδες ανά γραμμάριο ενώ το λίπος 9,3 εντούτοις είναι χειρότερη. Η ζάχαρη ανεβάζει ψηλά τη μεταγευματική γλυκόζη στο αίμα και κάνει τον οργανισμό πρόσκαιρα διαβητικό, ενώ το λίπος όχι. Η κατάχρηση της ζάχαρης είναι καταστρεπτική για το πάγκρεας, ενώ το λίπος όχι. Γενικά το λίπος, αν και μακροχρόνια ανθυγιεινό, είναι πιο ήπιο στις συνέπειες.

Τελειώνοντας το κεφάλαιο, μετά τη χρήσιμη παρένθεση για τη ζάχαρη και τις γλυκαντικές ουσίες, επαναλαμβάνουμε τα αυτονόητα: η αντιοξειδωτική διατροφή, ο έλεγχος του βάρους και η υποχρεωτική λήψη υγρών ίσως αλλάξει τον τρόπο ζωής αρκετών από μας. Αυτή όμως η αλλαγή δεν είναι αρκετή. Μπορεί η λιγότερη χοληστερίνη να επιτυγχάνεται με λιγότερο κρέας, λίπη, κάπνισμα, περισσότερα ψάρια, φρούτα και κηπευτικά, αλλά η συνεχής άσκηση συμβάλλει όσο όλα αυτά μαζί στη διατήρηση της υγείας και στη μακροζωία.

Για την εργασία κατά την τρίτη ηλικία και για τη σωματική άσκηση σε όλες τις ηλικίες θα αναφερθούμε στο μεθεπόμενο κεφάλαιο. Στο επόμενο θα αναφερθούμε στην ολέθρια συνήθεια του καπνίσματος.

10

ΚΑΠΝΙΣΜΑ, ΤΟ ΜΕΓΑΛΟ ΛΑΘΟΣ[72]

Στον καρκίνο του πνεύμονα τα γονίδια οπλίζουν
το περίστροφο αλλά το τσιγάρο τραβάει τη σκανδάλη.

ΚΑΠΝΟΣ. Ένα απλό, ταπεινό χόρτο[73], που έμελε να διαδρα-ματίσει τον πιο αποτρόπαιο ρόλο στην υγεία του ανθρώ-που.

Το φυτό του καπνού το έφεραν στην Ευρώπη τα ιστιοφόρα του Κολόμβου. Η χρήση του ξεκινάει ως δώρο του διπλωμάτη Nicot προς τη βασίλισσα Αικατερίνη των Μεδίκων, για να κατευνάσει τους πονοκεφάλους της. Οι Ισπανοί το δώρισαν στο βασιλιά Κά-ρολο. Ο Ισπανός ιατρός Φρανσίσκο Φερνάντες ουσιαστικά, ει-σήγαγε στην Ευρώπη τη συνήθεια του καπνίσματος.

Το ταπεινό χόρτο έγινε δώρο για βασιλείς και αριστοκράτες, αρχικό προνόμιο της υψηλής κοινωνίας. Στη συνέχεια εξαπλώθη-κε σε όλες τις κοινωνικές τάξεις και έκτοτε καταδυναστεύει τον κόσμο και έχει γίνει η μάστιγά του. Συνδέεται με τον όλεθρο και την καταστροφή του ανθρώπινου οργανισμού, αφού δεν φέρνει τίποτε άλλο παρά μόνο εξάρτηση, αρρώστια και θάνατο.

Τα εισπνεόμενα αέρια από την καύση του τσιγάρου περιέχουν 4.000 βλαπτικές ουσίες. Η πίσσα είναι η πιο βλαπτική. Είναι σύ-ντηξη πολλών καρκινογόνων ουσιών. Επικάθεται στους βλενο-γόννους του στόματος και του στομάχου και σε όλη την έκταση του αναπνευστικού επιθηλίου. Συμβάλλει στην πρόκληση καρκίνου των περιοχών αυτών, στην εκδήλωση εμφυσήματος και πολλών άλλων χρόνιων αναπνευστικών προβλημάτων.

Το κάπνισμα δεν είναι κάτι που έχει προβλέψει η φύση. Είναι μια συνήθεια που έχει επινοήσει ο άνθρωπος. Παρά ταύτα, όταν ο οργανισμός εθιστεί στον καπνό, τον κάνει αδιάσπαστο μέλος της ζωής του και δυσκολεύεται μετά να απαλλαγεί. Στα ανθρώπινα κύτταρα δεν υπάρχουν οι μνήμες συμβίωσης με τον καπνό, για το λόγο αυτό είναι τόσο βλαπτικός.

Το κάπνισμα έχει οξειδωτική και προφλεγμονώδη επίδραση στα κύτταρα. Το πλήθος των βλαπτικών ουσιών που περιέχει ο καπνός, αφενός παράγει ελεύθερες ρίζες και αφετέρου αναγκάζει τον οργανισμό να το κάνει. Η υγεία και το κάπνισμα είναι δύο διαμετρικά αντίθετες έννοιες, είναι ασύμβατα μεταξύ τους πράγματα. Δεν μπορούμε να ομιλούμε για υγεία και να αγνοούμε το κάπνισμα.

Ο λόγος που γίνεται εδώ περιορισμένη αναφορά στην ολέθρια αυτή συνήθεια είναι για να πάρουν απάντηση όσοι πιστεύουν πως δεν έχουν να κερδίσουν τίποτε πλέον αν σταματήσουν σήμερα το κάπνισμα, επειδή καπνίζουν πολλά χρόνια και νομίζουν ότι *έγινε ό,τι ήταν να γίνει.* Αυτό είναι το δεύτερο λάθος τους. Το πρώτο ήταν η ίδια η έναρξη του καπνίσματος.

Διαβάζουμε σε πολλές ιστοσελίδες σχετικές με το κάπνισμα, αλλά βεβαίως και στην παγκόσμια βιβλιογραφία, ότι άσχετα με το πόσα χρόνια κάπνισε κανείς, άσχετα με το πόσα τσιγάρα την ημέρα, εάν και όταν σταματήσει να καπνίζει θα έχει ωφελήματα που θα αρχίσουν από τα επόμενα κιόλας λεπτά όπως:

- Σε 20 λεπτά η πίεση του αίματος[74] (αυτή που οφείλεται στη νικοτίνη) και οι σφυγμοί πέφτουν στο κανονικό. Η θερμοκρασία των άκρων ανεβαίνει στο φυσιολογικό.

- Σε 8 ώρες το μονοξείδιο του άνθρακα στο αίμα πέφτει στο κανονικό. Το οξυγόνο ανεβαίνει σε φυσιολογικά επίπεδα.

- Σε 24 ώρες μειώνεται η πιθανότητα καρδιακής προσβολής.

- Σε 48ώρες ενδυναμώνει η γεύση και η όσφρηση.
- Σε 2 εβδομάδες έως 3 μήνες η κυκλοφορία βελτιώνεται. Το περπάτημα γίνεται ευκολότερο. Η λειτουργία των πνευμόνων αυξάνεται κατά 30%.
- Από 1 έως 9 μήνες σταματάει ο βήχας και η κούραση.
- Μετά από 5 χρόνια ο θάνατος από καρκίνο του πνεύμονα στο μέσο καπνιστή (ένα πακέτο την ημέρα) μειώνεται κατά 50%.
- Μετά από 10 χρόνια οι προκαρκινικές κυψέλες αντικαθίστανται. Οι πιθανότητες άλλων καρκίνων (στομάχου, λάρυγγα, οισοφάγου, κύστης, νεφρών, παγκρέατος) μειώνονται.

Πολλοί καπνιστές, πιστεύοντας ότι δεν κινδυνεύουν τόσο, καπνίζουν τα λεγόμενα *ελαφρά* τσιγάρα, τα light.

Τα ελαφρά τσιγάρα εμφανίστηκαν στην αγορά πριν από περίπου τέσσερις δεκαετίες, όταν είχε αποκαλυφτεί για τα καλά η βλαπτική δράση του καπνίσματος. Προέβλεψαν λοιπόν οι εταιρίες καθίζηση των κερδών τους και έβγαλαν στην αγορά τα ελαφρά τσιγάρα προκειμένου να συγκρατήσουν στο πελατολόγιό τους όσους άρχισαν να σκέπτονται να σταματήσουν το κάπνισμα. Η διαφήμιση αλλά και ο συνειρμός που προκαλούν τα διάφορα light, ελαφρά προϊόντα, ότι είναι δήθεν πιο υγιεινά, εδραίωσε την υψηλή εμπορική θέση των ελαφρών τσιγάρων. Οι αγοραστές παραπλανήθηκαν και ακόμη εξακολουθούν να παραπλανούνται συνειδητά. Η απάτη δεν είναι καθόλου light, τα κέρδη είναι τεράστια. Οι εταιρίες βέβαια ισχυρίζονται ότι η περιγραφή «ελαφρά» αφορά στην πιο ελαφρά γεύση και διατείνονται πώς οι καπνιστές έχουν επίγνωση αυτού του γεγονότος.

Στις 10 Ιανουαρίου του 2004 είδε[75] το φως της δημοσιότητας το πόρισμα γιγαντιαίας μελέτης που έγινε στις Η.Π.Α. και αφορούσε το κάπνισμα. Στην έρευνα που διήρκεσε 6 χρόνια έλαβαν μέρος 940.000 καπνιστές. Σύμφωνα με το πόρισμα μόνο όσοι δεν καπνίζουν καθόλου ή όσοι το σταμάτησαν έχουν μικρότερο κίνδυνο για καρκίνο του πνεύμονος. Όσοι καπνίζουν άφιλτρα τσιγάρα είναι περισσότερο εκτεθειμένοι, ενώ οι υπόλοιποι είτε καπνίζουν κανονικά είτε ελαφρά τσιγάρα κινδυνεύουν το ίδιο.

Άλλοι πάλι καπνιστές έχουν στραφεί[76] προς τα πούρα, ίσως διότι τα θεωρούν λιγότερο βλαπτικά. Πολλοί μάλιστα από τους καπνιστές πούρων δεν εισπνέουν τον καπνό, προσπαθώντας να ελαχιστοποιήσουν τις συνέπειες. Ακόμη και αυτοί που δεν εισπνέουν τον καπνό υφίστανται τις ίδιες επιπτώσεις με τους υπόλοιπους που τον εισπνέουν. Η διαπίστωση οφείλεται σε Έλληνες ιατρούς και δημοσιεύτηκε στο τεύχος Απριλίου του 2004 του American Journal of Hypertension.

Τα πούρα περιέχουν πολλαπλάσια από τα τσιγάρα νικοτίνη, υδροκυανιούχα, μονοξείδιο του άνθρακα, πολυκυκλικούς αρωματικούς υδρογονάνθρακες και άλλες βλαβερές ουσίες. Όλα αυτά βρίσκουν τρόπο να εισέλθουν στον οργανισμό είτε ο καπνιστής τα εισπνέει είτε όχι. Η όξινη φύση του καπνού του πούρου καθιστά ευκολότερη την απορρόφηση της νικοτίνης από τον αλκαλικό βλεννογόνο της μύτης και του στόματος. Έτσι, και χωρίς εισπνοή, χωρίς κάθοδο μέχρι τους πνεύμονες, γίνεται η ζημιά το ίδιο καλά.

Επιπτώσεις από τον καπνό έχουν και οι λεγόμενοι *παθητικοί καπνιστές,* τα αθώα θύματα. Είναι αυτοί που δεν μπορούν να αποφύγουν την εισπνοή των όσων μυρίων αερίων αποβάλλουν οι καπνιστές, είτε σε ανοιχτούς είτε σε κλειστούς χώρους. Είναι οι παράπλευρες απώλειες του πολέμου που κήρυξαν οι καπνιστές εναντίων του εαυτού τους. Είναι η πιο ανοχύρωτη και αδικημένη ομάδα του πληθυσμού. Είναι το αίσχος του πολιτισμού μας.

Οι παθητικοί καπνιστές υφίστανται διπλή ζημία και αδικία, χωρίς να φταίνε σε τίποτα. Το παθητικό κάπνισμα είναι ενοχλητικό, αποκρουστικό και επιβαρυντικό για την υγεία του παθητικού καπνιστή, εξαναγκάζοντάς τον να δέχεται τις φθοροποιές συνθήκες που του επιβάλλει ο καπνιστής και καταπιέζοντάς τον να συμβιβαστεί με κάτι που ο ίδιος ολόψυχα αντιπαθεί και το έχει απορρίψει.

Οι συνέπειες για τη υγεία που έχει η ακούσια έκθεση στον καπνό του τσιγάρου είναι αμέτρητες. Οι παθητικοί καπνιστές για παράδειγμα έχουν βαρύτερη συμπτωματολογία και βραδύτερη εξέλιξη σε νοσήματα της καρδιάς και των πνευμόνων από τους υπόλοιπους.

Υπάρχουν μελέτες που αποδίδουν *το σύνδρομο του αιφνιδίου βρεφικού θανάτου* στο ενεργητικό ή παθητικό κάπνισμα της εγκύου ή στο παθητικό κάπνισμα του νεογνού! Οι ιατροί Peter Fleming και Peter Blair του Πανεπιστημίου του Bristol συνυπογράφουν έρευνα (δημοσιεύτηκε στην εφημερίδα Independent, 14-10-2007) σύμφωνα με την οποία *το κάπνισμα κατά τη διάρκεια της εγκυμοσύνης ή η έκθεση της εγκύου ή του νεογνού στον καπνό, επιδρά στον εγκέφαλο του εμβρύου και του νεογνού κατά τρόπο που αυξάνει τον κίνδυνο αιφνιδίου θανάτου.* Διαπιστώθηκε ότι εννέα στις δέκα γυναίκες που έχασαν το παιδί τους από το σύνδρομο κάπνιζαν, ενεργά ή παθητικά, κατά τη διάρκεια της εγκυμοσύνης.

Δεν υπάρχει ασφαλές επίπεδο έκθεσης στο παθητικό κάπνισμα, σύμφωνα με τον επικεφαλής του Υπουργείου Υγείας των Η.Π.Α Richard H. Carmona.

Τα φίλτρα αέρος και τα άλλα τεχνολογικά συστήματα που φιλτράρουν τον καπνό δεν μπορούν να απαλείψουν εντελώς τους κινδύνους του παθητικού καπνίσματος.

Με αυτό που συμβαίνει δίπλα μας γίνεται φανερή η παχυδερμία του καπνιστή αλλά και η αδιαφορία της πολιτείας. Εκτίθενται ευαίσθητες ομάδες σε θανατηφόρο κίνδυνο και το ηθικό μέρος δεν απασχολεί κανέναν. Βεβαίως δεν απασχολεί και τους ίδιους τους καπνιστές, όταν εκθέτουν πρώτα και καλύτερα τα δικά τους παιδιά.

Επιδημιολογικές μελέτες έχουν δείξει ότι 60.000 Αμερικανοί κάθε χρόνο πεθαίνουν από το παθητικό κάπνισμα. Η Ευρωπαϊκή Επιτροπή έδωσε στη δημοσιότητα τα δικά της απογοητευτικά στατιστικά. Υπολογίζει ότι 650.000 Ευρωπαίοι πολίτες ετησίως εγκαταλείπουν το μάταιο ετούτο κόσμο εξ αιτίας του ενεργητικού καπνίσματος, παίρνοντας μαζί τους άλλες 80.000 παθητικών καπνιστών! Ολοκαύτωμα. Οι Έλληνες που πεθαίνουν κάθε χρόνο από παθητικό κάπνισμα υπερβαίνουν τις 3.000. Διπλάσιοι από τα τροχαία δυστυχήματα. Δεν έχουν αυτοί οι άνθρωποι δικαίωμα στη ζωή; Δεν έχουν, τουλάχιστον όσο ζουν, δικαίωμα στον καθαρό αέρα;

Να σημειωθεί εδώ ότι η εκτίμηση του αριθμού των παθητικών καπνιστών που υφίστανται βλάβες είναι ασαφής. Εξάγεται με βάση των αριθμό των καπνιστών μιας χώρας. Ο αριθμός των καπνιστών δεν είναι απόλυτος, ούτε όλοι οι καπνιστές καπνίζουν τον ίδιο τύπο και τον ίδιο αριθμό τσιγάρων. Όταν λέμε λοιπόν *καπνιστής* εννοούμε τον καπνίζοντα 20 τσιγάρα ημερησίως. Για το λόγο αυτό οι παθητικοί καπνιστές που χάνουν τη ζωή τους εξ αιτίας αυτού δεν μπορούν να αποτυπωθούν με ακρίβεια. Στην Ελλάδα π.χ. υπολογίζονται από 600 έως 3000. Αλλά δεν έχει τόση σημασία ο ακριβής αριθμός, όσο το ίδιο το γεγονός, ότι δηλαδή χάνονται τελείως άδικα πολλές ανθρώπινες ζωές.

Στην κινηματογραφική ταινία «Οι Άνθρωποι των Νερών», ο φόβος και ο τρόμος των «καλών» ήταν οι καπνιστές. Οι smokers ήταν οι «κακοί» της ιστορίας. Όταν εμφανιζόταν έσπερναν τον αφανισμό. Η αντιστοιχία της ταινίας με την πραγματικότητα είναι φανερή. Μόνο που στην ταινία οι καπνιστές τιμωρούνται ενώ στη δική μας πραγματικότητα αυτή η περιγεραμμένη κατηγορία ανθρώπων προκαλεί ανήκεστες βλάβες και θανάτους, κατά συρροή και μάλλον έχει προνόμια.

Μετά το ενεργητικό κάπνισμα και το αλκοόλ, το παθητικό κάπνισμα είναι η τρίτη αιτία θανάτου. Ντροπή. Θα μπορούσε να αποφευχθεί εξ ολοκλήρου!

Ο καθηγητής Julian Le Grand, διευθυντής του Τομέα Υγείας της Βρετανικής κυβέρνησης προτείνει μια καινοτόμο ιδέα για την περιστολή του καπνίσματος και για την αποζημίωση των μη καπνιστών. Προτείνει την *Κάρτα Καπνιστή*. Η κάρτα, που ουσιαστικά ισοδυναμεί με άδεια καπνιστή, έχει ετήσια ισχύ, χορηγείται μόνο σε ενήλικες και επιδεικνύεται κατά την αγορά τσιγάρων.

Το παράβολο για την απόκτηση της κάρτας θα αποδίδεται στο Εθνικό Σύστημα Υγείας με σκοπό να ενισχυθούν τα έσοδά του. (Independent, 23-10-07). Είναι μια ολότελα σωστή πρόταση. Οι καπνιστές επιβαρύνουν πολλαπλάσια, για νοσήλια, τον ασφαλιστικό τους φορέα και πληρώνουν τις ίδιες εισφορές με τους μη καπνιστές, οι οποίοι θα μπορούσαν να έχουν, δικαιωματικά, καλύτερη περίθαλψη. Άλλοι πάλι αντιλέγουν ότι το μέτρο είναι άδικο και ενέχει την έννοια του προστίμου. Οι ίδιοι υποστηρίζουν ότι οι ασφαλιστικοί φορείς και το Εθνικό Σύστημα Υγείας είναι κερδισμένοι από την ύπαρξη των καπνιστών, γιατί οι τελευταίοι ζουν σημαντικά λιγότερο και έτσι τα ταμεία πληρώνουν συντάξεις για λιγότερα χρόνια! Για τους παθητικούς καπνιστές, που ζουν και αυτοί λιγότερο, κανείς δεν λέει κάτι παρηγορητικό.

«Το κάπνισμα μπορεί να σκοτώσει». «Το κάπνισμα αποφράσσει τις αρτηρίες και προκαλεί έμφραγμα και εγκεφαλικά επεισόδια» αναγράφεται υποχρεωτικά σε κάθε πακέτο τσιγάρων. Ποιος καπνιστής το δίνει σημασία; Σε απόλυτες τιμές, ο αριθμός των καπνιστών[76] αυξάνεται παγκοσμίως χρόνο με το χρόνο. Ελαττώνεται σταδιακά στις ανεπτυγμένες χώρες, όπου όπως φαίνεται τα αντικαπνιστικά μέτρα αποδίδουν, αυξάνεται όμως στις υπόλοιπες, όπου το μέλλον διαγράφεται δυσοίωνο. Το 20% των κατοίκων του πλανήτη καπνίζει αρειμανίως, δηλαδή 1,3 δισεκατομμύρια ανθρώπων εισπνέει ασθένειες. Εκτιμάται ότι το 75% είναι άρρενες και το υπόλοιπο θήλεις. Σύμφωνα με την Παγκόσμια Οργάνωση Υγείας (ΠΟΥ), οι μισοί από τους καπνιστές αυτούς θα πεθάνουν πρόωρα, με αργό και επώδυνο θάνατο, από νόσους που σχετίζονται με το κάπνισμα. Θα πεθάνουν 650 εκατομμύρια άνθρωποι ηλικίας 35 ως 69 ετών. Κάθε χρόνο χάνουν τη ζωή τους περισσότερα από 5 εκατομμύρια καπνιστών, αριθμός που μεταφράζεται σε 14.000 ανθρώπους την ημέρα. Αυτός είναι ο πολιτισμός μας, να χάνει τη ζωή του ένας άνθρωπος κάθε 7 δευτερόλεπτα εξ αιτίας του καπνού!

Στις Η.Π.Α. υπάρχουν πλέον περισσότεροι πρώην καπνιστές σε σχέση με τους καπνιστές. Παρ' όλα αυτά, ο καρκίνος του πνεύμονα εξακολουθεί να ευθύνεται για περισσότερους θανάτους συγκριτικά με το σύνολο των θανάτων από λευχαιμία, καρκίνο του μαστού, καρκίνο του παχέος εντέρου και καρκίνο του προστάτη. Να μη ξεχνάμε βέβαια και τις καρδιοαναπνευστικές παθήσεις.

Πάνω από 4 δεκαετίες επιδημιολογικών ερευνών δεν έχουν καταδείξει άλλη ανθρώπινη συνήθεια περισσότερο ανόητη, βλαπτική και καρκινογόνο από το κάπνισμα. Βέβαια, πολλά άλλα πράγματα της καθημερινής μας ζωής είναι καρκινογόνα, ενώ άλλα δεν είναι. Αν τα κατατάξουμε σε κλίμακα θα σχηματίσουμε τις εξής πέντε βαθμίδες.

- Αποδεδειγμένα καρκινογόνα.
- Πιθανώς καρκινογόνα.
- Υπονοείται ότι είναι καρκινογόνα.
- Άγνωστο κατά πόσο είναι καρκινογόνα.
- Αποδεδειγμένα μη καρκινογόνα.

Το τσιγαράκι ανήκει στην πρώτη κατηγορία. Είναι ο βασιλιάς.

Ο πόλεμος εναντίον του καρκίνου, ο οποίος κηρύχτηκε επίσημα το 1971, δεν έχει ακόμα κερδηθεί. Μάθαμε όμως όλα αυτά τα χρόνια ότι οι αλλαγές στον τρόπο ζωής μπορούν να μειώσουν σημαντικά τον κίνδυνο εμφάνισης των όγκων. Η διακοπή του καπνίσματος είναι η σημαντικότερη αλλαγή.

Η χρόνια παγκρεατίτιδα, νόσος που οφείλεται κυρίως στην κατάχρηση οινοπνεύματος και άγει στην απώλεια της εξωκρινούς αλλά και της ενδοκρινούς μοίρας του παγκρέατος, βρέθηκε ότι είναι πιο συχνή στους καπνιστές και ακόμα πιο συχνή στους μανιώδεις καπνιστές. Η ανακοίνωση έγινε κατά τη διάρκεια του συνεδρίου της Χειρουργικής Εταιρίας Βορείου Ελλάδος (19-10-07) από το χειρουργό Δρα Δ. Γιακουστίδη.

Το κάπνισμα προκαλεί κάθε χρόνο σε παγκόσμιο επίπεδο περισσότερους θανάτους από το AIDS, τα ναρκωτικά, τα τροχαία δυστυχήματα, τις δολοφονίες και τις αυτοκτονίες μαζί. Πλέον αυτών, 300.000 θάνατοι ετησίως οφείλονται σε φωτιές που ξεκινάνε από τα αναμμένα τσιγάρα. Το 2.000, περίπου 3 εκατομμύρια φωτιές σε δάση, σπίτια και διάφορες εγκαταστάσεις προκλήθηκαν από τσιγάρα. Ο καπνός είναι ο μεγαλύτερος δολοφόνος και σκοτώνει περισσότερους ανθρώπους από οποιοδήποτε άλλο καταναλώσιμο προϊόν, αναφέρει παλαιότερη έκθεση της ΠΟΥ.

Στην Ελλάδα το τσιγάρο σκοτώνει, με ομαδική αυτοκτονία, 20.000 καπνιστές ετησίως και επί πλέον, όπως είπαμε, 600 έως 3.000 παθητικούς καπνιστές. Οι 6.000 θάνατοι αποδίδονται στον καρκίνο του πνεύμονα, ενώ οι υπόλοιποι σε όλες τις άλλες ασθένειες που προκαλεί το τσιγάρο, με προεξάρχουσες τις ασθένειες του κυκλοφορικού.

Στη χώρα μας, ο καρκίνος του πνεύμονα έπληττε πριν από 10-15 χρόνια την ηλικία των 55-60 ετών. Σήμερα, καθώς ο εθισμός αρχίζει νωρίτερα, οι αντίστοιχες ηλικίες έχουν μειωθεί κατά 10 έτη και ακόμη περισσότερο. Το αποκαρδιωτικό είναι ότι δεν φαίνεται να ανησυχεί κανένας. Ή μάλλον ανησυχούν. Ανησυχούν όμως, καπνίζοντας παράλληλα, για τις επιπτώσεις από την ακτινοβολία του κινητού τους τηλεφώνου.

Το κάπνισμα είναι μια παγκόσμια θανατηφόρα επιδημία. Στη διάρκεια του 20ού αιώνα, έχουν χάσει εξ αιτίας του τη ζωή τους πάνω από 100 εκατομμύρια άνθρωποι, περισσότεροι από όσους σκοτώθηκαν εξ αιτίας όλων των πολέμων και της Ισπανικής γρίπης μαζί. Αλλά και ο καπνιστής, που δεν θα πεθάνει με επώδυνο τρόπο από τις συνέπειες του καπνίσματος, υπολογίζεται ότι θα ζήσει περί τα δέκα χρόνια λιγότερο. Το τσιγάρο είναι σημαντικός παράγων πρόωρης γήρανσης.

Σήμερα καπνίζουν περισσότερα άτομα από οποιαδήποτε άλλη εποχή της ανθρώπινης ιστορίας. Ο Αϊνστάιν, που ήταν επίσης καπνιστής, σε μια εποχή που η βλαπτικότητα του καπνού ήταν άγνωστη και δεν απασχολούσε κανέναν, συνήθιζε να λέει ότι *δύο πράγματα είναι άπειρα, το σύμπαν και η ανθρώπινη βλακεία*, συμπληρώνοντας ότι *μόνο για το πρώτο δεν είμαι βέβαιος*.

Είδατε, για άλλη μια φορά, πόσο αναλώσιμος είναι ο άνθρωπος; Αρκεί να καταναλώνει και να πληρώνει φόρους. Γιατί καταδιώκονται οι λαθρέμποροι των τσιγάρων και δεν καταδιώκονται και οι... έμποροι; Το τσιγάρο είναι το τρίτο σε επικινδυνότητα ναρκωτικό. Υπάρχει νόμιμος και παράνομος έμπορος ναρκωτικού; Καταδιώκονται μήπως για να προστατευτεί η υγεία σας; Τίποτε απ' όλα αυτά. Όλα γίνονται για να μην χάνονται φόροι. Φόροι από το ναρκωτικό. Παρά ταύτα, οι φόροι που εισπράττονται από τη φορολογία των τσιγάρων αμφιβάλλω αν επαρκούν για τη θεραπεία των συναφών νοσημάτων των καπνιστών, των παθητικών καπνιστών και για την ανέγερση και τη λειτουργία των αναγκαίων προς τούτο νοσοκομείων. Υπάρχει βέβαια και η άλλη άποψη, η υποκριτική, ότι δηλαδή δεν μπορείς να στερήσεις από το λαό τις εξαρτήσεις του, δεν είναι συμφέρον πολιτικώς...

Κάθε φορά που εντοπίζεται ένα φορτίο, μια αποθήκη με λαθραία τσιγάρα, συνωστίζονται μπροστά στις κάμερες οι πάσης φύσεως αρμόδιοι, οι επί τόπου, όπως τους αποκαλεί ο λαός, και με έπαρση ομιλούν για την επιτυχία, για τους δασμούς που θα χανόταν. Δεν τους είδαμε ποτέ να λένε ούτε μια κουβέντα για τους δύστυχους καπνιστές ή για τους αθώους και ανυπεράσπιστους παθητικούς καπνιστές, που δολοφονούνται κάθε χρόνο στη χώρα μας από τους καπνιστές. Ούτε για τα εκατομμύρια των υπολοίπων που ακόμα είναι ζωντανοί και υπομένουν την βαναυσότητα των καπνιστών. Τα (ανύπαρκτα) προσωπικά δεδομένα και οι κάμερες σε δημόσιους χώρους μας απασχολούν. Τα θέματα της δημόσιας υγείας και το δικαίωμα στη ζωή τα έχουμε λύσει...

Θα επιμείνω για λίγο ακόμα στους παθητικούς καπνιστές. Το ότι είναι τελείως απροστάτευτοι και τελικά πληρώνουν ακόμα και με τη ζωή τους την αδιαφορία των καπνιστών αλλά και της πολιτείας είναι πέρα για πέρα απογοητευτικό. Οι αποδείξεις υπάρχουν στο αίμα των παθητικών καπνιστών. Τα επίπεδα της *κοτινίνης* στο αίμα τους, μιας ουσίας που σχηματίζεται όταν ο οργανισμός διασπά τη νικοτίνη, είναι ένας τρόπος μέτρησης της έκθεσης στον καπνό. Μια ομάδα Βρετανών ερευνητών μέτρησε τα επίπεδα της κοτινίνης περισσότερων των 2.000 ανδρών, οι οποίοι δεν ήσαν καπνιστές, ώστε να υπολογίσει την επίδραση του παθητικού καπνίσματος. Μετά είκοσι χρόνια παρακολούθησης αποδείχτηκε ότι όσοι έφεραν υψηλά ποσοστά κοτινίνης δεν διέφεραν σε τίποτε από τους ελαφρούς καπνιστές. Το 18% από αυτούς ανέπτυξαν καρδιακή νόσο, όπως ακριβώς οι αντίστοιχοι καπνιστές. Αλλά και αυτοί που έφεραν χαμηλά επίπεδα της ουσίας ανέπτυξαν τη νόσο σε ποσοστό 10%. Το περιοδικό British Medical Journal δημοσίευσε την εργασία αυτή στο διαδίκτυο, στις 30-6-2004.

Αν ένας μη καπνιστής εισέλθει και παραμείνει μισή ώρα σε ένα δωμάτιο γεμάτο καπνό, χάνει για αρκετή ώρα την ελαστικότητα των στεφανιαίων του αρτηριών. Κατά τη διάρκεια της ώρας αυτής τυχόν στρες ή σωματική κόπωση καθίσταται επικίνδυνη, γιατί οι αρτηρίες δεν μπορούν να δισταλούν και να μεταφέρουν όσο αίμα χρειάζεται το μυοκάρδιο.

Ο συνδυασμός λιγότερο ελαστικών αρτηριών, έστω και πρόσκαιρος και της αυξημένης τάσης του αίματος να σχηματίζει θρόμβους, δημιουργεί ένα διπλό κίνδυνο που θα μπορούσε να πυροδοτήσει μια καρδιακή προσβολή.

Εάν καπνίζετε, πρέπει να γνωρίζετε ότι η συνήθειά σας αυτή επηρεάζει άμεσα την υγεία των άλλων. Μπορεί να έχετε το ατομικό δικαίωμα της αυτοκαταστροφής, δεν έχετε όμως το δικαίωμα να βλάπτετε άλλους. Ούτε να τους ενοχλείτε.

Εάν δεν καπνίζετε, μη διστάζετε να ζητήσετε από έναν καπνιστή να βγει έξω να καπνίσει, ειδικά αν ήδη έχετε καρδιακή νόσο. Όλες οι αποδείξεις είναι με το μέρος σας. Το παθητικό κάπνισμα είναι κάτι περισσότερο από μια αηδιαστική ενόχληση, σας κάνει μεγάλο κακό. Πείτε λοιπόν στον καπνιστή ότι πρέπει να βγει έξω για τη δόση του.

Αξίζει να αναφερθούμε εδώ στις προσπάθειες που έγιναν κατά καιρούς για την απαγόρευση του καπνίσματος.

Πολλοί αναγνώστες νομίζουν ότι η τάση των δυτικών χωρών να απαγορεύσουν το κάπνισμα σε κάθε δημόσιο χώρο είναι έμπνευση των μοντέρνων καιρών. Δεν είναι καθόλου έτσι. Κατά καιρούς έγιναν διάφορες προσπάθειες για την περιστολή της κακής αυτής συνήθειας.

Ο Πάπας Ουρβανός VII άσκησε το ύπατο ιερατικό αξίωμα μόλις για 13 ημέρες, πρόλαβε όμως να επιβάλλει την πρώτη, εξ όσων γνωρίζουμε, απαγόρευση του καπνίσματος το 1590, απειλώντας με αφορισμό όσους κάπνιζαν μέσα (!) ή γύρω από εκκλησίες.

Μερικά χρόνια αργότερα, το 1604, ο βασιλιάς Ιάκωβος Ι της Βρετανίας εξέδωσε «πραγματεία εναντίον του καπνού», καυτηριάζοντας εύστοχα *τη συνήθεια που είναι απαίσια στο μάτι, μισητή στη μύτη, επιβλαβής στον εγκέφαλο και επικίνδυνη για τους πνεύμονες.*

Άλλα μοναρχικά καθεστώτα της Βαλτικής, της Πρωσίας, της Βαυαρίας και της Αυστρίας στα τέλη του 17ου και του 18ου αιώνα απαγόρευσαν το κάπνισμα στις περιφέρειές τους.

Η πρώτη πανεθνικής κλίμακας απαγόρευση επιβλήθηκε στη ναζιστική Γερμανία. Αφορούσε στα γραφεία του ναζιστικού κόμματος αλλά και στα πανεπιστήμια, ταχυδρομεία, και στρατιωτικά νοσοκομεία. Με προσωπική εντολή του Χίτλερ ιδρύθηκε, το 1941, το Ερευνητικό Ινστιτούτο Κινδύνων από τον Καπνό και ήταν το πρώτο που τεκμηρίωσε με επιστημονικές μεθόδους την ενοχοποίηση του καπνού για τον καρκίνο του πνεύμονα.

Μεταπολεμικά, η βαθμιαία συνειδητοποίηση των βαρύτατων κινδύνων από το κάπνισμα επανέφερε τις σκέψεις για την απαγόρευσή του σε δημόσιους και κοινόχρηστους χώρους. Βαθμιαία άρχισε να κάμπτεται και η αντίσταση των καπνοβιομηχανιών, που έμειναν χωρίς επιχειρήματα. Το 1975, η Μινεσότα έγινε η πρώτη αμερικανική πολιτεία που επέβαλε απαγόρευση του καπνίσματος στους περισσότερους δημόσιους χώρους. Κατά την τελευταία δεκαετία η απαγόρευση του καπνίσματος άρχισε να γενικεύεται και μάλιστα με επιταχυνόμενο ρυθμό. Ολοένα και περισσότερες κοινωνίες είναι έτοιμες να αποδεχτούν την απαγόρευσή του, η οποία προβλέπεται να είναι ισοπεδωτική. Για το δυτικό κόσμο το «τέλος εποχής» για τον καπνό δεν είναι πολύ μακριά. Είναι μάλιστα τόσο κοντά που άρχισε να πλανάται το νέο ερώτημα: *και μετά τον καπνό τι;* Ποιο έχει σειρά να απαγορευτεί; Το INCA, Εθνικό Ινστιτούτο Καρκίνου της Γαλλίας, μας στέλνει την πρώτη ένδειξη. Το συγκεκριμένο ινστιτούτο έδωσε στη δημοσιότητα, στα τέλη Δεκεμβρίου 2007, μελέτη σύμφωνα με την οποία ακόμη και μέτριες ποσότητες κατανάλωσης οινοπνεύματος αυξάνουν τις πιθανότητες καρκινογένεσης. Αλλά, διερωτάται η εφημερίδα ΚΑΘΗΜΕΡΙΝΗ (12-1-2008), ακόμη και αν υποτεθεί ότι δύο τρία ποτήρια κόκκινο κρασί την ημέρα μπορεί να αυξήσουν κατά 5% την πιθανότητα να πάθει κανείς καρκίνο μετά τα 85 του, πιο είναι το όφελος; Νομιμοποιούνται άραγε οι αγιατολάχ της *τέλειας υγείας*, αυτής την νέας θρησκείας του μοναχικού, υποχονδριακού ανθρώπου να απαγορεύσουν το αλκοόλ στους δημόσιους χώρους, όπως έχουν κάνει άλλοι πιο γνήσιοι αγιατολάχ;

Το πνεύμα και το γράμμα του βιβλίου αυτού δεν επιθυμεί τη δημιουργία ανθρώπων ορθορεκτικών, ασκητικών και αποτραβηγμένων από τα εγκόσμια για χάρη της υγείας τους. Αντίθετα, συνιστά την κοινωνική συναναστροφή και την παρέα. Δεν συνιστά βέβαια το κάπνισμα, γιατί είναι ολέθριο. Όποιος θέλει να καπνίζει, εάν είναι ενήλικος, μπορεί να καπνίζει όσο επιθυμεί, μέχρι να πεθάνει. Δεν έχει όμως καθόλου το δικαίωμα να παρενοχλεί και να βλάπτει αυτούς που το απεχθάνονται, είτε είναι παιδιά είτε είναι ενήλικες. Δεν έχει δικαίωμα να βρωμίζει ούτε τα πεζοδρόμια.

Παρατηρούσα προ καιρού στην τηλεόραση σκηνές από μια ειρηνική διαδήλωση οικολόγων. Οι περισσότεροι, για λόγους προφανείς, φορούσαν μάσκες προστασίας από χημικά. Διαδήλωναν για τη σωτηρία του... πλανήτη. Η κάμερα εστίασε, πολύ εύστοχα, σε ένα διαδηλωτή που φορούσε τη μάσκα στο μέτωπο και στο στόμα είχε ένα king size αναμμένο τσιγάρο. Προφανώς εκείνο το τσιγάρο δεν ήταν τοξικό ούτε για τον πλανήτη, ούτε για τον ίδιο ούτε για τους γύρω του. Προφανώς ήταν ένα τσιγάρο οικολογικό! Ο πλανήτης ήταν που κινδύνευε. Ύστερα από αυτό, αν δείτε κάποια κυρία να φοράει γούνα φτιαγμένη από 50 ραμμένα ζωάκια και να διαδηλώνει για τα δικαιώματα των ζώων, να μην εκπλαγείτε, στις μέρες μας είναι τελείως φυσιολογικό...

Είναι τελείως φυσιολογικό να είμαστε αντίθετοι με τις βλαπτικότητες και ταυτοχρόνως να καπνίζουμε. Να έχουμε δηλαδή να λέμε ...

Μια και μιλάμε για οικολόγους και "οικολόγους", ας δούμε τι έκανε ο παππούς, που αγνοούσε τη λέξη *οικολογία*, ήταν όμως υπόδειγμα οικολόγου.

Γύρω στη δεκαετία του '70 έγινε η επανάσταση του τσιμέντου και ασφαλτοστρώθηκαν όλα τα δημόσια και ιδιωτικά σημεία του χωριού του. Έφτιαχνε λοιπόν λάσπη σε μια γωνία του κήπου του σκάβοντας το χώμα και ποτίζοντάς το με πολύ νερό. Το έκανε για να βρίσκουν τα χελιδόνια λάσπη και να χτίζουν τις φωλιές τους. *Είναι αμαρτία, έλεγε, να ψάχνουν και να φέρνουν λάσπη από μακριά. Κουράζονται με δικό μας φταίξιμο. Σιγά σιγά θα χαθούν* (σημ. θα εξαλειφτούν). Ο παππούς ήταν ο μόνος που πλησίαζε κοντά στα χελιδόνια αυτά και τα μιλούσε. *Δεν είναι αχάριστα, έλεγε, ανταποδίδουν, τα έδωσε ο Θεός νοή.* Νοή είναι η νόηση, ο νους, η ψυχή.

Ο παππούς έζησε 107 χρόνια γιατί τα δικαιούταν. Δεν έβλαψε τον πλανήτη ούτε κατ' ελάχιστον. Πόσο όμως τα δικαιούμαστε εμείς; Ίσως να μην τα δικαιούμαστε και να γιατί: προ ημερών αποφασίσαμε με ένα φίλο μου ιατρό να συναντηθούμε στην καφετερία κεντρικού ξενοδοχείου της πόλης. Πήγα στη συνάντηση δεύτερος και τον βρήκα να περιμένει έξω. Με παρακάλεσε να πάμε αλλού, γιατί στη συγκεκριμένη αίθουσα τα τραπέζια των μη καπνιστών, που είναι μειοψηφία, ήταν τοποθετημένα πίσω, κοντά στις τουαλέτες, ενώ των καπνιστών, που είναι πλειοψηφία, μπροστά στην άπλετη θέα.

Αυτή είναι η σημερινή νοή παππού. Οι άνθρωποι του ξενοδοχείου, οι μάνατζερ με τα μεταπτυχιακά και τις ξένες γλώσσες, οι αρμόδιοι θα σ' έλεγαν χωριάτη και απολίτιστο, γιατί μιλούσες με τα χελιδόνια.

«Μας εκδικούνται, μας τιμωρούν γιατί δεν καπνίζουμε» μονολογούσε απαρηγόρητος ο ιατρός φίλος μου φεύγοντας, «έχουν χαθεί τελείως τ' αυτονόητα». Πήγαμε αλλού αλλά βρήκαμε και εκεί το ίδιο καθεστώς. Βρήκαμε το καθεστώς της ρουφηξιάς του φραπόγαλου και του τσιγάρου, βρήκαμε το πιο κοινό σημάδι του σύγχρονου μεγαλοπρεπούς πολιτισμού μας.

Εκείνο το βράδυ διηγήθηκα στο φίλο μου την ιστορία με τα χελιδόνια και τον παππού.

Η αλήθεια είναι ότι μερίδα των καπνιστών θέλει να απαλλαγεί από την επιζήμια εξάρτηση της νικοτίνης, κάτι που το θεωρεί πολύ δύσκολο. Γιατί αλήθεια είναι δύσκολο;

Ο Δούρειος Ίππος του τσιγάρου είναι η ελαιώδης χημική ένωση που λέγεται νικοτίνη. Η νικοτίνη που εισπνέεται μπαίνει στην κυκλοφορία του αίματος και φτάνει στον εγκέφαλο σε 8 έως 18 δευτερόλεπτα.

Το τσιγάρο δημιουργεί στον καπνιστή μια έντονη ευχαρίστηση, γιατί η νικοτίνη προκαλεί την έκκριση από τα εγκεφαλικά κύτταρα μιας ουσίας που μοιάζει με ορμόνη και λέγεται *ντοπαμίνη*. Συγκεκριμένα ο νευροδιαβιβαστής ντοπαμίνη απελευθερώνεται στον *επικλινή πυρήνα* (μια ομάδα νευρικών κυττάρων, που εντοπίζονται κάτω από τα ημισφαίρια) και παράγει το αίσθημα της ευχαρίστησης. Η ντοπαμίνη επίσης συνδέεται με το αίσθημα της ικανοποίησης και της απόλαυσης που προσφέρει το φαγητό και το σεξ. *Οι επαγόμενες από την ντοπαμίνη αλλαγές στις συνάψεις μεταξύ των εγκεφαλικών κυττάρων εδραιώνουν τις ταυτίσεις του παράγοντα που προκαλεί την ευχαρίστηση και των περιστάσεων στις οποίες η εμπειρία αποκτήθηκε.* Επομένως το κάπνισμα δημιουργεί ισχυρότατα κίνητρα για να επαναληφθεί. Η επανάληψη οδηγεί στον εθισμό και από ένα σημείο και μετά οι καπνιστές θέλουν το τσιγάρο, ακόμη και όταν δεν τους προσφέρει πια καθόλου ευχαρίστηση. Ακόμη κι αν έχουν διαισθανθεί ότι βρίσκονται στον προθάλαμο του χειρουργείου ή του νεκροτομείου. Ακριβώς αυτό συμβαίνει από ένα σημείο και μετά και με τα άλλα ναρκωτικά αλλά και με το αλκοόλ. Το τσιγάρο, ως ναρκωτικό, έχει την ίδια διαδρομή. Με άλλα λόγια οι μανιώδεις καπνιστές, που έχουν και τα περισσότερα προβλήματα, είναι μεν πιο έτοιμοι για αλλαγή έχουν όμως λιγότερες πιθανότητες να την πετύχουν.

Εισπνεόμενη λοιπόν η νικοτίνη πολύ σύντομα διεγείρει την ενεργοποίηση νέων συνάψεων μεταξύ αδρανών, ως τη στιγμή εκείνη, νευρώνων του εγκεφάλου. Οι νέες συνάψεις απαιτούν τη δική τους δόση σε νικοτίνη και έτσι αυξάνεται η πρόσληψή της καπνίζοντας περισσότερο.

Σύμφωνα με την Ιατρική Σχολή του Πανεπιστημίου του Χιούστον, αυτοί οι επί πλέον νευρώνες που κάνουν τον άνθρωπο να αναζητά όλο και περισσότερη νικοτίνη αρχίζουν να ατροφούν και να εξαφανίζονται ενάμιση μήνα μετά την διακοπή του καπνίσματος. Αυτό, φαίνεται, είναι το τέλος της σωματικής εξάρτησης από τη νικοτίνη. Όμως η ανάμνηση της ευχαρίστησης, που αυτή έφερε προκαλώντας την έκκριση της ντοπαμίνης, διαρκεί για χρόνια και έτσι ο πρώην καπνιστής μπορεί να υποτροπιάσει και να ξαναρχίσει το κάπνισμα ανά πάσα στιγμή. Για τον πρώην καπνιστή υπάρχουν για πάντα αποτυπωμένα τα ερεθίσματα εκείνα (η εμπειρία και η περίσταση) που του υπενθυμίζουν το τσιγάρο. Έχει διαπιστωθεί ότι οι πρώην καπνιστές υποτροπιάζουν κατά μέσο όρο μετά από 9 χρόνια διακοπής.

Πόσος χρόνος όμως απαιτείται[78] για να εθιστεί κάποιος στη νικοτίνη, για να αποζητά έμμονα το τσιγάρο, για να εμφανίζει συμπτώματα στέρησης, όταν του λείπει; Πόσος καιρός απαιτείται για να ενταχθεί κάποιος στην ευρεία συνομοταξία των καπνιστών, στο φετιχισμό του αναπτήρα; *Πολλοί πιστεύουν ότι η μακροχρόνια βαριά χρήση είναι αυτή που προκαλεί τον εθισμό. Συμβαίνει όμως το αντίθετο. Ο εθισμός είναι αυτός που προκαλεί τη μακροχρόνια βαριά χρήση.* Ένας νέος καπνιστής τσιγάρων μπορεί ν' αρχίσει να αισθάνεται έντονη επιθυμία για νικοτίνη ακόμη και εντός δύο μόνον ημερών από την πρώτη εισπνοή του. Στο εντυπωσιακό αυτό συμπέρασμα κατέληξε σημαντική και άριστα σχεδιασμένη έρευνα, που έγινε με επικεφαλής τον καθηγητή

Joseph Di Franza του Πανεπιστημίου της Μασαχουσέτης.

Ένα άτομο που δεν έγινε καπνιστής μέχρι τα 21 του, πιθανόν να μην εθιστεί ποτέ στη νικοτίνη.

Ο ίδιος νευροχημικός μηχανισμός της ντοπαμίνης λειτουργεί και μας κάνει να τρώμε πολύ, ο ίδιος μηχανισμός επαναφέρει την παχυσαρκία σε όσους αδυνάτισαν, καθώς και την εμμονή στο σεξ.

Δεν εννοείται να μιλούμε για υγιή ζωή που οδηγεί σε εξ ίσου υγιή γηρατειά και να καπνίζουμε. Όσο δύσκολη κι αν είναι η απεξάρτηση από τη νικοτίνη επιβάλλεται να γίνει. Οι συνέπειες του καπνίσματος είναι ολέθριες. Οι καπνιστές βέβαια μοιάζουν με τους επιβάτες της κλινάμαξας που δεν ξυπνούν παρά την ώρα της σύγκρουσης. Μέχρι τότε ροχαλίζουν μακαρίως. Μέχρι τότε αφήνουν αθωράκιστη την υγεία τους, την καρδιά τους, τα πνευμόνια τους. Καταστρέφουν ακόμα και τους γευστικούς κάλυκες της γλώσσας, έως και 70%. Έτσι χάνεται η γεύση και οι καπνιστές επιδιώκουν ν' ανάβουν τσιγάρο με κάθε μπουκιά, κίνηση που ακυρώνει τα οφέλη της αντιφλεγμονώδους διατροφής, στην περίπτωση που υπάρχει.

Το κάπνισμα, η παχυσαρκία, η καθιστική ζωή όλα μαζί ή το κάθε ένα ξεχωριστά αποτελούν σημαντικό παράγοντα κινδύνου. Δεν είναι όμως *υπολογισμένοι κίνδυνοι* από το μέσο άνθρωπο, έτσι δεν φαίνεται να τον απασχολούν ιδιαίτερα.

Ο μέσος άνθρωπος έχει άλλους υπολογισμένους κινδύνους σε προτεραιότητα. Για παράδειγμα, εμβολιάζει το σκύλο του, φροντίζει το γκαζόν του κήπου του, προστατεύει το αυτοκίνητό του από τις γρατσουνιές ή το σπίτι του από τη διάρρηξη ή τη φωτιά. Λαμβάνει όλα τα μέτρα προστασίας από τους κινδύνους αυτούς και αφήνει εντελώς απροστάτευτο τον... εαυτό του! Τον εκθέτει στον κίνδυνο σοβαρών ασθενειών ή θανάτου. Γιατί το κάνει αυτό; Να ένα ενδιαφέρον πεδίο για μελέτη.

Αν ο άνθρωπος επαναπροσδιορίσει τους κινδύνους που τον

απειλούν, πολύ πιθανόν να θέσει άλλες προτεραιότητες και να εγκαταλείψει τις βλαπτικές του συνήθειες.

Πολλές παράγραφοι του κεφαλαίου καθώς και ο πίνακας προέρχονται από το βιβλίο *Κάπνισμα, μέγα πάθος, μέγα λάθος,* που εξέδωσε ο Αντικαπνιστικός Σύλλογος Ελλάδας. Σας συνιστώ ανεπιφύλακτα το χρήσιμο αυτό πόνημα, όπως και την επίσκεψη στην ιστοσελίδα του συλλόγου.

Γράφοντας, μου ήρθαν στο μυαλό μερικές φωτογραφίες με αντικαπνιστικά μηνύματα, που έδειχναν διάφορα ζώα με τσιγάρο στο στόμα. Έδειχναν μαϊμούδες, σκύλους, άλογα, πρόβατα με αναμμένο τσιγάρο. Οι εικόνες ήταν όντως αστείες. Γελοίες θα έλεγα, αλλά και τραγικές. Γιατί δεν μας φαίνονται το ίδιο τραγικοί και οι άνθρωποι, όταν έχουν στο στόμα ένα αναμμένο πράγμα και το ρουφούν; Γιατί δεν μας φαίνονται γελοίοι όπως οι μαϊμούδες; Ποια είναι η διαφορά;

11

ΦΥΣΙΚΗ ΔΡΑΣΤΗΡΙΟΤΗΤΑ, ΑΣΚΗΣΗ

Η καλή φυσική κατάσταση είναι μετά τη σωστή διατροφή ο δεύτερος πυλώνας της υγείας και της μακροζωίας. Ακόμη και η παραμικρή άσκηση σε οποιαδήποτε ηλικία είναι άκρως ευεργετική.

ΑΣΚΗΣΗ Ή ΦΥΣΙΚΗ ΔΡΑΣΤΗΡΙΟΤΗΤΑ; Ποια είναι η διαφορά; Οι δύο όροι έχουν το ίδιο πρακτικό αποτέλεσμα, την καύση θερμίδων, εμφανίζουν όμως διαφορές ως προς τη σκοπιμότητα.

Η φυσική δραστηριότητα αφορά σε όλες τις καθημερινές ασχολίες που μας κρατάνε στο πόδι όπως είναι η εργασία, τα ψώνια, το καθάρισμα του σπιτιού, το μαγείρεμα, το πλύσιμο των πιάτων, η φροντίδα του κήπου, του αυτοκινήτου, του εαυτού μας ή του κατοικίδιου ζώου.

Η άσκηση είναι προγραμματισμένη, ακολουθεί συγκεκριμένη σειρά και έχει στόχο τη βελτίωση της σωματικής κατάστασης. Η άσκηση αποσκοπεί στη διατήρηση της μυϊκής μάζας και δύναμης, ενώ η φυσική δραστηριότητα σκοπό έχει την εργασία και τη διεκπεραίωση των καθημερινών αναγκών του σπιτιού. Και το ένα και το άλλο θα πρέπει να τα επιζητούμε, αντί να τα αποφεύγουμε.

Η συστηματική εργασία, ως φυσική δραστηριότητα, μετά την ηλικία των 65 προκαλεί μιαν αίσθηση αισιοδοξίας. Η εργασία έχει σχέση με τη θετική συμπεριφορά προς το γήρας, γιατί κάνει τον ηλικιωμένο εργαζόμενο να τηρεί καταφατική στάση στο γεγονός ότι γερνά. Η επιζήμια άρνηση των γηρατειών, ως κυριαρχούσα νοοτροπία, απουσιάζει, γιατί αντικαθίσταται με το υγιές ενδιαφέρον γι' αυτά. Η εργασία δεν αποκόπτει τον άνθρωπο από την ευρύτερη κοινωνική ζωή, αντιθέτως τον τοποθετεί στο κέντρο της, τον κάνει να αισθάνεται πως είναι ακόμη σημαντικός και αποτελεσματικός. Σε κάθε περίπτωση η εργασία που επιλέγουμε μετά την συνταξιοδότησή μας, εθελοντική ή αμειβόμενη, θα μπορούσε πράγματι να παρατείνει τη ζωή μας.

Η εργασία είναι μεγάλο κομμάτι[79] της *ενεργούς στάσης ζωής*, που μαζί με τις στενές προσωπικές σχέσεις, παράγει κάτι που έχει αξία ψυχική, σωματική και κοινωνική, σύμφωνα με τους ερευνητές του Ιδρύματος MacArthur.

Η εργασία κατά την τρίτη ηλικία για να είναι ωφέλιμη δεν θα πρέπει να είναι στρεσογόνος και με υψηλές απαιτήσεις. Να μη ζητά να κάνουμε πολλά σε λίγο χρόνο και να μας δίνει το δικαίωμα να συμμετέχουμε στη λήψη αποφάσεων.

Καθώς οι οικονομίες των χωρών βελτιώνονται, οι ευκαιρίες για τέτοιου είδους απασχόληση αυξάνονται. Με τον καιρό οι κοινωνικές αντιλήψεις μεταβάλλονται προς το καλύτερο, αλλά και οι νομικές προβλέψεις και ρυθμίσεις φαίνεται πως ευνοούν την εργασία κατά την τρίτη περίοδο της ζωής μας.

Οι ηλικιωμένοι χαρακτηρίζονται από ωριμότητα, εμπειρία, αξιοπιστία και ζωηρή επιθυμία για προσφορά. Η αγορά εργασίας το έχει συνειδητοποιήσει αυτό και ήδη, σε πολύ ανεπτυγμένες χώρες, μερικοί εργαζόμενοι ηλικιωμένοι κάνουν δεύτερη καριέρα, καλύτερη από την προηγούμενή τους.

Ο Roy Francis Peyton πήρε Νόμπελ σε ηλικία 87 ετών για την εργασία του σχετικά με τους ογκογόνους ιούς.

Από την άλλη μεριά η κατάλληλη σωματική[80] άσκηση, αποδεδειγμένα και αναμφισβήτητα, είναι πολύ ευεργετική. Όσο καλύτερη είναι η φυσική κατάσταση ενός ατόμου, τόσο μεγαλύτερες είναι οι πιθανότητες να έχει μια ζωή με σωματική και πνευματική υγεία και μακροβιότητα. Η πιθανότητα να έχει μια τυχαία πτώση με οδυνηρές συνέπειες μικραίνει, καθώς ο έλεγχος του σώματος, στον ασκούμενο, είναι καλύτερος και η μυϊκή του μάζα εμφανίζεται πιο δυνατή. Οι αριθμοί δείχνουν επίσης ότι ένα άτομο με κακή φυσική κατάσταση διατρέχει 8 φορές μεγαλύτερο κίνδυνο να υποστεί ένα οξύ αγγειακό επεισόδιο, σε σχέση με άλλο άτομο της ίδιας ηλικίας που έχει καλύτερη φυσική κατάσταση.

Ωστόσο υπάρχουν και οι λιγότερο ενθαρρυντικοί υπολογισμοί, αυτοί που λένε ότι σε μια ώρα άσκησης αντιστοιχούν μόνο δυο ώρες αύξησης της μακροβιότητας. Η αναλογία αυτή αν κοιταχτεί επιπόλαια, ίσως να υποβαθμίσει τη σημασία της άσκησης και να την κάνει λιγότερο ελκυστική. Δεν λαμβάνει υπ' όψη της ότι η ζωή με άσκηση, άσχετα με το πόσο διαρκεί, είναι πιο καλή χάρη στην ευεξία που επιφέρει. Το ότι μερικοί κατόρθωσαν να ζήσουν αρκετά χρόνια, όντας όλο αυτό το διάστημα ανενεργείς, δεν αλλάζει τα δεδομένα. Η διατήρηση της φυσικής δραστηριότητας καθ' όλη τη διάρκεια της ζωής και η καλή πορεία προς τα γηρατειά πηγαίνουν χέρι χέρι.

Αντικρουόμενες είναι επίσης και οι οδηγίες για το πια σωματική άσκηση είναι η πιο ωφέλιμη. Το βασικό όμως μήνυμα παραμένει σε κάθε περίπτωση και είναι ότι *όλες οι ασκήσεις είναι καλές, επιτέλους κάντε κάποια*. Κάντε κάποια όχι περιστασιακά αλλά σε καθημερινή βάση. Εντάξτε την άσκηση στην καθημερινή σας πρακτική. Περιορίστε τις αδρανείς δραστηριότητες, την τηλεόραση, τα επιτραπέζια παιχνίδια, τα πληκτρολόγια. Η σωματική άσκηση παραμένει η κορυφαία επιλογή για να βελτιώσετε και να διατηρήσετε την υγεία σας.

Όπως υπάρχουν οι μονίμως καπνίζοντες, υπάρχουν και οι μηδέποτε ασκηθέντες. Ο χειρότερος συνδυασμός είναι ο *χοντρός, καθιστός, καπνιστής*. Τη φωτογραφία αυτή έχει ο χάρος στο κομοδίνο του. Αν τους ρωτήσετε γιατί δεν αφήνουν την καρέκλα τους, γιατί δεν κουνιούνται καθόλου, θα σας δώσουν τις ίδιες τετριμμένες απαντήσεις:

- Δεν το σκέφτηκα μέχρι τώρα, αλλά έχεις δίκιο.
- Δεν έχω ώρα για τέτοια πράγματα.
- Τώρα είναι αργά, είμαι πολύ μεγάλος για ν' αρχίσω.
- Δεν ξέρω πώς και τι να κάνω.
- Δεν μ' αρέσει, το απεχθάνομαι.
- Δεν έχω παρέα.
- Δεν έχει καλό καιρό, άλλοτε είναι ζέστη, άλλοτε βροχή, άλλοτε κρύο.
- Φοβάμαι μήπως... αρρωστήσω, μήπως τραυματιστώ.

Όλες οι παραπάνω απαντήσεις είναι αφελείς. Καμία δεν είναι πειστική, κυρίως γιατί δεν την πιστεύουν ούτε οι ίδιοι. Όπως ο καθένας, καπνιστής ή όχι, γνωρίζει πλέον πολύ καλά τις συνέπειες του καπνίσματος, έτσι γνωρίζει και τα οφέλη της σωματικής άσκησης.

Σωματική άσκηση λοιπόν. Σύμφωνοι, αλλά ποια; Τι να προτιμήσουμε; Μας προσφέρονται:

- Οι ασκήσεις σουηδικής γυμναστικής.
- Η κολύμβηση.
- Το περπάτημα.
- Το ποδήλατο.
- Η άσκηση με όργανα.
- Οι ασκήσεις ισορροπίας.

Ό,τι και να επιλέξετε είναι το ίδιο. Αρκεί να μην επιλέξετε κάτι που δεν γνωρίζετε. Για παράδειγμα μην επιλέξετε την κολύμβηση αν δεν ξέρετε να επιπλέετε ή το ποδήλατο αν δεν ισορροπείτε. Επίσης να μην επιλέξετε περισσότερα του ενός, γιατί η ύπαρξη πολλών στόχων περιορίζει την προσοχή και το μέγεθος της προσπάθειας που μπορείτε να αφιερώσετε για την επίτευξη του κάθε στόχου. Αν ζητούσατε τη γνώμη μου θα σας συμβούλευα να επιλέξετε *το περπάτημα που το γνωρίζουμε όλοι. Ή μήπως τώρα με τα αυτοκίνητα το έχουμε ξεχάσει;*

Κάποιο σούρουπο[81] (η ιστορία μας τοποθετείται σε χρόνο μελλοντικό, ίσως όχι πια τόσο μακρινό) περπατούσαν δύο φίλοι σ' ένα πάρκο, όταν τους πλησίασε ένα περιπολικό για να τους ελέγξει.

-*Τι κάνετε εσείς εδώ; ρωτάει ο αστυνομικός.*

-*Κάνουμε κάτι που το λένε περπάτημα κύριε, απαντά ο πολίτης.*

-*Περπάτημα; Απορεί ο αστυνομικός. Και γιατί το κάνετε αυτό, δεν έχετε αυτοκίνητο;*

-*Έχουμε, αλλά θέλουμε να πάρουμε αέρα.*

-*Αέρα; Δεν έχει κλιματισμό;*

-*Έχει, αλλά θέλουμε να δούμε και τίποτα.*

-*Να δείτε; Δεν έχει τηλεόραση;*

-*Έχει, αλλά θέλουμε να ξεμουδιάσουμε.*

-*Να ξεμουδιάσετε; Δεν έχει μασάζ;*

-*Έχει αλλά...*

-*Δεν έχει αλλά, το περπάτημα απαγορεύεται, συλλαμβάνεστε!*

Η στιχομυθία αυτή, που τη θυμάμαι ακόμη, προέρχεται από το βιβλίο Όταν ο ήλιος πεθάνει, της Οριάννα Φαλάτσι, που διάβασα το καλοκαίρι του 1973. Τότε πολύ λίγοι είχαν αυτοκίνητο, ο κόσμος κουνούσε τα πόδια του, έκανε καθημερινά αυτό το ξεχασμένο *κάτι που σήμερα το λένε περπάτημα.* Όσοι λοιπόν το κάνατε παλιά και στο μεταξύ το ξεχάσατε, είναι καιρός να το ξαναθυμηθείτε. Όσοι δεν το γνωρίσατε καθόλου είναι καιρός να το μάθετε. *Το περπάτημα είναι η καλύτερη, η ευκολότερη και η πιο ευχάριστη άσκηση.* Είναι ευεργετικό, από τα πρώτα βήματα, για κάθε ηλικία και είναι το πιο ασφαλές.

Το ανθρώπινο σώμα είναι έτσι κατασκευασμένο ώστε να περπατά σε όρθια θέση. Δεν έχει σχεδιαστεί ούτε για να κολυμπά, ούτε για να κρέμεται από τα δένδρα. Η ανατομία των οστών, των αρθρώσεων, των μυών, όλη του η κατασκευή έγινε έτσι ώστε να εξυπηρετεί το βάδισμα και εν μέρει το τρέξιμο. Η βάδιση και το τρέξιμο βρίσκονται θετικά αποτυπωμένα στην κυτταρική μνήμη του ανθρώπου. Περπατώντας μετακινούνταν και έψαχνε την τροφή του. Με το τρέξιμο απέφευγε τους κινδύνους. Το αγαπημένο παιχνίδι των παιδιών είναι το τρέξιμο. Αλήθεια, πόσο χαρήκαμε τα πρώτα βήματα των παιδιών μας! Το τρέξιμο είναι το αγαπημένο παιχνίδι και των ζώων. Τα επακόλουθα του βαδίσματος τα δέχεται με ευγνωμοσύνη ο οργανισμός γιατί του λείπουν. Βλέπετε επί χιλιάδες χρόνια περπατούσε. Το αυτοκίνητο είναι επινόηση των τελευταίων 100 ετών. Κυριάρχησε στη ζωή μας τα τελευταία 30 περίπου χρόνια, διάστημα που ήταν αρκετό για να ξεχαστεί το περπάτημα. Έτσι φθάσαμε στο σημείο να δίνουμε οδηγίες και τεχνικές, πως δηλαδή πρέπει να περπατάμε! Πώς να ανακαλύψουμε τη φύση μας, εκεί φτάσαμε...

Ναι, πρέπει να περπατάμε, πόσο όμως; Πόσο πολύ, πόσο συχνά, πόσο έντονα;

Δεν υπάρχει συγκεκριμένη απάντηση στην ερώτηση αυτή. Ή μάλλον η απάντηση εξαρτάται από το ποιος ρωτά, αφού η γενική κατάσταση και το επίπεδο του κάθε ατόμου καθορίζουν τη διάρκεια, την ταχύτητα και τη συχνότητα του βαδίσματος. *Το λίγο περπάτημα είναι καλύτερο από το καθόλου και το περισσότερο είναι καλύτερο από το λίγο.* Αν για κάποιο λόγο, ηλικία ή αναπηρία, δεν μπορούμε να περπατήσουμε πολύ, μερικά βήματα γύρω από το σπίτι μας είναι αρκετά. Αν όμως δεν έχουμε αυτούς τους περιορισμούς, τότε 45 λεπτά γοργού βαδίσματος σ' ένα πάρκο είναι πολύ καλά, ειδικά όταν επαναλαμβάνεται 5 φορές την εβδομάδα. Η ήπια αυτή άσκηση θα μας θωρακίσει ισχυρά για πολλές ασθένειες. Απλά να προνοήσουμε ότι πρέπει:

- Η ενδυμασία μας να είναι η κατάλληλη για κάθε εποχή. Αν

είναι ζεστή η ημέρα να μην ντυνόμαστε βαριά πιστεύοντας ότι άμα ιδρώσουμε πολύ θα ωφεληθούμε αντίστοιχα.

- Να φοράμε παπούτσια που ενδείκνυνται για βάδισμα.

- Να ξεκινάμε αργά και να επιταχύνουμε λίγο αργότερα. Στη συνέχεια, να κρατάμε σταθερό το ρυθμό.

- Να μην προσπαθούμε να περάσουμε κάποιο όριο με το ζόρι, δεν έχουμε να αποδείξουμε τίποτε, ούτε στον εαυτό μας ούτε σε κάποιον άλλο.

- Να πηγαίνουμε τόσο μακριά και με τέτοιο ρυθμό ώστε, όταν επιστρέφουμε στο σπίτι, να αισθανόμαστε ευχαριστημένοι και δυναμωμένοι, όχι αποκαμωμένοι.

- Να παραμείνουμε στο γοργό βάδισμα και να αποφύγουμε το, έστω ελαφρό, τροχάδην πρώτα γιατί δεν μας προσφέρει τίποτε παραπάνω, έπειτα για να μην κινδυνέψουμε να χαρακτηριστούμε γραφικοί και τέλος για να μην αποβεί βλαβερό ή μοιραίο.

Γιατί πρέπει να αγαπήσουμε το βάδισμα, τι κερδίζουμε επιλέγοντάς το ως τρόπο άσκησης; Τι κάνει το, μονότονο θα ισχυριστεί κάποιος, περπάτημα τόσο σπουδαίο;

- Το βάδισμα προστατεύει από καρδιακές παθήσεις, βελτιώνει τα συμπτώματα ήδη υπάρχοντος καρδιακού προβλήματος.

- Βοηθάει στη διατήρηση της ελαστικότητας των αγγείων και στη μείωση της αρτηριακής πίεσης.

- Βοηθάει στη διατήρηση του σωματικού βάρους σε καλά επίπεδα.

- Προστατεύει από τον σακχαρώδη διαβήτη.

- Ενδυναμώνει το μυϊκό σύστημα και αυξάνει τη μυϊκή μάζα. Βελτιώνεται έτσι η κινητικότητα. Η αυξημένη μυϊκή μάζα ενεργοποιεί θετικά το μεταβολισμό.

- Βοηθάει στην οστεοπόρωση. Βελτιώνει την ισορροπία και αποτρέπει τις πτώσεις και τα κατάγματα.

- Καταπραΰνει το άγχος και την κατάθλιψη, βοηθά στην διατήρηση της μνήμης και των νοητικών ικανοτήτων.
- Προκαλεί ευχαρίστηση και αίσθημα ευεξίας που διαρκεί ώρες μετά τη βάδιση.
- Μειώνει τον κίνδυνο για συγκεκριμένες μορφές νεοπλασιών.

Είναι βέβαιο ότι με όλα αυτά η ποιότητα της ζωής μας βελτιώνεται σημαντικά. Δεν πρέπει να υπάρχει η παραμικρή αμφιβολία περί αυτού. Όσο για το ότι δεν υπάρχει χρόνος για περπάτημα, μάλλον πρόκειται για νηπιακή δικαιολογία. Πώς βρίσκονται οι 3 τουλάχιστον ώρες καθημερινά που ξοδεύονται μπροστά στην τηλεόραση και δεν μπορεί να βρεθεί μια ώρα για τη φροντίδα της υγείας μας;

Όσοι πιστεύουν ότι δε διαθέτουν χρόνο για φυσική άσκηση, θα χρειαστεί αργά ή γρήγορα να βρουν χρόνο για την αρρώστια, έγραψε ο κόμης του Derby Edward Stanley το 1873.

Όταν λέμε ότι η πρόληψη είναι καλύτερη από τη θεραπεία, πώς άραγε εννοούμε την πρόληψη; Την εννοούμε μήπως σαν μια σειρά, πανάκριβων, ιατρικών εξετάσεων που πρέπει να κάνουμε κάθε τόσο; Η άσκηση είναι η πρόληψη.

Το 30-40% όλων των μορφών καρκίνου, που σημαίνει 3 έως 4 εκατομμύρια περιπτώσεων ετησίως στον κόσμο, θα είχαν προληφθεί με καλύτερη διατροφή, έλεγχο του σωματικού βάρους και περισσότερη άσκηση, εν προκειμένω βάδισμα.

Αν αρχίσετε σήμερα το βάδισμα, λόγω της ικανοποίησης και της ευχαρίστησης που θα αισθανθείτε, πολύ σύντομα θα ενδιαφερθείτε και για τη σωστότερη διατροφή σας. Η σωστή διατροφή σε συνδυασμό με την κίνηση θα ελαττώσει θεαματικά το σωματικό σας βάρος. Η πρόληψη της μισής παθολογίας είναι πλέον γεγονός.

Γευμάτιζα μια Κυριακή, με παρέα, σ' ένα εστιατόριο. Ακριβώς μπροστά μας υπήρχε μια δημοτική παιδική χαρά. Δεκάδες παιδιά όλων των ηλικιών έπαιζαν χαρούμενα με τις κούνιες, με τις τραμπάλες, με τις τσουλήθρες. Τα πολύ μικρά παιδιά έπαιζαν με συγκεκριμένα παιχνίδια του παιδότοπου που απαιτούσαν περιορισμένες ικανότητες και δεξιότητες. Μερικοί από τους συνοδούς των παιδιών αυτών ήσαν οι παππούδες τους. Παρατήρησα ότι οι δεξιότητες των ηλικιωμένων αυτών ανθρώπων δεν διέφεραν πλέον πολύ από αυτές των μικρών παιδιών. Αυτόματα μου γεννήθηκε η σκέψη: γιατί δεν σχεδιάζονται παιχνίδια και όργανα που θα τοποθετηθούν σε δημόσιους χώρους αντίστοιχους με τους παιδότοπους και που θα απευθύνονται στους ηλικιωμένους; Κάτι δηλαδή σαν παιδική χαρά για μεγάλους; Θα μπορούσαν να συμβάλουν στη σωματική άσκηση και στην ψυχαγωγία ταυτόχρονα πολλών ανθρώπων, με τρόπο ασφαλή και αποδοτικό. Να ένα θέμα για δημόσιο προβληματισμό, η... γεροντική χαρά! Όμως, έως ότου οι δήμαρχοι κατασκευάσουν τα πάρκα αυτά, βγείτε έξω και περπατήστε. Εάν δεν έχετε που να βαδίσετε, βγείτε στη γειτονιά σας και «χαζέψτε» στις βιτρίνες. Είναι προτιμότερο από το να κάθεστε μπροστά στην τηλεόραση.

Έχουμε παραμερίσει λίγο τον παππού. Εκείνος ήξερε από μόνος του πολύ καλά όλα αυτά που λέμε αυτή τη στιγμή. Τα ένιωθε. Άκουγε τη φωνή της φύσης, αυτήν που τώρα έχουμε φιμώσει. Έλεγε και ξαναέλεγε· *να μην βαριέστε, όποιος βαριέται σκουριάζει*. Ήταν αεικίνητος, δραστήριος, δεν βαρέθηκε ποτέ, ούτε τα 107 χρόνια που έζησε.

12

Η ΔΕΣΜΕΥΣΗ ...

Αν υπάρχουν εκκρεμότητες υγείας δεν υπάρχει δικαιολογία για
άλλη αναβολή. Όταν το χθες ήταν ήδη αργά, το αύριο ίσως να μην
έρθει ποτέ.

ΚΑΝΕΝΑ ΣΤΑΔΙΟ ΤΗΣ ΖΩΗΣ δε ξεκινά καλά εάν το προηγούμενο δεν τελειώσει καλά. Άνθρωποι, με χρόνια προβλήματα υγείας, έχουν αυξημένο κίνδυνο να νοσήσουν αιφνιδίως και να δουν τη ζωή τους να θρυμματίζεται.

Ένα παχύσαρκο παιδί που ήδη έχει προβλήματα υγείας θα γίνει ένας ενήλικας με περισσότερα προβλήματα. Καμιά καλή τύχη δεν μας περιμένει στα γηρατειά μας, γιατί δεν θα φτάσουμε σ' αυτά, αν το αργότερο πριν από τη μέση ηλικία δεν καταφέρουμε να απαλλαγούμε από μερικούς ή όλους τους παράγοντες κινδύνου. Οι επιβαρυντικοί αυτοί παράγοντες είναι πλέον γνωστοί. Τους αναλύσαμε και τους περιγράψαμε και άλλη φορά. Ας ρίξουμε μια ματιά στους κυριότερους από αυτούς. Είναι λοιπόν:

- Η αδράνεια και η κακή φυσική κατάσταση
- Η παχυσαρκία
- Το κάπνισμα
- Η κατάχρηση οινοπνεύματος
- Η κακή ψυχική διάθεση

Από μόνος του ο καθένας από τους παράγοντες αυτούς είναι

επιβλαβής. Το χειρότερο είναι ότι πολλές φορές συνυπάρχουν περισσότεροι του ενός και τότε τα πράγματα γίνονται πραγματικά επικίνδυνα. Σε μερικά άτομα, σχετικά νέα στην ηλικία, συνυπάρχουν όλοι οι επιβαρυντικοί παράγοντες. Στη σκιά αυτών ακολουθούν η αυξημένη χοληστερόλη, η υπέρταση, ο σακχαρώδης διαβήτης, ο καρκίνος. Αργά ή γρήγορα τα άτομα αυτά θα αρχίσουν να μπαινοβγαίνουν στα νοσοκομεία και στο τέλος μερικά από αυτά θα ζουν εκεί σχεδόν αποκλειστικά. Άσχετα με το πόσων ετών είναι οι άνθρωποι αυτοί, οι θαμώνες των νοσοκομείων, προστίθενται στην πολυπληθή πλέον στις μέρες μας κατηγορία της λεγόμενης *τέταρτης ηλικίας*.

Παραδεχόμαστε πλέον ότι οι επιβαρυντικοί παράγοντες έχουν άμεση σχέση με τον τρόπο που ζούμε. *Ό,τι παθαίνει ο άνθρωπος από την κεφάλα του το παθαίνει*, έλεγε ο παππούς. Τη φράση αυτή την επαναλάμβανε πολύ συχνά σαν ένας άλλος σύγχρονος Επίκτητος.

Ο Επίκτητος, δούλος που ελευθερώθηκε[82], συνήθιζε να διδάσκει κάτι παρόμοιο: *Φιλοσόφου στάσις και χαρακτήρ πάσαν ωφέλειαν και βλάβην εξ εαυτού προσδοκά*.

Κατανοούμε λοιπόν ότι η στρατηγική μετριασμού των κινδύνων είναι στα χέρια μας. Μια αλλαγή του τρόπου ζωής είναι κάτι που από καιρό μας απασχολεί. Δεσμευόμαστε για την αλλαγή. Αποφασίζουμε μια καινούρια αρχή, αλλά υποσχόμαστε να την υλοποιήσουμε αργότερα, όχι σήμερα. Θα ξεκινήσουμε μετά τις γιορτές.

Οι γιορτές περνούν, μα εμείς δεν κάνουμε τίποτα. Απλά αναβάλουμε την ημερομηνία για την αρχή του μήνα! Αλλά επειδή ούτε αυτό τηρείται, δεσμευόμαστε να ξεκινήσουμε μετά τις διακοπές ή καλύτερα στην αρχή της νέας χρονιάς. Η δέσμευση αυτή είναι η μητέρα όλων των δεσμεύσεων. Είναι πιο ισχυρή και από τον όρκο.

Η αρχή της νέας χρονιάς συγκεντρώνει τις υποσχέσεις για πολλές δράσεις σε όλα τα πεδία. Αποτελεί σημαδιακή ημερομηνία, σημείο έναρξης όλων των αλλαγών, διευθέτησης όλων των εκκρεμοτήτων, λες και ο χρόνος όταν φεύγει παίρνει μαζί του όλες τις αμαρτίες, όλες τις παραλήψεις, όλο τον κακό μας εαυτό.

Η δέσμευση της αρχής του έτους που αφορά στην αλλαγή του τρόπου ζωής, μέσα από τη βελτίωση της διατροφής, του παραμερισμού των κακών συνηθειών και της ενσωμάτωσης της άσκησης στην καθημερινότητα, αποτελεί την πλέον προσφιλή δέσμευση για όλους όσους έχουν συναφείς εκκρεμότητες. Ωστόσο, ένα πολύ μικρό ποσοστό εκείνων που στοχεύουν στη βελτίωση της ζωής τους θα καταφέρει να την επιτύχει, οι υπόλοιποι δεν πρόκειται να την πραγματοποιήσουν ποτέ! Χωρίς να κάνουν την παραμικρή αυτοκριτική στο διάστημα αυτό, θα επιστρέψουν, στο τέλος της χρονιάς[83], στην ίδια πάλι δέσμευση.

Η συνεχής όμως αναβλητικότητα επιτρέπει να χρονίζει μια κατάσταση που ενδεχομένως εγκυμονεί σοβαρούς κινδύνους για την υγεία και άμεσες απειλές για την ίδια τη ζωή. Έτσι αν έχετε την κακή συνήθεια του καπνίσματος, αν ζυγίζετε αρκετά κιλά παραπάνω, αν η χοληστερόλη και το ζάχαρο είναι *λίγο τσιμπημένα,* αν πίνετε λίγο περισσότερο και κυρίως αν αισθάνεστε δυσκίνητοι και με βαριά πόδια, καιρός είναι να σκεφτείτε ότι το νέο έτος μπορεί να είναι λίγο μακριά. Ο χρόνος δεν περιμένει. Δεν περιμένει καθόλου. Εξ άλλου ποτέ δεν περίμενε. Ο χρόνος δουλεύει, αθόρυβα, εναντίον μας και αυτό δεν είναι μια αφηρημένη συζήτηση.

Μη λησμονείτε ότι ακόμη και μικρή βελτίωση της υγείας σας, σε οποιαδήποτε ηλικία, επιφέρει πολλαπλάσιο όφελος. *Χαρίστε στον εαυτό σας το δώρο του σωστού προγραμματισμού χωρίς αναβολή και ο οργανισμός σας θα σας ανταμείψει γενναιόδωρα.* Το όφελος που είναι άμεσο και χειροπιαστό, θα εντείνει την προσπάθειά σας και θα ανατροφοδοτήσει την αισιοδοξία σας. Θα διαπιστώσετε ότι τελικά δεν είναι τόσο δύσκολο να ανακτήσετε μέρος από το χαμένο έδαφος, αρκεί να μην ελπίζετε άλλο στην αιώνια δέσμευση της αρχής του έτους.

ΜΕΡΟΣ ΤΡΙΤΟ

Η διανοητική και συναισθηματική διαχείριση

13

ΥΠΝΟΣ, ΑΝΑΠΑΥΣΗ, ΧΑΛΑΡΩΣΗ

Ο ύπνος διαταράσσεται, γίνεται βασανιστικός. Η ανάγκη για
ανάπαυση υποτιμάται. Πόσο και μέσω ποιων μηχανισμών ωφελεί ο
ύπνος και η ανάπαυση; Πώς βελτιώνονται;

ΣΤΟ ΚΕΦΑΛΑΙΟ ΑΥΤΟ θα μας απασχολήσει ο ύπνος και η ανάπαυση.

Ο ύπνος είναι μια φυσιολογική λειτουργία για τα ζώα και τον άνθρωπο. Χαρακτηρίζεται από σχεδόν μηδενική αντίληψη και περιορισμένη αλληλεπίδραση με το περιβάλλον.

Ο ύπνος, όπως η σωστή διατροφή και η σωματική άσκηση, είναι σημαντικός παράγων της καλής υγείας. Είναι επίσης παράγων ξεκούρασης και απόλαυσης. Αλλά γιατί κοιμάται ο άνθρωπος και πόσο πρέπει να κοιμάται;

Μερικοί από μας φαίνεται ότι αισθάνονται μια χαρά με 5 έως 6 ώρες ύπνου κάθε νύχτα ή και λιγότερο, ενώ άλλοι μπορεί να χρειάζονται το διπλάσιο, προκειμένου, όταν ξυπνήσουν, να αισθανθούν ενεργητικοί. Σε γενικές γραμμές 8 ώρες νυχτερινού ύπνου κρίνονται επαρκείς για τους περισσότερους ανθρώπους.

Το ανθρώπινο είδος εξελίχτηκε με δυνατό φως κατά τη διάρκεια της ημέρας και με σκοτάδι κατά τη διάρκεια της νύχτας. Επομένως το βιολογικό του ρολόι είναι ρυθμισμένο με αυτό το δεδομένο. Στα πρωτόγονα χρόνια με το πρώτο σκοτάδι ερχόταν ο ύπνος που διαρκούσε ως την αυγή. Τούτο πιθανόν να καθιερώθηκε προκειμένου ο άνθρωπος να προστατευτεί από τους εχθρούς του. Άλλοι πάλι υποστηρίζουν ότι η *μελανοτονίνη*, που εκκρίνεται όταν υπάρχει σκοτάδι και προκαλεί τη νύστα, είναι αυτή που μας έκανε να κοιμόμαστε το βράδυ. Πολύ αργότερα, όταν ο πρόγονός μας άρχισε να χρησιμοποιεί τη φωτιά για να ζεσταθεί και να φωτίσει, μετάθεσε την ώρα του ύπνου, περιορίζοντας έτσι τη διάρκειά του. Η φωτιστική δάδα αρχικά και ο λύχνος μετέπειτα περιόρισαν ακόμη περισσότερο τη διάρκεια του ύπνου, που παρέμεινε σχεδόν αμετάβλητη μέχρι την ανακάλυψη του ηλεκτρισμού.

Στις μέρες μας πηγαίνουμε για ύπνο, όταν κλείσει η τηλεόραση. Τα μεσάνυχτα, που για χιλιάδες χρόνια διαιρούσαν τη νύχτα στα δύο, έχουν χάσει πλέον τη σημασία τους. Για πολλούς από μας η νύχτα αρχίζει μετά τα μεσάνυχτα. Έτσι κατά μέσον όρο ο συνήθης νυχτερινός ύπνος περιορίστηκε στις 7 ώρες, όταν πριν από έναν αιώνα ήταν 9 ώρες. Τα βιολογικά μας ρολόγια, παρά ταύτα, είναι ρυθμισμένα με τέτοιο τρόπο ώστε να είναι απαραίτητες περισσότερες από 7 ώρες συνεχούς ύπνου κάθε βράδυ, σε κάθε ηλικία. *Η διάρκεια ύπνου που χρειαζόμαστε*[84] *δεν μειώνεται με την ηλικία, αλλά μειώνεται η ικανότητα να κοιμόμαστε καθώς και η ποιότητα του ύπνου.* Βέβαια η αϋπνία είναι άκρως υποκειμενικό θέμα. Το πραγματικό πρόβλημα δεν είναι το πόσο λίγο κοιμόμαστε, αλλά το πόσο λίγο θεωρούμε ότι κοιμόμαστε.

Είναι εσφαλμένη η εντύπωση να νομίζουμε ότι ο ύπνος επηρεάζει μόνο τον εγκέφαλο. Έχει αποδειχτεί πειραματικά ότι, όταν μειώνεται η διάρκειά του, το ανοσοποιητικό σύστημα παράγει λιγότερα αντισώματα. Συνεπεία τούτου, άτομα που πάσχουν από χρόνια αϋπνία παράγουν λιγότερα αντισώματα μετά τον εμβολιασμό παραδείγματος χάρη για γρίπη.

Αν ο νυχτερινός ύπνος περιοριστεί στις 4 ώρες, πολλά ορμονικά και μεταβολικά συστήματα αποσυντονίζονται, ειδικά στις γυναίκες. Η *μελανοτονίνη* είναι μια ορμόνη[85] που εκκρίνεται από την επίφυση του εγκεφάλου, όταν υπάρχει σκοτάδι και μας λέει ότι ήρθε η ώρα να κλείσουμε τα μάτια. Τα αναμμένα φώτα κατά τη διάρκεια του ύπνου αναστέλλουν την παραγωγή αυτής της ορμόνης. Η μελανοτονίνη, εκτός από την πρόκληση ύπνου, φαίνεται πως καθυστερεί την ωοθηκική παραγωγή οιστρογόνου (στις γυναίκες), μιας ορμόνης που ευνοεί τα καρκινικά κύτταρα να αναπτυχθούν. Σχετίζεται καθαρά ο ανεπαρκής ύπνος με γυναικολογικούς καρκίνους αλλά και με τον καρκίνο του παχέος εντέρου.

Η χρόνια απώλεια του επαρκούς ύπνου επισπεύδει την εμφάνιση του διαβήτη, της υπέρτασης και της παχυσαρκίας. Στη συνέχεια επιδεινώνει τις ασθένειες αυτές, οι οποίες με τη σειρά τους επιδεινώνουν κι άλλο τον ύπνο.

Πώς γίνεται αυτό;

Η αϋπνία, ο διακεκομμένος ύπνος ή η μείωση της διάρκειάς του εντείνουν την παραγωγή κορτιζόλης, της ορμόνης του στρες. Το στρες όπως είπαμε σε άλλο κεφάλαιο διεγείρει τις μεταβολικές λειτουργίες όπως είναι η επεξεργασία και αποθήκευση των υδατανθράκων. Τότε εκτός από την αύξηση του βάρους αυξάνεται και η σύνθεση των AGEs.

Όταν ένα πρόβλημα ύπνου διαρκεί περισσότερο από ένα μήνα, εμφανίζονται οι δευτερογενείς συνέπειες που είναι η δυσκολία συγκέντρωσης, η ευερεθιστότητα, η μειωμένη πνευματική και σωματική απόδοση και η επιρρέπεια προς τα ατυχήματα. Επίσης η δυνατότητα μάθησης, αλλά και η μνήμη ελαττώνονται κατά τη χρόνια αϋπνία.

Οι διαταραχές του ύπνου, όταν δεν αντιμετωπιστούν εγκαίρως, είναι δυνατόν να προκαλέσουν σοβαρές σωματικές και ψυχολογικές παθήσεις όπως καρδιακές νόσους, εγκεφαλικά επεισόδια, κατάθλιψη και αιφνίδιο θάνατο.

Οι γυναίκες φαίνεται ότι πάσχουν από αϋπνία συχνότερα. Κατά τη διάρκεια της εμμηνορροής ο ύπνος είναι ακατάστατος και λιγότερος, ενώ μετά την κλιμακτήριο η διαταραχή του ταλαιπωρεί μεγάλο ποσοστό του γυναικείου πληθυσμού.

Επειδή, όπως ήδη είπαμε, αν χάσουμε τον ύπνο μας χάνουμε την υγεία μας, θα πρέπει να μη παραλείψουμε να τακτοποιήσουμε την εκκρεμότητα αυτή. *Πρέπει πρώτα να βεβαιωθούμε ότι πραγματικά κοιμόμαστε λίγο και ότι δε θεωρούμε λανθασμένα ότι κοιμόμαστε λίγο.*

Καλά είναι, πριν επισκεφτούμε τον ειδικό, να δοκιμάσουμε εναλλακτικές λύσεις που πιθανόν να αποβούν αποτελεσματικές και να γλυτώσουμε τα φάρμακα που πρέπει να είναι η τελευταία μας καταφυγή. Οι λύσεις αυτές βασίζονται στην προσέγγιση του προβλήματος *μέσω της συμπεριφοράς μας* απέναντί του. Η συμπεριφορά αυτή περιλαμβάνει την καταγραφή και την τροποποίηση των συνηθειών του ύπνου και του τρόπου σκέψης για τον ύπνο. Έτσι λοιπόν για βελτίωση και απόλαυση του ύπνου δοκιμάστε τα ακόλουθα:

- Να ασκείστε τακτικά αλλά όχι[86] κοντά στην ώρα της κατάκλισης.
- Να πηγαίνετε για ύπνο μόνον όταν αισθάνεστε νύστα.
- Να αποφεύγετε να τρώτε κοντά στην ώρα του ύπνου, ειδικά δύσπεπτες τροφές.
- Να μην πίνετε πριν από τον ύπνο και να μην εκλαμβάνετε το οινόπνευμα ως υπνωτικό.
- Μην πίνετε καφέ μετά το απόγευμα.
- Εάν πάσχετε από υπερτροφία του προστάτη, μην πίνετε πολλά υγρά μερικές ώρες πριν από τον ύπνο. Έτσι θα έχετε λιγότερες αφυπνίσεις για επισκέψεις στην τουαλέτα.
- Να ξυπνάτε το πρωί την ίδια ώρα και να σηκώνεστε από το κρεβάτι ανεξάρτητα από το πόσο έχετε κοιμηθεί, είτε είναι εργάσιμη είτε αργία.
- Να χρησιμοποιείτε τεχνικές χαλάρωσης και ασκήσεις αναπνοής.
- Να μην σας απασχολεί το δίλημμα θα κοιμηθώ, δεν θα κοιμηθώ το βράδυ.

- Να φαντάζεστε σκηνές ηρεμίας, να επαναλαμβάνετε νοερώς ουδέτερους ήχους ή να μετράτε νιφάδες χιονιού που πέφτουν.
- Η κρεβατοκάμαρα να είναι σκοτεινή, ήσυχη και μάλλον δροσερή.
- Εάν δεν μπορείτε να κοιμηθείτε, φύγετε από την κρεβατοκάμαρα. Μην πηγαίνετε στο ψυγείο ή στα ποτά. Διαβάστε εφημερίδα ή παρακολουθείστε ταινίες χωρίς πλοκή και δράση, όπως ντοκιμαντέρ.

Έχει διαπιστωθεί ότι ο ύπνος που επέρχεται μέσα από τη γνωσιακή-συμπεριφορική προσπάθεια έχει καλύτερη ποιότητα και διαρκεί περισσότερο από τον ύπνο που επέρχεται με φάρμακα. Η δική μας προσπάθεια παράλληλα με τα φάρμακα είναι καλύτερη από το τίποτα. Είναι επίσης πολύ καλύτερη από τη βοήθεια των φαρμάκων από μόνων τους.

Η γνωσιακή-συμπεριφορική προσπάθεια περικλείει μηδαμινούς κινδύνους. Το κύριο μειονέκτημά της είναι ότι προϋποθέτει την απόκτηση εμπειρίας, που όμως αποκτάται με τον καιρό.

Ίσως να φαίνεται ασύμβατο, πώς δηλαδή συμβαίνει ο ύπνος που είναι μια κατάσταση σωματικής αδράνειας να περιορίζει την παχυσαρκία έναντι της εγρήγορσης που ξοδεύει περισσότερες θερμίδες. Πώς επηρεάζεται το σωματικό βάρος; Μήπως επειδή μένοντας περισσότερο ξύπνιοι έχουμε το χρόνο να φάμε πιο πολύ; Μήπως επειδή κατά τη διάρκεια του ύπνου δεν εκκρίνονται πολλά στεροειδή; Ναι, αλλά ας προσέξουμε μερικά ακόμα:

Το Ιατρικό Κέντρο της Ανατολικής Βιρτζίνια[87] ενδιαφέρθηκε να μάθει και παρατήρησε ότι τα υπέρβαρα και παχύσαρκα άτομα κοιμούνται 25 λεπτά λιγότερο κάθε νύχτα από ό,τι τα άτομα με κανονικό βάρος. Η έρευνα έλαβε υπ' όψη της τα άτομα με αναπνευστικά προβλήματα τα οποία οφείλονται στην παχυσαρκία τους. Σύμφωνα με τη μελέτη, που δημοσιεύτηκε στα μέσα του

2006, αυτό το έλλειμμα ύπνου σχετίσθηκε με σημαντική διαφορά στο δείκτη σωματικού βάρους. Το συμπέρασμα πήγε ακόμα πιο πέρα μετά από σχολαστικότερη έρευνα που έγινε και έδειξε ότι ο ύπνος επηρεάζει τη δραστηριότητα πολλών ορμονών, συμπεριλαμβανομένης και της *λεπτίνης*, (1994), η οποία καταστέλλει την όρεξη.

Σύμφωνα με περιορισμένες μελέτες που δημοσιεύτηκαν από τότε και μετά, τα άτομα που κοιμόντουσαν περισσότερο είχαν αυξημένη τη λεπτίνη, ορμόνη που κόβει την όρεξη και ελαττωμένη την γκρελίνη, μια ορμόνη που την διεγείρει. Αν τα στοιχεία αυτά επιβεβαιωθούν και με νέες, ακόμη πιο εκτεταμένες μελέτες, ο επαρκής ύπνος θα μπορούσε να αποτελέσει έναν επιπρόσθετο, πολύ αξιόλογο παράγοντα, που μαζί με τη σωστή άσκηση και διατροφή θα συνέβαλαν στη διατήρηση του φυσιολογικού σωματικού βάρους.

Μια και μιλάμε για βάρος καλό είναι να γνωρίζουμε ότι παχύσαρκα ή υπέρβαρα άτομα, μεγαλύτερα των 45 ετών, αντιμετωπίζουν σοβαρά επεισόδια *άπνοιας στον ύπνο*, πέρα από το βαρύ δυσπνοϊκό *ροχαλητό*. Έχουν περιγραφεί αιφνίδιοι θάνατοι. Για την πρόληψη αυτού του επικίνδυνου φαινομένου συνιστάται:

- Καλοί πνεύμονες (όχι κάπνισμα), με ελεύθερο το ανώτερο αναπνευστικό.
- Φυσιολογικό σωματικό βάρος, έστω απώλεια 5 κιλών!
- Καλή φυσική κατάσταση.

Είπαμε για τον νυχτερινό ύπνο που δεν αποτελεί καθόλου πρόβλημα για τα παιδιά και τους νέους, αλλά που είναι ένα βασανιστικό πρόβλημα για τους μεγαλύτερους, ιδίως τις γυναίκες. Δε μας απασχόλησε καθόλου ούτε ο σύντομος ημερήσιος υπνάκος, ούτε η ανάπαυση.

Ανάπαυση είναι η πλήρης σωματική και πνευματική χαλάρωση. Η ιδανική ανάπαυση προϋποθέτει ξαπλώστρα, βεράντα και μακρινό ορίζοντα. Το σώμα δεν κάνει καμία κίνηση και ο εγκέφαλος δεν σκέφτεται τίποτε. Ένας σύντομος υπνάκος είναι το τέλειο συμπλήρωμα. Η σωματική ανάπαυση και ο μεσημεριανός ύπνος δεν είναι πολυτέλεια, είναι βιολογική ανάγκη. Ο ολιγόλεπτος ημερήσιος ύπνος συμβάλλει στον καλύτερο βραδινό. *Ο ύπνος ύπνο φέρνει,* που λέει ο λαός. Αυτή όμως η ευχάριστη και ευεργετική συνήθεια κατάντησε είδος πολυτελείας εν ανεπαρκεία στο σύγχρονο πολιτισμό.

Μερικές δεκάδες χρόνια πριν υπήρχε ο απαραίτητος χρόνος για την περιβόητη *σιέστα.* Θα περίμενε κανείς ότι με την είσοδο της αυτοματοποίησης, τόσο στα νοικοκυριά μας όσο και στην εργασία μας, ο χρόνος αυτός θα μεγάλωνε επ' ωφελεία του ανθρώπου. Αντίθετα ο χρόνος συρρικνώθηκε τόσο που άρχισε πλέον να μη φτάνει. Ο μόνος που αναπαύεται στο σπίτι το μεσημέρι είναι ο σκύλος ή η γάτα.

Τι είναι λοιπόν ο σύγχρονος πολιτισμός και γιατί να ονομάζεται έτσι όταν δεν προβλέπει την εξυπηρέτηση των προαιώνιων βιολογικών αναγκών; Όταν αδιαφορεί και αντίθετα προτείνει νέες συνήθειες, άγνωστες μέχρι πριν από λίγες δεκαετίες στο ανθρώπινο είδος; Μπορούν η τεχνολογική και οικονομική έκρηξη από μόνα τους να αποτελέσουν επαρκή συνθετικά στοιχεία της επωφελούς για τον άνθρωπο έννοιας που λέγεται πολιτισμός;

Έχουν ρυπανθεί και μολυνθεί τα πάντα, από τη στρατόσφαιρα μέχρι τα βάθη των ωκεανών. Εξαφανίζεται η φύση. Η αγνή τροφή, το καθαρό νερό, ο φρέσκος αέρας αποτελούν πλέον μακρινό παρελθόν. Μια ανάσα ξεκούρασης, ένας ολιγόλεπτος ύπνος δεν προβλέπονται πουθενά στο ημερήσιο πρόγραμμα του σύγχρονου ανθρώπου. Ο σύγχρονος πολιτισμός, ο υποτιθέμενα εξελιγμένος, δεν κάνει τίποτε άλλο από το να δουλεύει εναντίον μας. Μας βομβαρδίζει με μηνύματα για περισσότερη και ακόμα περισσότερη δράση, σε κάθε μέρος, σε κάθε ώρα. Τι πρέπει να γίνει;

Δυστυχώς μόνον οι συνταξιούχοι έχουν την πολυτέλεια της επιλογής. Οι υπόλοιποι δύσκολα μπορούμε να βρούμε λίγα λεπτά για ξεκούραση και χαλάρωση.

Υπάρχει, όπως συμβαίνει συχνά στην ιατρική και η διαφορετική άποψη. Ο Dr Rubin Naiman, ψυχολόγος[88] της Ιατρικής Σχολής του Πανεπιστημίου της Αριζόνα, που είναι ειδικός στον ύπνο, είναι κατά του ημερήσιου, έστω ολιγόλεπτου, ύπνου. Συνιστά όμως την μεσημεριανή ανάπαυση την οποία αποκαλεί *ξυπνητό ύπνο*. Όπως ισχυρίζεται, τόσο κατά την ώρα της ημερήσιας ανάπαυσης, όσο και κατά τη διάρκεια του βραδινού ύπνου δραστηριοποιούνται οι ίδιοι νευροχημικοί μηχανισμοί, απλά κατά την ανάπαυση εκδηλώνονται την ημέρα ενώ κατά τον ύπνο τη νύχτα. Σημειώνει ότι όσο άγρυπνοι παραμένουμε την ημέρα τόσο καλύτερα κοιμόμαστε το βράδυ και τόσο πιο ωφέλιμος είναι ο ύπνος εκείνος. Κατά τη γνώμη του αυτό είναι καλό, γιατί διατηρεί τη *μεταβλητότητα* και το σαφέστερο διαχωρισμό ημέρας-νύχτας, που είναι καταγεγραμμένος στη συλλογική ανθρώπινη μνήμη. Όποιος λοιπόν κοιμάται και την ημέρα τείνει να χάσει το διαχωρισμό. Αυτό συμβαίνει με τους συνταξιούχους. Ακόμα χειρότερα είναι τα πράγματα με μερικούς εργαζόμενους που λόγω της εργασίας τους κοιμούνται εκ περιτροπής, άλλοτε την ημέρα και άλλοτε τη νύχτα. Κατά τον Dr Naiman, η σύγχρονη ζωή έκανε τη ζωή του ανθρώπου *επιπεδωμένη χωρίς μεταβλητότητα*.

Στα καζίνο δεν υπάρχουν παράθυρα ούτε ωρολόγια τοίχου. Ο φωτισμός είναι τεχνητός και σταθερός ημέρα και νύχτα. Δεν υπάρχει η παραμικρή μεταβλητότητα. Οι θαμώνες των χώρων αυτών υφίστανται την πλήρη επιπέδωση. Χάνουν την αίσθηση του χρόνου, δεν νυστάζουν, δεν αντιστέκονται και έτσι παίζουν ώρες ατελείωτες μέχρι να τους τελειώσουν τα χρήματα.

Στην Αμερική, το Las Vegas είναι μια ολόκληρη πόλη που ζει στο ρυθμό αυτό, επιπεδωμένη χωρίς μεταβλητότητα. Με άπλετο φως, μοιάζει με παραμύθι, με όνειρο. Στην πραγματικότητα για όσους ζουν και εργάζονται εκεί τα πράγματα δεν είναι τόσο ειδυλλιακά.

Στις παραπάνω απόψεις βρίσκει λίγο χώρο να στριμωχτεί και η άποψη του παππού, που νομίζω βρίσκεται πιο κοντά στην ανθρώπινη φύση. *Πρωί στη δουλειά, νωρίς στο σπίτι,* μας έλεγε.

Ο παππούς ξυπνούσε πριν τα χαράματα. Ξυπνούσε την ώρα που ξυπνούσε όλη η ζωή, τα πουλιά, τ' αγρίμια. Η ανατολή του ήλιου τον έβρισκε στο δρόμο προς το κτήμα. Ζώντας στην ύπαιθρο έβλεπε όλες τις διαβαθμίσεις του φωτός κατά τη διάρκεια της ημέρας. Έβλεπε το απαλό πρωινό, το έντονο μεσημεριανό, το απαλό απογευματινό. Ζούσε δηλαδή τη μεταβλητότητα, δεχόταν την επίδρασή της καθημερινά. Το απόγευμα επέστρεφε στο σπίτι, όταν ο ήλιος ήταν *ένα καλάμι ψηλά*. Μέχρι να καθαριστεί, μέχρι να δειπνήσει, μέχρι να ξεκουραστεί, νύχτωνε. Επακολουθούσε ένα σύντομο κουβεντολόι με τους γείτονες, που ζούσαν και εκείνοι με τον ίδιο τρόπο και μετά έπεφτε για ύπνο. Δεν παραπονέθηκε ποτέ για αϋπνίες. Αντίθετα, πολλές φορές παραπονιόταν, ειδικά όταν ήταν πολύ κουρασμένος, ότι *δεν του έφτανε η νύχτα*. Υπολογίζω ότι κοιμόταν 8 έως 9 ώρες. Η γιαγιά κοιμόταν λιγότερο.

14

Η ΔΙΑΧΕΙΡΙΣΗ ΤΟΥ ΣΤΡΕΣ

*Το στρες δεν εξαλείφεται με κανένα τρόπο. Είναι βλαπτικό
και μικραίνει τη ζωή. Με ποιο τρόπο μπορεί να μετριασθεί η
βλαπτικότητά του;*

ΔΕΝ ΧΡΕΙΑΖΕΤΑΙ να δώσουμε ορισμό του στρες, το βιώ-
νουμε λίγο ή πολύ όλοι και επομένως το γνωρίζουμε καλά.

Μπορούμε όμως να μάθουμε για την κακή επίδραση που έχει
στην υγεία μας με μια μόνο λέξη: κορτιζόλη. Η κορτιζόλη είναι
ορμόνη των επινεφριδίων που παράγεται ως απάντηση του οργα-
νισμού στο στρες, προκειμένου να το διευθετήσει. Είναι ευθέως
τοξική στους νευρώνες[89] εκείνων των τμημάτων του εγκεφάλου
που έχουν να κάνουν με τη μνήμη και τα συναισθήματα. Έτσι αν
θέλουμε να ελαχιστοποιήσουμε τα διανοητικά προβλήματα που
έχουν σχέση με την ηλικία, θα πρέπει να εξασκηθούμε σε πρακτι-
κές που εξουδετερώνουν τη βλαπτική επίδραση του στρες, τόσο
στον εγκέφαλο, όσο και στα υπόλοιπα όργανα.

Η ζωή ήταν, είναι και θα είναι γεμάτη στρες. *Η ζωή είναι στρες.*
Έτσι είναι από τη φύση της. Επομένως, η πλήρης εξάλειψή του
είναι μια προσπάθεια χωρίς νόημα και ούτε πρέπει να είναι αυ-
τός ο στόχος μας. Εφόσον η ζωή συνεχίζεται, θα σέρνει πίσω της
σαν σκιά την καθημερινότητά της, τα προβλήματά της μαζί και
το στρες. Ένα ποσοστό του μάλιστα είναι απαραίτητο και φαί-
νεται πως ο οργανισμός το επιζητά. Για το λόγο αυτό, μόλις δι-
ευθετήσουμε μια στρεσογόνο κατάσταση, δεν ησυχάζουμε αλλά

εστιάζουμε σε μιαν άλλη που μέχρι τη στιγμή εκείνη δεν μας είχε απασχολήσει. Φαίνεται πως όταν το στρες υποχωρεί σε μια μεριά, εμφανίζεται σε μια άλλη και ύστερα σε μια άλλη. Θα ήταν επομένως *πλάνη αν πιστεύαμε ότι μπορεί με κάποιο τρόπο να εξαλειφθεί από τη ζωή μας.* Ούτε να περιοριστεί δεν μπορεί. Υπάρχει και θα υπάρχει, σε κάθε άνθρωπο σε κάθε εποχή και οπωσδήποτε δεν είναι μονοπώλιο του σύγχρονου πολιτισμού μας.

Επομένως τι μπορούμε να κάνουμε; Πώς μπορούμε να ξεφύγουμε από το έντονο στρες, ειδικά όταν είναι συνεχές, όταν περιγράφεται *ως χρόνιο στρες;* Πρέπει να παραιτηθούμε; Η απάντηση είναι ότι *θα πρέπει να προσπαθήσουμε να προστατεύσουμε το σώμα μας, όχι από το ίδιο το στρες, αλλά από τις βλαπτικές συνέπειές του.* Η δική μας στρατηγική είναι η *χαλαρωτική απάντηση*[90], αυτή για την οποία ο Dr Herbert Benson του Πανεπιστημίου του Harvard έγραψε, ήδη από το 1976, τόσα πολλά. Είναι η προσπάθεια μετακίνησης του αυτόνομου νευρικού συστήματος από τη συμπαθητική στην παρασυμπαθητική φάση.

Η δραστηριοποίηση του συμπαθητικού νευρικού συστήματος μας προετοιμάζει για μάχη ή για δραπέτευση, fight or flight. Στη συμπαθητικοτονία, τόσο ο νους όσο και το σώμα εκτιμούν τον κίνδυνο και ετοιμάζονται να τον αντιμετωπίσουν. Ο υπερκερασμός, των πάσης φύσεως δυσκολιών μας, επιτυγχάνεται χάρη στη δράση του συμπαθητικού νευρικού συστήματος. Η επιβίωσή μας εξαρτάται από αυτό. Η διέγερση του συμπαθητικού νευρικού συστήματος αυξάνει τα επίπεδα της κορτιζόλης, στη συνέχεια κάνει την καρδιά να χτυπά γρήγορα, αυξάνει την πίεση του αίματος, αυξάνει τις στροφές της μηχανής, δηλαδή το μεταβολισμό και τη στάθμη της γλυκόζης στο αίμα, σταματά τη διαδικασία της πέψης και αυξάνει την επαγρύπνηση και ετοιμότητα. Η συχνή υπερδιέγερση του συμπαθητικού έχει ακριβώς τις ίδιες συνέπειες που έχουν οι χρόνιες μη επιθυμητές φλεγμονές, αυτές που όπως είδαμε σε προηγούμενα κεφάλαια αποτελούν τα άλογα για τους ιππότες των ασθενειών της τρίτης ηλικίας.

Η ταχυκαρδία που συχνά είναι άρρυθμη, η υπέρταση, οι διαταραχές του μεταβολισμού, η ορμονική απορρύθμιση, η αστάθεια του ανοσοποιητικού και οι γαστρεντερικές διαταραχές κάνουν εμφανή την παρουσία τους. Παράλληλα ξεπηδά το άγχος, οι δυσκολίες με τον ύπνο και συχνά η αμυντική και απομονωτική ψυχική διάθεση.

Αντίθετα η παρασυμπαθητικοτονία, η δραστηριοποίηση δηλαδή του παρασυμπαθητικού νευρικού συστήματος, αποκαθιστά τα πάντα και επαναφέρει την ήρεμη λειτουργία. Η κορτιζόλη πέφτει, οι σφυγμοί επιστρέφουν στο κανονικό, η αρτηριακή πίεση επίσης, η κυκλοφορία ομαλοποιείται και η λειτουργία των οργάνων εξομαλύνεται. Το ίδιο συμβαίνει με το μεταβολισμό και το ανοσοποιητικό. Η ψυχική κατάσταση αλλάζει και αυτή, επανέρχεται ο ύπνος και το αίσθημα ευεξίας, οι σχέσεις μας με τους άλλους γίνονται θερμές και φιλικές.

Επειδή το στρες δεν είναι δυνατόν να εξαλειφτεί από τη ζωή μας, επειδή η κορτιζόλη μας μάλλον είναι τις περισσότερες στιγμές λίγο ή πολύ αυξημένη, το συμπαθητικό είναι αυτό που συνήθως κυριαρχεί. Είναι θετική η επιλογή αυτής της κατάστασης και επικράτησε για λόγους προστασίας, ενεργητικότητας και δημιουργίας. Επειδή όμως είναι βλαπτική, δημιουργήθηκε παράλληλα η αντιρροπιστική δυνατότητα, αυτή που εκδηλώνεται με τη δράση του παρασυμπαθητικού νευρικού συστήματος. Πάντως στη συνεχή διελκυστίνδα των δύο συστημάτων νικητής είναι το συμπαθητικό. Αλλοίμονο αν δεν ήταν, δεν θα επιβιώναμε.

Είπαμε και άλλη φορά ότι η φύση προέβλεψε τη διαιώνιση του ανθρώπινου είδους μέσα από την αναπαραγωγή του. Επίσης προέβλεψε την επιβίωσή του μέχρι την ηλικία της αναπαραγωγής. Μέχρι την ηλικία αυτή ούτε η κορτιζόλη, ούτε οι ελεύθερες ρίζες, ούτε οι ανεπιθύμητες φλεγμονές έχουν τον αναγκαίο χρόνο για να προκαλέσουν επικίνδυνες φθορές. Όταν όμως η ζωή παραταθεί πέρα από την ηλικία αυτή, κάτι που συμβαίνει πλέον στο σύγχρονο άνθρωπο, οι φθορές αθροίζονται και τότε είναι που αρχίζουν τα προβλήματα. Όλες μας λοιπόν οι προσπάθειες κατατείνουν στη συμπίεση των φθορών και των προβλημάτων. Το στρες αυτό καθαυτό δεν συμπιέζεται, οι συνέπειές του όμως στην υγεία μας συμπιέζονται μέσα από τη γνωστή διαδικασία.

Εστιάζοντας στο στρες, βλέπουμε ότι μπορεί να οφείλεται σε προβλήματα υγείας, στο ανταγωνιστικό και μη προστατευτικό κοινωνικό περιβάλλον, στην πίεση της καθημερινής ζωής, στις απειλές και τις απογοητεύσεις της χαμηλής οικονομικής και κοινωνικής θέσης, καθώς και στα αδιέξοδα που γεννά η αντίξοη πραγματικότητα.

Η απάντηση του οργανισμού στο στρες είναι ορμονική. Είπαμε ήδη το όνομά της, κορτιζόλη. Η κορτιζόλη είναι ένα απολύτως φυσικό προϊόν. Η έλλειψή της είναι ασυμβίβαστη με τη ζωή. Ο ρόλος της είναι εξαιρετικά σημαντικός. Συμμετέχει στη ρύθμιση του μεταβολισμού επηρεάζοντας την παραγωγή, τη χρήση και τη διάσπαση της γλυκόζης, των λιπιδίων και των αμινοξέων. Η έκκρισή της είναι συνεχής και αυξάνεται, εκτός από το στρες, σε λοιμώξεις και κακώσεις, ώστε να κινητοποιηθεί ο οργανισμός προς την κατεύθυνση της αντιμετώπισης του προβλήματος που κάθε φορά προκύπτει.

Διαφαίνεται λοιπόν ότι η ορμονική απάντηση του οργανισμού στο στρες μέσα από την υπερέκκριση κορτιζόλης έχει διπλή δράση. Δηλαδή, έχει μια προστατευτική και μια καταστρεπτική. Στην αρχή ουσιαστικά προστατεύει και προσαρμόζει τον οργανισμό με στόχο να ξεπεράσει τη δυσκολία που ανέκυψε κινητοποιώντας τις ενεργειακές εφεδρείες και επιταχύνοντας τις ζωτικές λειτουργίες. Όταν όμως η ορμονική απάντηση στο στρεσογόνο ερέθισμα δεν σταματά, είτε διότι το πρόβλημα επιμένει είτε διότι ανακύπτει ένα άλλο, όπως είπαμε, τότε η υπερέκθεση του οργανισμού στην κορτιζόλη καταπονεί το σώμα και ενοχοποιείται για μια σειρά διαταραχών και νοσημάτων όπως είναι:

- Η στεφανιαία νόσος.
- Ο κίνδυνος αγγειακού επεισοδίου λόγω των αλλαγών στην πηκτικότητα του αίματος.

- Οι διαταραχές στη μνήμη, ειδικά από το έντονο στρες.
- Οι συμπεριφορικές διαταραχές.
- Η καταστροφή εγκεφαλικών νευρώνων από την πλεονάζουσα κορτιζόλη.
- Η ευπάθεια στις λοιμώξεις λόγω του επηρεασμού του ανοσολογικού συστήματος.
- Το στρες συνδέεται με την οστεοπενία και την αυξημένη εναπόθεση λίπους στην κοιλιακή χώρα.

Η αυξημένη εναπόθεση λίπους στην κοιλιακή χώρα, *η λεγόμενη κοιλία του πότη μπύρας,* συνδέεται πλέον άμεσα με παθήσεις της καρδιάς. Βλέπουμε ότι, εκτός από τα τρανς λιπαρά, για το κοιλιακό λίπος ευθύνεται και το στρες. Φαίνεται ότι δεν είναι τόσο βλαπτική αυτή καθαυτή η συσσώρευση του λίπους στο συγκεκριμένο μέρος, όσο είναι οι αιτίες που το συσσωρεύουν. Τα τρανς λίπη είναι κατ' εξοχήν αθηρωματογόνα, ενώ η πλεονάζουσα κορτιζόλη επιταχύνοντας το μεταβολισμό συμμετέχει στο φιλοοξειδωτικό και προφλεγμονώδες στάτους του οργανισμού κατά τα γνωστά. *Επομένως το στρες, ειδικά το έντονο, είναι ένας σημαντικός παράγων πρόωρης γήρανσης.*

«Τον έφαγε η στεναχώρια», που λέει ο λαός.

Το στρες, η κατάθλιψη και η σχιζοφρένεια[91], σύμφωνα με τον Dr Gary Stix, έχουν την ίδια βιοχημεία, την ίδια αναφορά, δηλαδή τις χρόνιες φλεγμονές, με το διαβήτη τύπου 2, τη νόσο του Alzheimer και πολλές μορφές καρκίνου. Τόσο στην κατάθλιψη, όσο και στη σχιζοφρένεια ανιχνεύονται υψηλά ποσά στοιχείων φλεγμονής, όπως η *ιντερλευκίνη-6, η c-αντιδρώσα πρωτεΐνη, CRP,* και άλλες *κυτοκίνες.* Επομένως οι ψυχικές διαταραχές βλάπτουν την υγεία και μέσα από το δρόμο των AGEs.

Υπολογίζεται ότι άτομα που υποφέρουν[92] από έντονο στρες παρουσιάζουν αύξηση της βιολογικής τους ηλικίας σε σύγκριση με την πραγματική χρονική τους ηλικία. Τα κύτταρα υποφέρουν από την ψυχική ένταση. Το αποτέλεσμα είναι να μειώνονται τα τελομερή, που είναι τμήματα του γενετικού κώδικα στα άκρα των ελίκων του DNA. Υπό κανονικές συνθήκες σε κάθε κυτταροδιαίρεση τα τελομερή λιγοστεύουν. Μετά από επανειλημμένες διαιρέσεις λιγοστεύουν πλέον πολύ, το μήκος των χρωμοσωμάτων μικραίνει και επέρχεται το γήρας. Όταν τα τελομερή μικραίνουν στο ελάχιστο δεν μπορεί να γίνει πλέον διαίρεση των κυττάρων, επομένως δεν γίνεται η ανανέωσή τους και ο οργανισμός πεθαίνει λόγω φυσικού μαρασμού.

Το στρες, ίσως δια της κορτιζόλης, φαίνεται ότι επιδρά δυσμενώς στην *τελομεράση*, που είναι το ένζυμο που αναδημιουργεί, όσο μπορεί, τα τελομερή και μάχεται για τη διατήρηση του μήκους τους και του μήκους της ζωής. Η έρευνα πήγε ακόμη πιο πέρα. Με βάση το μήκος των τελομερών των ατόμων που υπέφεραν από στρες εκτιμήθηκε ότι το έντονο συνεχές στρες μπορεί να συντομεύσει τη ζωή από 9-17 χρόνια, δηλαδή παρά πολύ.

Ερευνητές του Πανεπιστημίου του Harvard, με έρευνα που δεν έχει δώσει ακόμη οριστικά αποτελέσματα, υπολόγισαν ότι το έντονο στρες οδηγεί σε αύξηση των πιθανοτήτων καρδιακής προσβολής και προώρου θανάτου κατά 6%.

Παρόμοια είναι και τα συμπεράσματα[93] της δεκαετούς έρευνας που δημοσιεύτηκαν στο Psychosomatic Medicine, τεύχος Φεβρουαρίου 2007. Σύμφωνα με αυτά, άνθρωποι που δεν κάνουν εύκολα φίλους, που κρατάνε τα συναισθήματα βαθειά μέσα τους, που είναι ανασφαλείς, αγχώδεις και ευέξαπτοι, που διαρκώς ανησυχούν, που δύσκολα μένουν ευχαριστημένοι, άνθρωποι που ανήκουν στη λεγόμενη προσωπικότητα τύπου D, (distressed), οι μονίμως κατσούφηδες, έχουν συνδεθεί με:

• Πρόωρο θάνατο.
• Αυξημένο κίνδυνο επιπλοκών μετά από έμφραγμα.
• Μικρότερη ανταπόκριση στη φαρμακευτική αγωγή.
• Αυξημένο κίνδυνο ανακοπής.

Οι άνθρωποι με προσωπικότητα D έχουν 4 φορές περισσότερες

πιθανότητες να υποστούν θανατηφόρο καρδιακό συμβάν από τους υπολοίπους. Φαίνεται ότι έχουν πιο γρήγορο μεταβολισμό και επομένως, κατά τα γνωστά μας, εμφανίζουν εντονότερες ανεπιθύμητες φλεγμονές, γεγονός που οδηγεί σε βλάβη των αγγείων της καρδιάς και άλλων οργάνων.

Ο συγκεκριμένος τύπος (D) προσωπικότητας αποτελεί ένα συνδυασμό κατάθλιψης, άγχους και μειωμένης κοινωνικότητας, καθένα από τα οποία συνιστά ξεχωριστό παράγοντα κινδύνου για την καρδιά.

Τα ευρήματα αυτά ενισχύουν την ανάγκη μιας πιο αποτελεσματικής αντιμετώπισης του στρες, αν θέλουμε να προλάβουμε μια σειρά από βλαπτικές συνέπειες για την υγεία μας. Πώς όμως μπορεί να γίνει αυτό, όταν οι στρεσογόνες αιτίες παραμένουν ανυπέρβλητες μπροστά μας, όταν είναι σαν την Λερναία ύδρα, όταν η ίδια η ζωή προβλέπει το στρες;

Οι βλαπτικές συνέπειες του στρες δεν είναι τόσο βλαπτικές, όταν η ζωή μας κυριαρχείται από, κατά τα άλλα, ωφέλιμες βιωματικές συνήθειες, όταν δεν την φορτώνουμε με βάρη που λειτουργούν αθροιστικά στα παρόμοια βάρη που γεννά το στρες. Με άλλα λόγια, αν ζούμε μια υγιεινή ζωή, το στρες από μόνο του δεν είναι αρκετό για να μας επιβαρύνει τόσο πολύ. Έμμεσα λοιπόν το στρες μπορούμε να πούμε ότι καθίσταται λιγότερο βλαπτικό ακολουθώντας τους θεμελιώδεις κανόνες που είναι:

- Η αντιφλεγμονώδης διατροφή.
- Ο έλεγχος του βάρους.
- Η αποφυγή του καπνίσματος.
- Η καθημερινή άσκηση όπως το βάδισμα, που μεταξύ των άλλων αλλάζει και τη διάθεση.
- Ο περιορισμός του αλκοόλ, κυρίως όταν χρησιμοποιείται ως αντιαγχωτικό.
- Η δημιουργία και διατήρηση καλών κοινωνικών σχέσεων.

Μερικές από τις καθημερινές συνήθειές μας, όταν τροποποιηθούν, συμβάλλουν στη χαλάρωση μέσα από την υποβοήθηση του παρασυμπαθητικού και την παράκαμψη του συμπαθητικού. Για παράδειγμα στο χέρι μας είναι να αποφύγουμε τις τηλεοπτικές εκπομπές που έχουν βία ή σασπένς και να επιλέξουμε ένα πρόγραμμα ευχάριστο, ψυχαγωγικό και ενημερωτικό ή σχετικό με τη ζωή και τη φύση. Στο χέρι μας είναι να μην βλέπουμε καθόλου διαφημίσεις, γιατί μας παροτρύνουν να επιθυμούμε προϊόντα που δεν έχουμε και που δεν τα χρειαζόμαστε. Στο χέρι μας είναι να μην βλέπουμε ούτε ειδήσεις, γιατί κατάντησαν ένα στρεσογόνο βασανιστήριο. Από ενημερωτικές εκπομπές κατάντησαν κήρυκες κακών γεγονότων και γεννήτριες του στρες και της ανησυχίας.

Οι διακοπές πάλι μπορεί να είναι χαλαρωτικές, μπορεί όμως και να μην είναι. Όχι σπάνια δημιουργούν το δικό τους είδος στρες, που είναι βέβαια διαφορετικό από το καθημερινό. Σε γενικές γραμμές όμως οι διακοπές βοηθούν.

Η σωματική άσκηση που μπορούμε να επιλέξουμε είπαμε ότι είναι το βάδισμα, γιατί μας είναι γνώριμο και όχι κάποια άλλη που ενδεχομένως απαιτεί αυξημένη ετοιμότητα και προσοχή και επομένως ξεσηκώνει το συμπαθητικό. Το τζόκιν διεγείρει το συμπαθητικό. Έχει μεγαλύτερες ενεργειακές απαιτήσεις και είναι αποτυπωμένο στην κυτταρική μας μνήμη ως ενέργεια αποφυγής κινδύνου. Ανεβάζει τον καρδιακό ρυθμό, την πίεση, το μεταβολισμό, είναι δηλαδή συμπαθητικομιμητικό. Άλλες πάλι μέθοδοι σωματικής βελτίωσης είναι από τη φύση τους ανταγωνιστικές και επομένως στρεσογόνες.

Πάρα πολύ μεγάλη συνεισφορά στη μετακίνηση από τη συμπαθητική στη παρασυμπαθητική φάση διαδραματίζουν οι καλές κοινωνικές σχέσεις. Υποστηρίζεται ότι οι άνθρωποι που έχουν κοινωνική υποστήριξη, δηλαδή καλές σχέσεις με την οικογένεια, τους φίλους, την κοινότητα είναι πιο ευτυχισμένοι, έχουν λιγότερα προβλήματα υγείας και ζουν περισσότερο. Οι κοινωνικές σχέσεις προσφέρουν άμεση ευχαρίστηση, ενώ μακροπρόθεσμα επηρεάζουν την υγεία μας τόσο σημαντικά όσο ο επαρκής και καλός ύπνος, η καλή διατροφή, η άσκηση και η αποφυγή του καπνίσματος.

Υποστηρίζεται ότι η στοργική συμπεριφορά ενεργοποιεί ορμόνες κατά του στρες. Οι εκφράσεις τρυφερότητας, η προσφορά, ο εθελοντισμός, η κοινωνική αλληλεγγύη είναι βάλσαμα στην ψυχή τόσο αυτού που προσφέρει όσο και αυτού που δέχεται.

Η ανάπτυξη κοινωνικών σχέσεων είναι μια προσιτή στρατηγική υγείας, φθηνή και χρησιμοποιείται με πολλούς τρόπους. Ο άνθρωπος τοποθετείται ευθέως εκεί που ανήκει: ανάμεσα σε άλλους ανθρώπους. Γιατί νομίζετε οι γιορτές μας αρέσουν τόσο πολύ; Μας αρέσουν γιατί περικλείουν όλα όσα συζητάμε αυτή τη στιγμή.

Πέραν τούτων υπάρχουν και μερικές τεχνικές που ελαττώνουν ευθέως το ίδιο το στρες. Έχουν παρασυμπαθητικομιμητική δράση. Οι τεχνικές αυτές μπορούν να αλλάξουν τη νευρική φάση από συμπαθητική σε παρασυμπαθητική και να χαλαρώσουν έτσι τα σφιχτά δεσμά του στρες. Δεν θα χάσετε τίποτε, αν τις δοκιμάσετε, ακόμη και αυτή τη στιγμή. Να μερικές:

Άσκηση συναισθησίας. Είναι απλούστατη μέθοδος, αποτελεσματική, που έχει το πλεονέκτημα της σύνδεσης δύο ή περισσότερων αισθήσεων. Χρησιμοποιώντας τη συνειδητή σφαίρα του εγκεφάλου τροποποιούμε την υποσυνείδητη και βελτιώνουμε έτσι την ισορροπία μεταξύ του συμπαθητικού και του παρασυμπαθητικού. Η άσκηση συναισθησίας, που γίνεται με κλειστά τα μάτια, έχει ως εξής: Ακούμε μια μελωδική μουσική, που μας αρέσει ιδιαίτερα. Φανταζόμαστε χρώματα τα οποία πετούνε σαν κορδέλες, σύμφωνα με τη μουσική. Μετά από αρκετή εξάσκηση μπορούμε να επενδύσουμε τη μουσική με χρώματα και με αρώματα ταυτοχρόνως. Η απαίτησή της είναι ότι πρέπει να είμαστε ξαπλωμένοι ή τουλάχιστον να καθόμαστε αναπαυτικά.

Άσκηση αναπνοής. Με κλειστά μάτια αναπνέουμε βαθειά από το στόμα και εκπνέουμε από τη μύτη. Τρεις φορές είναι αρκετές.

Η άσκηση αναπνοής μπορεί να γίνει με οποιαδήποτε θέση του

σώματος και οποτεδήποτε. Συνιστάται ιδιαίτερα σε στιγμές που αισθάνεστε αγχωμένοι και πιεσμένοι. Η απλή αυτή διαδικασία πραγματικά είναι τονωτική για το νευρικό σύστημα, μεταφέρει ενέργεια από το συμπαθητικό στο παρασυμπαθητικό, χαμηλώνει την πίεση του αίματος και την συχνότητα των παλμών της καρδιάς και βοηθά στον καλύτερο έλεγχο των επιθυμιών και των συναισθημάτων.

Οι συχνοί αναστεναγμοί όταν είμαστε πολύ αγχωμένοι ή στενοχωρημένοι δεν είναι τίποτε άλλο από μια αυτόματη άσκηση αναπνοής. Προσπαθεί το παρασυμπαθητικό να τιθασεύσει το συμπαθητικό, όταν εκείνο το παρακάνει. Ο αναστεναγμός και εν μέρει το χασμουρητό είναι στην πραγματικότητα βαθιές εισπνοές με προφανή σκοπό.

Συλλογισμός. Προϋποθέτει καθιστή θέση του σώματος με ίσια τη ράχη. Η προσοχή εστιάζεται αδιάσπαστα στην αναπνοή. Φανταζόμαστε τον αέρα που εισπνέουμε και τη διαδρομή που κάνει μέχρι την εκπνοή του. Η διάρκεια της άσκησης είναι περίπου 10 λεπτά. Συνιστάται να γίνεται το πρωί αμέσως μετά την αφύπνιση. Η όλη προσπάθεια θυμίζει κατάνυξη και προσευχή. Ίσως η προσευχή να είναι καλύτερη. Ο συλλογισμός είναι εξαιρετικά χαλαρωτικός. Κυκλοφορούν δε αρκετά βιβλία σχετικά με το θέμα.

Οραματισμός. Η τεχνική αυτή δεν είναι τίποτε άλλο από τη νοερή απεικόνιση και αναπαράσταση μιας σκηνής που ζήσαμε στο παρελθόν, ακόμα και στα παιδικά μας χρόνια, η οποία έμεινε χαραγμένη στη μνήμη μας ως ένα εξαιρετικά ευχάριστο γεγονός. Η συχνή ανάκληση του γεγονότος αυτού και η νοερή αναπαράστασή του είναι εξαιρετικά χαλαρωτική.

Όλοι έχουμε μια τέτοια σκηνή στη μνήμη μας. Αν δεν έχουμε τη σκηνοθετούμε εμείς. Προσωπικά φέρνω στο μυαλό μου μια βόλτα στα διατηρητέα μέρη της πόλης που ζω. Επισκέπτομαι τους δρόμους και τα μέρη που αγαπώ, περιεργάζομαι τα ιστορικά της σημεία και αναβιώνω τη ζωή και τους ρυθμούς της κατά την εποχή που χτίσθηκαν. Προσπαθώ να αναπαραστήσω την κίνηση των δρόμων και των μαγαζιών μιας παλαιότερης εποχής. Μιας εποχής που δεν είχε αυτοκίνητα και οι γειτονιές μύριζαν αγιόκλημα. Με τη μυρωδιά αυτή χαλαρώνω.

Υπάρχουν βέβαια και άλλες εναλλακτικές μέθοδοι χαλάρωσης όπως είναι οι διάφορες χειροτεχνίες και τα χόμπι. Τα ανέκδοτα, η αφήγησή τους ή η ακρόασή τους, έχουν εξαιρετικά χαλαρωτική δράση. *Όσο γελάμε τίποτε δεν χάνεται,* έγραφε ο Σαίξπηρ. Χαλαρωτική είναι επίσης η σάουνα ή μια μπανιέρα γεμάτη χλιαρό νερό, κάτι που προτιμούν κυρίως οι γυναίκες.

Η καθημερινή ιατρική αναγνωρίζει τη βασανιστική και βλαπτική επίδραση του στρες. Το βλέπει καθημερινά στην πράξη. Παρότι οι ιατροί σε κάθε επίσκεψη μας συμβουλεύουν να μην αγχωνόμαστε, δεν ασχολούνται όσο πρέπει με την πλευρά αυτή της ανθρώπινης ζωής. Κατά τη λήψη του ιστορικού δεν μας ερωτούν τι και πόσο μας στρεσάρει, ούτε τι κάνουμε για να ανακουφιστούμε. Κρίμα, θα μπορούσαμε να φεύγουμε από το ιατρείο με χρήσιμες συμβουλές για τη διαχείριση του στρες, που μας ταλαιπωρεί.

15

ΑΡΝΗΤΙΚΑ ΣΥΝΑΙΣΘΗΜΑΤΑ, ΚΑΤΑΘΛΙΨΗ

Η κατάθλιψη δεν είναι συνηθέστερη κατά την τρίτη ηλικία. Είναι όμως υποδιαγνωσμένη. Πρακτικές οδηγίες παρατίθενται για την αντιμετώπιση του σημαντικού αυτού προβλήματος.

ΤΟ ΚΕΦΑΛΑΙΟ ΑΥΤΟ φαίνεται ότι απευθύνεται σε άτομα τις τρίτης ηλικίας αποκλειστικά. Στην πραγματικότητα απευθύνεται και σε νεότερες ηλικίες που ζουν με ηλικιωμένα άτομα.

Η κατάθλιψη είναι συνδυασμός προϊόντων γονιδιακής[94] υποδομής και περιβάλλοντος. Είναι η κατ' εξοχήν ασθένεια που επηρεάζεται από τις συνθήκες της ανατροφής και από τις ευρύτερες κοινωνικές συνθήκες. Επιδρούν το αρνητικό οικογενειακό περιβάλλον, τα διαζύγια, οι θάνατοι αγαπημένων προσώπων, η κοινωνική διάκριση, η κακή οικονομική κατάσταση, η μειωμένη αυτοεκτίμηση και άλλα.

Είναι γνωστό ότι παγκοσμίως η κατάθλιψη κατέχει, σύμφωνα με το δείκτη βαρύτητας της Π.Ο.Υ., την τέταρτη θέση, με πρώτα τα καρδιαγγειακά νοσήματα. Πριν από το 2020, όπως ήδη είπαμε, θα καταλάβει τη δεύτερη θέση. Να τονίσουμε εδώ ότι σήμερα στις προηγμένες δυτικές κοινωνίες κατέχει ήδη τη δεύτερη θέση, ενώ το 2020 θα καταλάβει την πρώτη.

Οι σύγχρονες κοινωνικές συνθήκες ευνοούν τον έντονο ανταγωνισμό, το άγχος και τη συνεχή συναισθηματική απομόνωση. Η ελεύθερη αγορά σημαίνει «*είναι κακό για μένα ότι είναι καλό για σένα. Κερδίζω σε βάρος σου*». Ο ανταγωνισμός έχει ποικίλες εφαρμογές. Για παράδειγμα, είμαστε αναγκασμένοι να είμαστε εξυπνότεροι, καλύτεροι μαθητές, ομορφότεροι και πλουσιότεροι. Μέσα σε αυτή τη συνθήκη καλλιεργούνται συναισθήματα απογοήτευσης, ματαίωσης, ακόμα και δέους στην ανάληψη ευθύνης αποφάσεων. Η σύγχρονη ζωή είναι γεννήτρια ψυχοπιεστικών καταστάσεων και προδιαθέτει στην κατάθλιψη.

Ο σημερινός άνθρωπος είναι διαφορετικός και θ' αλλάξει κι άλλο. Η ίδια η προσωπικότητα αλλάζει προοδευτικά. Η διαπροσωπική σχέση μειώνεται ανάλογα με την αύξηση της εξάρτησης από την τεχνολογία. Το διαγενεακό ηλικιακό χάσμα τείνει να υποκατασταθεί από το χάσμα που δημιουργείται στις ηλικιακές ομάδες, ανάλογα με την ικανότητα ενσωμάτωσης στον τρόπο ζωής που επιβάλλουν οι νέες τεχνολογίες. Ο νέος τρόπος ζωής είναι μοναχικός και φιλοκαταθλιπτικός. Η ψηφιακή μοναξιά ήρθε για να μείνει.

Η κατάθλιψη επομένως δεν είναι χαρακτηριστικό[95] των ηλικιωμένων. Παρά ταύτα, στο κεφάλαιο αυτό θα ασχοληθούμε με την κατάθλιψη σ' αυτή την περίοδο της ζωής.

Το μεγαλύτερο ποσοστό των ηλικιωμένων προσαρμόζεται με επιτυχία στις μεταβολές που συμβαίνουν, όταν εισέρχονται σ' αυτό το στάδιο της ζωής. Έτσι, συμπτώματα όπως το άγχος, η ανησυχία, η μείωση των κοινωνικών επαφών και η έλλειψη πρωτοβουλιών δεν είναι φυσικά επακόλουθα της γήρανσης, αλλά μπορεί να υποδηλώνουν την παρουσία κατάθλιψης.

Δυστυχώς οι περισσότεροι ηλικιωμένοι αλλά και οι οικείοι τους δεν αναγνωρίζουν ότι πίσω από αυτές τις εκδηλώσεις μπορεί να κρύβεται μια κατάθλιψη, με αποτέλεσμα οι άνθρωποι αυτοί να υποφέρουν και να μην αναζητούν ποτέ την ιατρική συνδρομή. *Η κατάθλιψη στους ηλικιωμένους είναι μια από τις πιο υποδιαγνωσμένες και ελλιπώς αντιμετωπιζόμενες νόσους. Μόνον ο ένας* στους πέντε ηλικιωμένους καταθλιπτικούς λαμβάνει κατάλληλη αντικαταθλιπτική αγωγή. Οι υπόλοιποι δυστυχώς, που είναι πάρα πολλοί, υποφέρουν αδικαιολόγητα.

Επιδημιολογικές μελέτες που έγιναν σε ηλικιωμένους έδειξαν ότι γύρω στο 20% από αυτούς εμφανίζει σημαντικά συμπτώματα κατάθλιψης και περίπου οι μισοί από αυτούς πάσχουν ή από μείζονα κατάθλιψη ή από δυσθυμία. Οι υπόλοιποι εμφανίζουν σοβαρά καταθλιπτικά συμπτώματα όπως δυσφορία, μελαγχολία, διαταραχές του ύπνου και της όρεξης.

Αλλά γιατί οι ηλικιωμένοι πάσχουν χωρίς να το ξέρουν; Ανάμεσα στους λόγους που επιχειρούν να δώσουν μια ερμηνεία είναι και οι παρακάτω:

• Δυσκολία στην αναγνώριση και διάγνωση της κατάθλιψης λόγω της άτυπης εμφάνισής της στους ηλικιωμένους.

• Προτεραιότητα στην αντιμετώπιση σωματικών κυρίως προβλημάτων.

• Υποτίμηση της συχνότητας εμφάνισης της κατάθλιψης στην ηλικία αυτή.

• Απόδοση των συμπτωμάτων σε νευροεκφυλιστικές παθήσεις που είναι συχνές στους ηλικιωμένους.

• Συνύπαρξη της κατάθλιψης με νευροεκφυλιστικές παθήσεις.

Δεν είναι του παρόντος να ασχοληθούμε με τις μορφές της κατάθλιψης, ούτε με τη φαρμακευτική της αντιμετώπιση. Επειδή εμείς ή κάποιος δικός μας είναι πολύ πιθανόν να υποφέρει χωρίς να το γνωρίζει και να ταλαιπωρείται χωρίς λόγο από μια ασθένεια που υποβαθμίζει την ποιότητα της ζωής του, ασχολούμαστε αυτή τη στιγμή με το θέμα. Εξ άλλου ζωή με υγεία είναι η ζωή με σωματική αλλά και με ψυχική υγεία.

Είπαμε ότι η κατάθλιψη στους ηλικιωμένους είναι δυσδιάκριτη, κυρίως γιατί τα συμπτώματά της μπορεί να υποδύονται συμπτώματα άλλης ασθένειας της ηλικίας. Τι είναι λοιπόν αυτό που θα μας ανησυχήσει, που θα μας παρακινήσει ώστε να υποψιαστούμε ότι ενδεχομένως υποβόσκει η νόσος; Αν εμείς ή κάποιος οικείος μας εμφανίζει ένα ή περισσότερα από τα παρακάτω σημεία, *για μεγάλο χρονικό διάστημα*, τότε ίσως υποβόσκει η νόσος. Τα σημεία είναι:

- Μελαγχολία, απώλεια ενδιαφέροντος, αίσθημα απελπισίας.
- Διέγερση ή καταστολή.
- Ελαττωμένη αυτοεκτίμηση, ενοχές, αυτοκτονικές σκέψεις.
- Αίσθημα έλλειψης συμπαράστασης, απαισιοδοξία.
- Διαταραχές στη μνήμη και στη συγκέντρωση.
- Μεταβολές στο βάρος, την όρεξη, τον ύπνο, τη σεξουαλική επιθυμία.
- Τάσεις απομόνωσης, κοινωνική απόσυρση.
- Κόπωση, διάχυτα ακαθόριστα ενοχλήματα κυρίως γαστρεντερικά, ελαττωμένη ενεργητικότητα.

Η κατάθλιψη στους ηλικιωμένους μπορεί να εκδηλώνεται με *γνωστικού* κυρίως τύπου διαταραχές όμοιες με αυτές που παρατηρούνται στις νευροεκφυλιστικές παθήσεις. Εμφανίζεται, δηλαδή, ο ηλικιωμένος με σημεία που παρατηρούνται σε παθήσεις του εγκεφάλου και χαρακτηρίζουν την άνοια ενώ, στην πραγματικότητα, δεν έχει τέτοια πάθηση αλλά απλά έχει κατάθλιψη. Η κλινική αυτή εικόνα, που καλείται *ψευδοάνοια*, χαρακτηρίζεται από διαταραχές στη συγκέντρωση και τη μνήμη, όπως ακριβώς συμβαίνει στη γεροντική άνοια. Ο ιατρός θα πρέπει να είναι σε θέση να διακρίνει εύκολα τη γεροντική άνοια από την ψευδοάνοια του καταθλιπτικού, ώστε στην περίπτωση που συμβαίνει το δεύτερο να βοηθήσει αποτελεσματικά τον ασθενή του.

Ένα αδρό διαφοροδιαγνωστικό σημείο από πραγματικές εκφυλιστικές άνοιες είναι ότι σε εξετάσεις νοητικής κατάστασης ο ψευδοανοϊκός καταθλιπτικός ασθενής απαντά *συνήθως δεν ξέρω*, δείχνοντας μια αδιαφορία για επικοινωνία, αντίθετα με τον οργανικό ανοϊκό που προσπαθεί να καλύψει τα ελλείμματά του. Ας σημειωθεί εδώ ότι σε περίπου 30% των οργανικών ανοϊκών συνυπάρχει κατάθλιψη και σ' αυτές τις περιπτώσεις το διαγνωστικό έργο γίνεται δυσκολότερο.

Με την ευκαιρία να πούμε ότι άνοια δεν εμφανίζουν μόνον όσοι πάσχουν από εκφυλιστική πάθηση ή βαριά κατάθλιψη. Μελέτη που δημοσιεύτηκε στο ιατρικό περιοδικό Lancet Neurology και πραγματοποιήθηκε από το Κέντρο Έρευνας για τη Γήρανση της Στοκχόλμης διαπίστωσε ότι οι παχύσαρκοι, οι υπερτασικοί και όσοι έχουν υψηλά επίπεδα χοληστερόλης σε ηλικία 40 ετών, έχουν αυξημένες πιθανότητες να πάθουν άνοια στα εξήντα τους, παράλληλα με την επιβάρυνση της καρδιαγγειακής υγείας. Αντίθετα, όσοι δεν παρουσιάζουν κανέναν από τους επιβαρυντικούς παράγοντες έχουν μόνο 1% κίνδυνο να εμφανίσουν άνοια στην ίδια ηλικία. Η έρευνα έγινε σε 1.400 μεσήλικες Φιλανδούς και διήρκεσε δύο δεκαετίες. Είναι κοινό μυστικό. Όταν μπεις σε ένα στάδιο της ζωής με άλυτα προβλήματα από το προηγούμενο, κανένα καλό δεν πρόκειται να σου συμβεί.

Δεν εξαντλείται, βέβαια, τόσο γρήγορα το ζήτημα της κατάθλιψης των ηλικιωμένων. Σημασία έχει να κατανοήσουμε ότι η ποιότητα της ζωής μας είναι καλή, όταν τόσο το σώμα όσο και ο νους είναι υγιή. *Ένας άρρωστος νους σέρνει πίσω του ένα άρρωστο σώμα και αντιθέτως, ένα άρρωστο σώμα μεταφέρει έναν άρρωστο νου.* Για να φθάσουμε ως την τρίτη ηλικία και για να έχουμε περισσότερες πιθανότητες να χαρούμε την τελευταία περίοδο της ζωής μας θα πρέπει να ενδιαφερθούμε από πολύ νωρίτερα. Με τη σωστή διατροφή, με την άσκηση, με τη διαχείριση των συναισθημάτων μας έχουμε πολύ περισσότερες πιθανότητες να κρατήσουμε τις σωματικές, νοητικές και ψυχικές ασθένειες μακριά.

Το πώς γερνάμε εξαρτάται σε πολύ μεγάλο βαθμό από τις σκέψεις μας, τις ευαισθησίες μας, τις συγκινήσεις μας, τη διάθεσή μας. Τα συναισθήματα είναι βασικοί παράμετροι του πώς γερνάμε. Γνωρίζουμε λοιπόν ότι τα καλά συναισθήματα έχουν θετικότατο αντίκτυπο στην υγεία, ενώ τα κακά όχι.

Στη συνέχεια θα ψάξουμε για τρόπους που μετακινούν τη ψυχική μας διάθεση προς μια πιο θετική κατεύθυνση.

Η ιατρική επιστήμη διαχειρίζεται το στρες[96] και την κατάθλιψη κυρίως με φάρμακα, αγχολυτικά ή αντικαταθλιπτικά. Πράγματι, τα φάρμακα αυτά καταστέλλουν την κατάθλιψη και το άγχος, δεν αποτελούν όμως ριζική θεραπεία. Η χρήση των φαρμάκων είναι απαραίτητη βραχυπρόθεσμα σε σοβαρές καταστάσεις, δεδομένου ότι η μεν κατάθλιψη μπορεί να εγκυμονεί κίνδυνο θανάτου, το δε άγχος ανικανότητα. Υπάρχουν όμως και άλλα εναλλακτικά μέτρα και μέσα. Τα φάρμακα είναι τοξικά, εξαρτησιογόνα και αλλάζουν τη χημεία του εγκεφάλου κατά τρόπους που αυξάνουν παρά μειώνουν την πιθανότητα ψυχικού προβλήματος στο μέλλον.

Είπαμε ότι η κατάθλιψη και το άγχος, όσο η ηλικία αυξάνει, έχουν μεγαλύτερη συχνότητα εμφάνισης. Σε μια κοινωνία που επικεντρώνει την προσοχή της στους νέους, οι πιο μεγάλοι αισθάνονται την αξία της ζωής τους να μειώνεται με την ηλικία. Παράλληλα οι μεγάλοι βρίσκονται περιστοιχισμένοι από συνομήλικους και το πρόβλημα ανατροφοδοτείται και επιτείνεται. Η σωματική παρακμή αναγκάζει τον ηλικιωμένο να εγκαταλείψει δραστηριότητες στις οποίες επιδιδόταν ως νεότερος. Τώρα υπάρχει άφθονος περισσευούμενος χρόνος, υπάρχει μονοτονία, υπάρχουν ημέρες που διαδέχονται άλλες ημέρες, χωρίς να συμβεί τίποτε που να έχει ενδιαφέρον. Η παραμονή στο σπίτι αποκλειστικά δημιουργεί βασανιστικές σκέψεις και περισσότερο φόβο. Πέντε κυρίως ζητήματα απασχολούν τους ηλικιωμένους και η σκέψη τους εκεί στριφογυρίζει:

- Δεν θέλουν να είναι μόνοι.
- Δεν θέλουν να υποφέρουν.
- Δεν θέλουν να είναι βάρη στους άλλους.
- Δεν θέλουν να χάσουν τον έλεγχο.
- Ανησυχούν για το υπόλοιπο της ζωής τους.
- Δεν θέλουν να εγκαταλειφθούν.

- Τους φοβίζει το χρονόμετρο που μετρά αντίστροφα.
- Να πεθάνουν χωρίς πόνο και με αξιοπρέπεια.

Οι σχετικά εύποροι ή πλούσιοι απασχολούνται λιγότερο με τα παραπάνω προβλήματα. Οι λιγότερο εύποροι που είναι, εκ των πραγμάτων πιο ανασφαλείς, απασχολούνται περισσότερο.

Πώς θα μετριασθούν οι ψυχικές τάσεις που λίγο ή πολύ γεννούν οι παραπάνω σκέψεις; Υπάρχει πιθανότητα ανακούφισης; Υπάρχει, αλλά χρειάζεται να επιστρατευτεί όλη η καλή θέληση, η ψυχραιμία και η δύναμη.

- Τακτοποιείστε έγκαιρα και με υπευθυνότητα τα οικονομικά και περιουσιακά σας θέματα. Αυτό θα πρέπει να γίνει νωρίς.
- Συζητείστε με την οικογένειά σας ό,τι σας απασχολεί.
- Αποφασίστε πώς θέλετε να αντιμετωπιστεί τυχόν ασθένεια ή αναπηρία, πνευματική και σωματική. Οι αποφάσεις που θα πάρετε να είναι γραπτές και να γνωστοποιηθούν σε όσους σχετίζονται με την περίθαλψή σας.

Η τακτοποίηση των παραπάνω εκκρεμοτήτων είναι βέβαιο ότι θα σας απαλλάξει από ένα βαρύ και στρεσογόνο φορτίο. Δεν θα σας απασχολήσουν πλέον ποτέ πράγματα που πιθανόν σας επιβάρυναν σημαντικά. Στη συνέχεια στρέψτε την προσοχή σας σε δραστηριότητες που μπορούν να εμπλουτίσουν τη ζωή σας και να αυξήσουν το ενδιαφέρον σας.

- Ασχοληθείτε με την εθελοντική προσφορά ή με κάποια δημιουργική εργασία. Για παράδειγμα αναζητείστε και αποτυπώστε το γενεαλογικό σας δένδρο, όσο πιο πίσω γίνεται.
- Βρείτε τις πηγές και καταγράψτε την ιστορία της ιδιαίτερής σας πατρίδας.

- Διαβάστε μια σειρά από ομοειδή βιβλία και γίνετε «ειδικός» σε ένα θέμα, που είτε είναι συναφές με το επάγγελμά σας είτε όχι.

- Βρείτε κάτι να κάνετε. Αντί να φιλοσοφείτε το κενό της ζωής, γεμίστε τα κενά της ζωής.

- Ασχοληθείτε με την αγορά υγιεινών πρώτων υλών και στη συνέχεια με το μαγείρεμα του φαγητού σας.

- Δραστηριοποιηθείτε και μην δίνετε ευκαιρία σε κακές σκέψεις να σας κυριαρχούν. Μην αφήνετε να σας τραυματίζει συνεχώς ό,τι σας τραυμάτισε κάποτε.

- Ασκηθείτε. Η εξάσκηση του σώματος και του νου είναι μια άριστη προϋπόθεση για καλά γηρατειά. Η αδράνειά τους είναι μια σίγουρη καταδίκη για κακά γηρατειά.

- Αλλάξτε, αφήστε την κατάθλιψη και το στρες στο περιθώριο.

Κλείνοντας το κεφάλαιο παραθέτω ένα εξαιρετικό κείμενο που έγραψε η ψυχολόγος[97] διαπροσωπικών σχέσεων Kathleen Dowling Singh, ελπίζοντας να σας βοηθήσει. Τέτοια κείμενα κυκλοφορούν πολλά αυτό όμως είναι το ομορφότερο.

- Ποιος ήμουν στη ζωή μου μέχρι σήμερα;
- Πώς αξιοποίησα το δώρο που λέγεται ζωή;
- Τι δίνει αλήθεια νόημα στη ζωή μου;
- Σε ποιόν, σε τι είμαι ευγνώμων;
- Τι γνωρίζω για την αλήθεια και πόσο αληθινά έχω μάθει να ζω;
- Τι γνωρίζω για την αγάπη και πόσο καλά έχω μάθει ν' αγαπώ;
- Τι γνωρίζω για την τρυφερότητα, την οικειότητα, την ανθρώπινη επικοινωνία;

- Τι έχω μάθει για το κουράγιο, την προσπάθεια, τη δύναμη, την πίστη;
- Τι έχω μάθει για την ανθρώπινη υπόσταση και πόσο μεγάλη είναι η ανθρώπινη συμπόνια;
- Πώς διαχειρίζομαι τα βάσανά μου;
- Πώς μπορώ να μοιραστώ καλύτερα αυτά που έχω μάθει;
- Ποιος, αλήθεια, είμαι εγώ και πού πάω;

Σας συνιστώ να το διαβάζετε, σαν προσευχή, συχνά.

16

ΜΝΗΜΗ,
Η ΔΙΑΤΗΡΗΣΗ ΤΗΣ

Ασθενής μνήμη και γηρατειά είναι δυνατόν να μην πάνε δίπλα
δίπλα, όταν προνοήσουμε γι' αυτό. Πράγματι, η μνήμη μπορεί να
κρατηθεί ισχυρή ακόμη και σε προχωρημένη ηλικία.

Η ΜΕΙΩΣΗ ΤΗΣ ΑΝΤΙΛΗΠΤΙΚΗΣ ικανότητας του εγκε-
φάλου και η εξασθένηση της μνήμης έχουν ευθεία σχέση
με τη γήρανση. Η διάνοιά μας, η μνήμη μας, η ικανότητα μάθη-
σης, η χρήση της γλώσσας, η προσοχή και η συγκέντρωση πα-
ρακμάζουν καθώς περνούν τα χρόνια. Η μνήμη είναι η πιο τρωτή
από όλα. Είναι τόσο συνήθης η εξασθένησή της, ώστε όταν λέμε
γήρας να εννοούμε, μεταξύ των πρώτων, την ασθενή μνήμη.

Η έκπτωση των νοητικών λειτουργιών είναι μια φυσιολογική
διαδικασία. Όπως μειώνεται η μυϊκή μάζα ή η πυκνότητα των
οστών, με την πάροδο των ετών, μειώνεται και η μνήμη. Η νό-
σος του Alzheimer είναι ένας επιπρόσθετος παράγων. Στα αρχικά
στάδια η νόσος επηρεάζει τη μνήμη, ενώ αργότερα καταστρέφει
τον εγκέφαλο. Για την ώρα είναι νόσος ανίατη.

Γεννάται λοιπόν το ερώτημα, τι πρέπει να κάνουμε ώστε να
καθυστερήσουμε όσο πιο πολύ γίνεται ή να αποτρέψουμε την
εξασθένηση της μνήμης;

Για τη νόσο του Alzheimer, αν και η αιτιολογία της είναι άγνω-
στη, φαίνεται ότι η αντιοξειδωτική δίαιτα είναι πολύ ευεργετική.

Έχουμε αναλύσει επαρκώς το θέμα αυτό.

Η κορτιζόλη, δηλαδή το στρες, επίσης έχει ευθεία βλαπτική δράση στους νευρώνες που έχουν να κάνουν με τη μνήμη και τα συναισθήματα.

Η καλή κατάσταση των αγγείων και επομένως η απρόσκοπτη κυκλοφορία στον εγκέφαλο και η επαρκής άρδευσή του με αίμα είναι βασική και αδιαπραγμάτευτη.

Συνεπώς διατροφή, άσκηση και διαχείριση του στρες αποτελούν το προαπαιτούμενο τρίπτυχο για τη διατήρηση ισχυρής μνήμης μέχρι το τέλος της τρίτης ηλικίας.

Πώς όμως η σωματική άσκηση[98] συμβάλλει στη διατήρηση της υγείας του εγκεφάλου και μάλιστα με τρόπο άμεσο;

Το βάρος του εγκεφάλου αντιστοιχεί σε λιγότερο από το 2% του συνολικού βάρους του σώματος. Παρ' όλα αυτά ο εγκέφαλος λαμβάνει το 15% της αιματικής ροής, καταναλώνει το 25% του συνολικού οξυγόνου και το 70% της γλυκόζης που παράγεται στον οργανισμό μας. Είναι αυτονόητο λοιπόν ότι για να έχει ο εγκέφαλος της προμήθειες αυτές σε γλυκόζη και οξυγόνο θα πρέπει να έχει υγιές αγγειακό δίκτυο. Το δίκτυο διατηρείται υγιές με τη σωστή διατροφή και με την τακτική άσκηση. Η σωματική άσκηση βελτιώνει τη λειτουργία της καρδιάς αλλά και την κατάσταση των μεγάλων και μικρών αγγείων. Το πολύ σημαντικό τριχοειδικό αγγειακό δίκτυο του εγκεφάλου και ειδικά αυτό του εγκεφαλικού φλοιού αυξάνεται με την άσκηση. Η άσκηση δίνει επί πλέον ώθηση για την ανάπτυξη νέων νευρικών κυττάρων και αυξάνει τις συνάψεις τόσο μεταξύ των νέων όσο και των προϋπαρχόντων νευρώνων.

Δύο ακόμη ευεργετικοί παράγοντες, για τη διατήρηση της μνήμης, προστίθενται στους προηγούμενους. Είναι η παιδεία και η αποφυγή της νικοτίνης.

Όσο περισσότερη παιδεία έχει δεχθεί ένας εγκέφαλος, τόσο οι πιθανότητες να εμφανίσει Alzheimer απομακρύνονται. Το γεγονός αποδίδεται στις αμέτρητες συνάψεις που η εκπαίδευση προκάλεσε στον εγκέφαλο. Χάρη στην εκπαίδευση, δισεκατομμύρια νευρώνες ενεργοποιούνται και διατηρούνται ενεργοί εφ' όρου ζωής. Υπό αντίθετες συνθήκες οι νευρώνες αυτοί θα είχαν ατροφήσει, θα είχαν εξαφανιστεί, παθαίνοντας το λεγόμενο *συναπτικό θάνατο*. Η έναρξη της εκπαίδευσης κατά την παιδική ηλικία, η διάρκειά της επί πολλά έτη και εν συνεχεία η αδιάκοπη δια βίου μάθηση κρατούν τις συνάψεις ενεργείς και τον εγκέφαλο δραστήριο και υγιή συμπιέζοντας τη νοσηρότητά του.

Η νικοτίνη, με όχι παράδοξο τρόπο[99], τροποποιεί ευνοϊκά τη χημεία του εγκεφάλου και προστατεύει από την νόσο του Alzheimer και του Parkinson. Έρευνες έχουν αποδείξει ότι οι καπνιστές έχουν τις μισές πιθανότητες να εμφανίσουν τις δύο αυτές νόσους έναντι των μη καπνιστών. Στο κεφάλαιο για το κάπνισμα εξηγήσαμε πως γίνεται. Η νικοτίνη ενεργοποιεί νέες συνάψεις μεταξύ των νευρώνων του εγκεφάλου, κάτι παρόμοιο που κάνει η εκπαίδευση. Οι νέες συνάψεις έχουν αυξημένες απαιτήσεις σε νικοτίνη και έτσι το κάπνισμα αυξάνεται. Η αύξηση του καπνίσματος αυξάνει με τη σειρά της τις νέες συνάψεις και ούτω καθεξής.

Ο καπνός του τσιγάρου όμως δεν περιέχει μόνο την ευεργετική για τον εγκέφαλο νικοτίνη. Περιέχει πολλές άλλες βλαπτικές ουσίες που είναι ή καρκινογόνες ή οξειδωτικές. Οι ουσίες αυτές υπερσκελίζουν την όποια ευεργετική δράση της νικοτίνης. Οι καρκινογόνες, κυρίως η πίσσα, ενοχοποιούνται για μια σειρά καρκίνων σε πολλά όργανα πέρα από τους πνεύμονες. Οι οξειδωτικές ουσίες του καπνού βλάπτουν επίσης όλα τα όργανα, κυρίως όμως βλάπτουν, στην κυριολεξία καταστρέφουν, το καρδιοαναπνευστικό σύστημα. Έτσι η αιμάτωση του εγκεφάλου ολοένα ελαττώνεται και επομένως οι πιθανότητες εμφάνισης νοητικών και νευροεκφυλιστικών νόσων αυξάνονται.

Το ότι η νικοτίνη είναι ευεργετική για τον εγκέφαλο δεν είναι λόγος να αρχίσουμε όλοι το κάπνισμα. Ούτε είναι λόγος να επαναπαύονται οι καπνιστές ή να αισθάνονται δικαιωμένοι. Το κάπνισμα είναι ολέθριο για την υγεία. Τρία πράγματα κάνει με επιτυχία: βλάπτει, βλάπτει και βλάπτει.

Η νικοτίνη είναι φυσική ουσία, ευεργετική για τον εγκέφαλο. Συνυπάρχει όμως στο τσιγάρο με πολλούς άλλους βλαπτικούς παράγοντες και είναι εξαρτησιογόνος. Δημιουργείται λοιπόν το εύλογο ερώτημα. Δεν υπάρχουν άλλα φυσικά προϊόντα τα οποία να είναι το ίδιο με τη νικοτίνη ευεργετικά, που να την μιμούνται, χωρίς όμως να είναι εξαρτησιογόνα;

Όντως, πολλά φαρμακευτικά και παραφαρμακευτικά προϊόντα υπόσχονται ότι θα κρατήσουν τη μνήμη μας δυνατή μέχρι το τέλος. Μερικά χορηγούνται με συνταγή ενώ άλλα πωλούνται στα φαρμακεία και στα καταστήματα με είδη υγιεινής διατροφής. Δεν παρουσιάζουν τοξικότητα και είναι καλώς ανεκτά. Κατά τη γνώμη μου τα μόνα καταστήματα με είδη υγιεινής διατροφής είναι το μανάβικο, το ιχθυοπωλείο και εν μέρει το αρτοπωλείο. Στα καταστήματα αυτά θα βρείτε τρόφιμα πλούσια σε ω-3 λιπαρά οξέα και όλους τους αντιοξειδωτικούς παράγοντες. Θα βρείτε δηλαδή ό,τι με αδιαμφισβήτητο τρόπο προστατεύει την υγεία σας και τη μνήμη σας.

Από τις πολλές ουσίες λοιπόν που διατίθενται σε μπουκαλάκια, τρεις παρουσιάζουν αυξημένο ενδιαφέρον και παρατίθενται εν συντομία εδώ, με τα διεθνή τους ονόματα, έτσι για την ιστορία:

- *Gingko*. Είναι φυτικής προέλευσης[100] απόσταγμα των φύλλων του δένδρου gingko biloba. Έχει μελετηθεί επαρκώς από παλιά. Η διεθνής εμπειρία είναι σημαντική. Η ευεργετική του δράση αποδίδεται στη βελτίωση της εγκεφαλικής κυκλοφορίας του αίματος, αφού πρώτα περάσει με ευκολία τον αιματοεγκεφαλικό φραγμό. Τα πρώτα αποτελέσματα διαφαίνονται μετά από 10 εβδομάδες συνεχούς λήψης. Όντως είναι καλό και έχει πολλούς οπαδούς. Πολλοί φοιτητές συχνά το λαμβάνουν κατά την περίοδο των εξετάσεων. Δεν πρέπει όμως να βοηθούνται σημαντικά, γιατί δεν το λαμβάνουν μακροχρόνια.

- *ALC ή ALCAR (acetyl-L-carnitine)*. Είναι παράγωγο αμινοξέων. Τελευταία άρχισε η συζήτηση γι' αυτό. Οι κλινικές του μελέτες είναι, προς το παρόν, λίγες και τα πορίσματα δεν είναι συμπαγή. Προσπαθούν να συνδέσουν την ουσία με τη νόσο του Alzheimer, με τον ισχυρισμό ότι ωφελεί, ειδικά στα πρώιμα στάδια. Δεν είναι τοξικό, είναι όμως για την ώρα πολύ ακριβό.

- PS ή *Phosphatidyl serine*[101]. Είναι λιπίδιο που υπάρχει στις κυτταρικές μεμβράνες. Μελέτες σε ανθρώπους έδειξαν ότι το PS έχει θετική επίδραση τόσο στη μνήμη όσο και στη δυνατότητα συγκέντρωσης, τόσο σε νεαρά όσο και ηλικιωμένα άτομα.

Έχουμε μια τάση να ασχολούμαστε με τα δύσκολα και να αδιαφορούμε για τα εύκολα, τα οποία συστηματικά υποτιμούμε. Προσπαθούμε να πάμε στη Ρώμη από τον άγνωστο δρόμο. Για παράδειγμα, ιατρική μελέτη που έγινε στο Νάσβιλ των ΗΠΑ σε 2.000 ασθενείς και διήρκεσε 10 χρόνια κατέληξε στο συμπέρασμα ότι η τακτική κατανάλωση φρούτων και λαχανικών μπορεί να προλάβει τη νόσο του Alzheimer. Η μελέτη έδειξε ότι η πιθανότητα εμφάνισης της νόσου μειώθηκε κατά 76% σε όσους έπιναν χυμούς περισσότερες από τρεις φορές την εβδομάδα, σε σχέση με όσους έπιναν μια μόνο φορά.

Οι άνθρωποι αυτοί δεν χρειάστηκε να πάνε στις στέπες της Σιβηρίας, ούτε στα βάθη των ωκεανών για να βρουν το μαγικό εκχύλισμα. Πήγαν απλά μέχρι το κοντινότερο μανάβικο. Ούτε χρειάστηκε να καταπίνουν τόσα μιλιγκράμ ουσιών 3 φορές την ημέρα. Δεν έπιναν PS ή gingko. Δεν ήθελαν να αισθάνονται σαν ασθενείς, ή σαν μέλλοντες ασθενείς. Απλώς έπιναν τρεις φορές την εβδομάδα ένα ποτήρι φρέσκο, δροσερό και απολαυστικό χυμό της αρεσκείας τους. Η Dr Harriet Millword απέδωσε την αποτελεσματικότητα των χυμών στους αντιοξειδωτικούς παράγοντες που περιέχουν. Μεταξύ μας, το γνωρίζουμε ήδη. Δεν καταλαβαίνω όμως γιατί έπιναν χυμούς και δεν έτρωγαν τα ίδια τα φρούτα. Αν μη τι άλλο θα έπαιρναν περισσότερες ίνες και θα είχαν χαμηλότερο γλυκαιμικό δείκτη.

Πάρα πολλά άτομα μοχθούν ώρες ατελείωτες προσπαθώντας

να βελτιώσουν τη φυσική τους κατάσταση. Αναπτύσσουν το μυϊκό τους σύστημα, και όντως πετυχαίνουν τη βελτιστοποίηση της σωματική τους ικμάδας. Μερικά από τα άτομα αυτά δεν κάνουν τίποτε για να βελτιώσουν τη νοητική τους κατάσταση, η οποία βέβαια επωφελείται, μερικώς, από τη φυσική άσκηση. Ο κανόνας *Use it or lose it, χρησιμοποίησέ το ή αλλιώς θα το χάσεις*, δεν έχει εφαρμογή μόνο στους μυς. Το ίδιο εύκολα με τους μυς χάνεται και ο νους, όταν παραμένει σε αδράνεια. Έτσι λοιπόν, αν δεν σας ευχαριστεί η μελέτη ή η συγγραφή, υπάρχουν και άλλες εναλλακτικές λύσεις. Για παράδειγμα τα επιτραπέζια παιχνίδια, ειδικά το σκάκι. Η λύση σταυρόλεξων είναι επίσης πολύ ωφέλιμη.

Η εκμάθηση μιας ξένης γλώσσας είναι ανώτερη όλων. Και αυτό γιατί, εκτός από την καθημερινή προσπάθεια που απαιτείται για την απομνημόνευση και ανάκληση ξένων λέξεων, απαιτείται και κατανόηση των μηχανισμών της γλώσσας, διαδικασία που ωθεί τον εγκέφαλο σε ένα ανώτερο επίπεδο λειτουργίας, πιο πολύπλοκο.

Η εκμάθηση και στη συνέχεια η χρήση του ηλεκτρονικού υπολογιστή ανοίγει νέους δρόμους στον τρόπο που πρέπει ο νους μας να εργαστεί. Τόσο ο υπολογιστής, όσο και η ξένη γλώσσα ή τέλος πάντων *οποιαδήποτε συστηματική και συνεχής πνευματική προσπάθεια*, είναι εξαιρετικά επωφελής. Μπορεί η όποια εκμάθηση να σας φέρνει πονοκέφαλο ή να σας προξενεί κούραση αλλά τόσο το καλύτερο. Κρατά το νου σας σε εγρήγορση, σε συνδυαστικό και πολύπλοκο τρόπο σκέψης και δημιουργεί αλληλουχίες νέων νευρικών συνάψεων. Κρατάει το νου σας ευέλικτο και νέο. Ας είναι κουραστική. Είναι όπως ακριβώς οι σωματικές ασκήσεις που μπορεί την ώρα που τις κάνετε να σας κουράζουν, αργότερα όμως σας κάνουν να αισθάνεστε πολύ ωραία.

Ο Όλιβερ Γουέντελ Χόλμς, διαπρεπής νομικός, συνεχίζει να διαβάζει Πλάτωνα σε ηλικία 92 ετών. Το κάνει για να βελτιώσει το μυαλό του όπως λέει.

Ο ομότιμος καθηγητής της Μεσαιωνικής Φιλολογίας Εμμανουήλ Κριαράς, δήλωσε σε συνέντευξή του σε έντυπο της πόλης ότι σε ηλικία 101 ετών εξακολουθεί να μελετά συστηματικά αλλά και να συγγράφει θέματα της επιστήμης του. Σε προγενέστερη συνέντευξή του στην τηλεόραση, ήδη αιωνόβιος, ήταν, στην κυριολεξία, μαγευτικός. Το Καποδιστριακό Πανεπιστήμιο τον αναγόρευσε σε Επίτιμο Διδάκτορα σε ηλικία 100 ετών. Μεγάλη τιμή για τον επιστήμονα αλλά και για το Πανεπιστήμιο. Τα κίνητρα και οι στόχοι της τεράστιας συγγραφικής αλλά και διδακτικής παραγωγής του καθηγητή Κριαρά δεν ήταν ποτέ ατομικά.

Η δύναμη του μυαλού είναι η άσκηση, όχι η ανάπαυση, έλεγε δύο αιώνες πριν ο Πάπας Αλέξανδρος.

Ο παππούς ήταν πολύ πάνω από 100 ετών, ήταν 105, όταν άρχισε να καταμετρά όλους όσους θυμόταν που έζησαν και πέθαναν στην κωμόπολη που ζούσε. Θυμόταν συγχωριανούς του που πέθαναν ή σκοτώθηκαν σε πολέμους πριν 95 και πλέον έτη και όλους τους επόμενους, ίσα με τις δικές του ημέρες. Πήρε, νοερά με τη σειρά, ένα ένα όλα τα σπίτια του χωριού και ανακάλεσε στη μνήμη του όλους τους ανθρώπους που θυμόταν ότι έζησαν σ' αυτά.

Η πρώτη, ήταν μια γιαγιά, η γιαγιά Σοφιά, που πέθανε σε ηλικία 103 ετών, όταν ο παππούς ήταν επτά. Η γιαγιά Σοφιά ήταν μακρινή συγγενής του παππού και ήταν αυτή που του είπε ότι ο Θεός είναι στον ουρανό τόσο ψηλά ώστε άμα ρίξει μια μυλόπετρα από εκεί θα κάνει δώδεκα ημέρες και δώδεκα νύχτες να πέσει στη γη. Για τη γη ο παππούς πίστευε ότι είναι στρογγυλή και επίπεδη «σαν πίτα» και ότι έχει μια άκρη κυκλική, που όμως είναι πολύ μακριά για να την φτάσει άνθρωπος. Στην επάνω μεριά της πίτας, που είναι φωτεινή, ζούνε οι άνθρωποι, ενώ στην κάτω, που είναι σκιερή, ζούνε, περπατώντας ανάποδα, οι καλικάντζαροι. Όταν στα τέλη της δεκαετίας του '60 (21 Ιουλίου 1969) είδαμε όλοι οι γείτονες στο πατρικό μου σπίτι σε μια ασπρόμαυρη τηλεόραση τα πρώτα βήματα του ανθρώπου στη σελήνη, ο παππούς μαγεμένος, συνεπαρμένος και κουνώντας το κεφάλι, γύρισε προς τους υπόλοιπους και είπε το αμίμητο: *τσουκ τσουκ τσουκ, όπως κάνουν αυτοί, να δείτε που στο τέλος θα παν στην άκρη τσ' γης!*

Αυτές ήταν οι γνώσεις του, που όμως δεν τον εμπόδισαν να είναι, στην κυριολεξία, ένας συνετός και σοφός άνθρωπος. Με τη μνήμη του λοιπόν, χωρίς να χρησιμοποιήσει ούτε μια κόλλα χαρτί, μέτρησε 5.881 ψυχές, 36 λιγότερες απ' ότι είδαμε στο ληξιαρχείο. Βέβαια η διαφορά αυτή μπορεί να οφείλεται και στη διαφορετική χρονική εκκίνηση της αρίθμησης του παππού και της υπηρεσίας του δήμου.

Στο σημείο αυτό θα σταματήσω τις αναφορές στον παππού. Ας μείνει ήσυχος εκεί που βρίσκεται, ας ξεκουραστεί, παρέα με τη γιαγιά Σοφιά, καθισμένος επάνω στη μυλόπετρα, που άμα τη ρίξει προς τα εδώ θα κάνει δώδεκα μερόνυχτα να φτάσει...

17

ΟΔΗΓΗΣΗ
ΚΑΙ ΤΡΙΤΗ ΗΛΙΚΙΑ

Έρχεται η στιγμή που πρέπει να κρεμάσουμε τα κλειδιά. Πότε και
πώς θα πάρουμε αυτή την απόφαση;

Η ΟΔΗΓΗΣΗ ΤΟΥ ΑΥΤΟΚΙΝΗΤΟΥ από τους άνδρες εί-
ναι στενά συνδεδεμένη με τον ανδρισμό, την ανεξαρτησία
και την αυτοεκτίμηση. Είναι αξιοπρόσεκτο πώς το μηχάνημα
αυτό μεταβάλλει το χαρακτήρα του ανθρώπου που θα βρεθεί
πίσω από το τιμόνι του. Αυτόματα όλοι οι κίνδυνοι μικραίνουν
και υποτιμώνται, οι δε προσωπικές ικανότητες μεγεθύνονται και
υπερεκτιμώνται. Η ατομική ταυτότητα μεγαλώνει. Αυτό ισχύει
για όλες τις ηλικίες, συμπεριλαμβανομένης και της τρίτης.

Οι γυναίκες κάπως έτσι βλέπουν και αυτές το αυτοκίνητο. Επί
πλέον έχει παρατηρηθεί ότι οι μικροκαμωμένες γυναίκες αισθά-
νονται καλύτερα, όταν οδηγούν ογκώδη οχήματα. Η αναλογία
οδηγών 4Χ4 μέσα στην πόλη είναι Α:Γ=4:3 και από αυτές τις τρεις
γυναίκες οι δυο είναι μικροκαμωμένες. Είναι προφανές ότι με τον
όγκο του οχήματος αναπληρώνουν τη σιγουριά η οποία τις λεί-
πει λόγω αναστήματος ή φύλου.

Αν ρωτήσετε έναν ηλικιωμένο ή υπερήλικα γιατί οδηγεί ακόμη,
θα σας απαντήσει γεμάτος αυτοπεποίθηση «γιατί όχι; οδηγώ κα-
λύτερα ακόμη και από ένα νέο». Είναι η άρνηση των γηρατειών;

Έχει όντως δίκιο; Είναι και τα δύο μαζί; Εξαρτάται ποιον ρωτάτε.

Ο δρόμος έξω δίνει τη δική του απάντηση. Καθημερινά βλέπουμε ηλικιωμένους οδηγούς να πηγαίνουν στη μεσαία λωρίδα με χαμηλή ταχύτητα, προσέχοντας μόνο μπροστά, πουθενά αλλού, αδιαφορώντας για το πρόβλημα και τους κινδύνους που δημιουργούν. Πότε και πώς θα πειστεί ο οδηγός αυτός να φύγει από τη σκηνή, να παραδώσει τα κλειδιά και να πηγαίνει με λεωφορείο;

Έχω προσωπική εμπειρία από στενά συγγενικό μου πρόσωπο. Ο άνθρωπος αυτός οδηγούσε, ενώ στην πραγματικότητα δεν μπορούσε ούτε να βαδίσει με άνεση. Είχε ο δύστυχος κατά πολύ νεότερη γυναίκα και φοβόταν μήπως τον χαρακτηρίσει γέρο. Όταν επρόκειτο να οδηγήσει έχανε τον ύπνο του την προηγούμενη νύχτα. Έμπαινε στο αυτοκίνητο χαράματα, πριν αυξηθεί η κίνηση στους δρόμους. Γενικά η προοπτική και μόνο μιας μικρής διαδρομής τον γέμιζε με αφόρητο άγχος.

Είναι η περίπτωση αυτή μοναδική; Μήπως είναι σπάνια; Τι πραγματικά συμβαίνει, είναι ευχάριστη, είναι απολαυστική, είναι ασφαλής η οδήγηση κατά την τρίτη ηλικία;

Έχει ερωτήσει ποτέ κανείς ηλικιωμένος τον εαυτό του, με κάθε ειλικρίνεια, εάν οδηγεί με ασφάλεια και τι απάντηση έλαβε;

Περίπου ένας στους 7 οδηγούς σήμερα έχει ηλικία μεγαλύτερη των 65 ετών.

Είναι ευνόητο ότι άνθρωποι με χρόνιο πρόβλημα υγείας[102] έχουν μεγάλη πιθανότητα να πάθουν κάτι ξαφνικά. Αλλά και η χρόνια νόσος από μόνη της ενισχύει τις πιθανότητες πρόκλησης κάποιου ατυχήματος. Η σχέση μεταξύ χρόνιων παθήσεων και τροχαίων ατυχημάτων είναι επιβεβαιωμένη. Το ατύχημα συμβαίνει τόσο με αιτία τη νόσο, όσο και τα φάρμακα που λαμβάνονται για τη νόσο.

Ας δούμε όμως, πέρα από τα φάρμακα, τα προβλήματα υγείας που επηρεάζουν την οδήγηση και τα οποία είναι συνήθη κατά την τρίτη ηλικία. Τα προβλήματα αυτά μπορεί να εμφανιστούν και σε νεότερες ηλικίες. Στην περίπτωση αυτή βέβαια ισχύουν τα ίδια.

Διαταραχές όρασης. Ο γεροντικός καταρράκτης, το γλαύκωμα και οι διαθλαστικές διαταραχές, κυρίως η πρεσβυωπία, είναι συνήθεις οφθαλμικές παθήσεις της τρίτης ηλικίας που αυξάνουν τον κίνδυνο πρόκλησης ατυχήματος, υπό την προϋπόθεση βέβαια ότι δεν έχουν αντιμετωπισθεί επαρκώς. Αυτό που δεν αντιμετωπίζεται είναι μείωση της ικανότητας διάκρισης των αντιθέσεων, της προσαρμογής σε συνθήκες χαμηλού φωτισμού και έντονου φωτός, η ελαττωμένη διακριτική ικανότητα των χρωμάτων και ο ανακριβής υπολογισμός του βάθους. Η όραση είναι η πιο σημαντική από τις αισθήσεις μας για την οδήγηση.

Προβλήματα ακοής. Η ακοή δεν είναι τόσο σημαντική όσο η όραση. Η κώφωση όμως ή η βαρηκοΐα δυνατόν να αποδειχθούν παράγοντες πρόκλησης ατυχήματος. Ο οδηγός δεν ακούει τον ήχο του λειτουργούντος κινητήρα, δεν ακούει το θόρυβο κύλισης και το κυριότερο δεν ακούει τις κόρνες ή τις σειρήνες των ειδικών οχημάτων. Συνεπώς δεν ακούει έγκαιρα τις χρήσιμες, για την ασφαλή οδήγηση, προειδοποιήσεις και αιφνιδιάζεται όταν τις αντιληφθεί.

Καρδιακή νόσος. Είναι παρήγορο ότι οι ασθενείς με καρδιακή νόσο προκαλούν στην πραγματικότητα λιγότερα ατυχήματα από τον υπόλοιπο πληθυσμό. Όλοι αυτοί οι ασθενείς λαμβάνουν ιατρική φροντίδα και είναι κλινικά σταθεροί. Επί πλέον λόγω της ψυχολογίας που ανέπτυξαν ως καρδιολογικοί ασθενείς, αποφεύγουν να οδηγούν, όταν δεν αισθάνονται καλά.

Σακχαρώδης διαβήτης. Η νόσος αυτή δεν αφορά αποκλειστικά στην τρίτη ηλικία, ειδικά ο σακχαρώδης διαβήτης τύπου 1. Ο σακχαρώδης διαβήτης τύπου 2, που εμφανίζεται πιο συχνά κατά την τρίτη ηλικία, είναι συμβατός με την οδήγηση. Και αυτό διότι οι συγκεκριμένοι ασθενείς δεν πέφτουν σε υπογλυκαιμία ακόμη και όταν ρυθμίζονται με ινσουλίνη. Οι διαβητικοί ασθενείς τύπου 1 ρυθμίζονται αποκλειστικά με ινσουλίνη και εύκολα μπορούν να πέσουν σε υπογλυκαιμία με ολέθρια αποτελέσματα. Οι ίδιοι βέβαια το γνωρίζουν καλύτερα από μας και έχουν μαζί τους πάντα ζαχαρωτά ή αναψυκτικά που περιέχουν ζάχαρη.

Νόσοι του σκελετού, αρθρίτιδα. Οι παθήσεις αυτές όταν είναι βαριάς μορφής ή όταν δεν αντιμετωπίζονται επαρκώς καθιστούν την οδήγηση πολύ επικίνδυνη. Τούτο διότι πέρα από την μειωμένη κινητικότητα προκαλούν και ελάττωση της μυϊκής δύναμης και όλα αυτά επί εδάφους ελαττωμένων αντανακλαστικών. Στρίψτε, αυτή τη στιγμή, το λαιμό σας δεξιά-αριστερά για να πάρετε μιαν ιδέα. Στρίψτε, άσχετα από την ηλικία σας.

Δεν συνιστάται η οδήγηση, αν προηγουμένως δεν ανακουφιστείτε από τον πόνο και δεν αυξήσετε την κινητικότητα και τη μυϊκή σας δύναμη με φυσικοθεραπεία ή εργασιοθεραπεία.

Γνωσιακές διαταραχές. Όταν υπάρχουν γνωσιακές διαταραχές, ο κίνδυνος είναι υπαρκτός και σύνθετος, επειδή πολλοί άνθρωποι με τέτοιες διαταραχές δεν γνωρίζουν ότι έχουν πρόβλημα. Άλλοι πάλι γνωρίζουν το πρόβλημά τους αλλά το υποτιμούν, ενώ άλλοι δεν το παραδέχονται. Όπως γενικά συμβαίνει με την οδήγηση κατά την τρίτη ηλικία, η άρνηση των γηρατειών βάζει και εδώ το δαχτυλάκι της. Πρόκειται για πολύ σημαντικό θέμα, γιατί ακόμα και τα πιο μικρά κενά μνήμης που επέρχονται φυσιολογικά με την ηλικία, δημιουργούν προβλήματα. Το ένα τέταρτο των ηλικιωμένων με γνωσιακή διαταραχή συνεχίζουν να οδηγούν, ενώ δεν θα έπρεπε. Ο συχνότερος συνεπιβάτης του οχήματος, που συνήθως είναι ο/η σύζυγος, διαπιστώνει πρώτος την οδηγική ανεπάρκεια του οδηγού.

Όταν γίνει αντιληπτό κάτι τέτοιο μην αντιδράσετε με υπερηφάνεια και μη θυμώσετε. Κανείς δεν θέλει να σας προσβάλει. Επισκεφτείτε το γιατρό σας και ζητείστε τη γνώμη του. Ακόμη και στα πολύ πρώιμα στάδια της νόσου του Alzheimer, η οδήγηση δεν συνιστάται. Το ίδιο ισχύει και για άλλες καταστάσεις που προκαλούν σημαντική γνωσιακή διαταραχή, ανάμεσα σ' αυτές και η κατάθλιψη.

Άλλα προβλήματα. Αποφεύγετε τα πολύωρα ταξίδια, ειδικά οι υπερήλικοι, γιατί είναι εξαντλητικά. Να έχετε καλά ρυθμισμένο το κάθισμα, είτε σαν οδηγός είτε ως συνοδηγός. Στα πολύωρα ταξίδια να κάνετε αρκετές στάσεις για ξεκούραση και βηματισμό. Αυτό θα ανακουφίσει τη μέση σας, αλλά κυρίως θα προστατέψει τα πόδια σας από μια ενδεχόμενη θρόμβωση.

Με την ευκαιρία να πούμε εδώ ότι και κατά τη διάρκεια των μακρινών αεροπορικών ταξιδιών να μην παραλείπετε να σηκώνεστε και να βηματίζετε κάθε τόσο στο διάδρομο του αεροπλάνου, για τον ίδιο λόγο.

Εάν έχετε διαπιστώσει ότι η οδηγική σας ικανότητα δεν είναι επαρκής όπως παλαιότερα, μεταβείτε στη σταδιακή οδήγηση και τελικά σταματήστε. Ακολουθείστε τις εξής απλές οδηγίες;

- Μην οδηγείτε κατά τη διάρκεια κακοκαιρίας.
- Μην οδηγείτε σε μεγάλες οδικές αρτηρίες, ειδικά σε ώρες αιχμής. Οδηγείτε στη γειτονιά.
- Μην οδηγείτε τη νύχτα.
- Μην οδηγείτε αργά, επειδή μόνον έτσι μπορείτε. Σταματήστε.
- Μην οδηγείτε, όταν τελευταία έχετε εμπλακεί συχνά σε μικροατυχήματα ή έχετε υποπέσει σε επανειλημμένες τροχαίες παραβάσεις.
- Μην οδηγείτε, όταν ξεχνάτε που πηγαίνετε ή γιατί πηγαίνετε. Αν συμβεί αυτό έστω και μια φορά κρεμάστε τα κλειδιά για πάντα.

Το σταμάτημα της οδήγησης προκαλεί δύο προβλήματα. Αυτό της μετακίνησης και το άλλο της απογοήτευσης και της μειωμένης αυτοεκτίμησης. Από την άλλη μεριά όμως απαλλάσσει τον ηλικιωμένο από το στρες και από τα πολλά έξοδα. Εγκαταλείποντας το δικό σας αυτοκίνητο, η μετακίνηση με άλλο τρόπο μπορεί να αποβεί επικερδής αλλά και απολαυστική. Το δύσκολο είναι να συνηθίσει κάποιος μια ζωή χωρίς τροχούς, να συνηθίσει πως μια από τις μοιραίες αλλαγές στη ζωή είναι και η παραίτηση από την οδήγηση.

Οι δύο πίνακες που ακολουθούν είναι πολυδημοσιευμένοι και ίσως σας είναι γνωστοί. Παρουσιάζουν ιδιαίτερο ενδιαφέρον και συντάχθηκαν από τον *Οδηγό των ιατρών για αξιολόγηση και συμβουλές προς ηλικιωμένους οδηγούς,* για λογαριασμό της Εθνικής διοίκησης ασφάλειας και κίνησης εθνικών οδών, που είναι υπηρεσία του Υπουργείου Συγκοινωνιών των ΗΠΑ. (www.aarp.org)

Είμαι ασφαλής οδηγός;[103]

- Χάνομαι όταν οδηγώ.
- Οι γνωστοί μου λένε πως ανησυχούν για την οδήγηση μου.
- Τα άλλα αυτοκίνητα μοιάζουν να εμφανίζονται από το πουθενά.
- Δεν βλέπω έγκαιρα τα σήματα των δρόμων.
- Οι άλλοι οδηγούν πολύ πιο γρήγορα από μένα.
- Οι άλλοι οδηγοί με κορνάρουν συχνά.
- Η οδήγηση με αγχώνει.
- Η οδήγηση με κουράζει.
- Βρέθηκα τελευταία συχνά λίγο πριν το ατύχημα.
- Οι διασταυρώσεις με ενοχλούν.
- Οι αριστερές στροφές με εκνευρίζουν.
- Με ενοχλούν τα φώτα των άλλων αυτοκινήτων.
- Δεν μου αρέσει να οδηγώ τη νύχτα.
- Τα φάρμακα με νυστάζουν.
- Γυρίζω το τιμόνι με δυσκολία.
- Στην όπισθεν γυρίζω το κεφάλι με δυσκολία.
- Η αστυνομία με παρατήρησε για την οδήγησή μου.
- Οι γνωστοί μου δεν μπαίνουν στο αυτοκίνητό μου.

• Τελευταία δυσκολεύομαι να παρκάρω.

Τι από τα παραπάνω συμβαίνει σε σας;

Είναι ασφαλής οδηγός;[103]

Εάν παρατηρήσετε ένα από τα παρακάτω σημεία στον άνθρωπό σας, καιρός είναι να τον πείσετε να σταματήσει να οδηγεί.

• Ξεχνάει να δέσει τη ζώνη ασφαλείας.

• Δεν συμμορφώνεται στα στοπ και στα φανάρια.

• Δεν παραχωρεί προτεραιότητα.

• Οδηγεί πολύ αργά ή πολύ γρήγορα.

• Χάνεται συχνά ακόμη και σε γνωστούς δρόμους.

• Σταματάει στο πράσινο ή σε λάθος στιγμή και μέρος.

• Δεν φαίνεται να προσέχει τα άλλα αυτοκίνητα, τα ποδήλατα και τους πεζούς.

• Δεν οδηγεί στη σωστή λωρίδα.

• Συχνά του κορνάρουν ή τον προσπερνούν.

• Αντιδρά αργά στις απαιτήσεις τις οδήγησης.

• Παίρνει λίγες αποφάσεις και διστακτικά κατά την οδήγηση.

Από μιαν άποψη ένας άνθρωπος είναι πολύ τυχερός, εάν ζήσει τόσο πολύ, ώστε να σκεφτεί πως ήρθε η ώρα να κρεμάσει για πάντα στο καρφί τα κλειδιά του αυτοκινήτου του. Και είναι ακόμα πιο τυχερός, εάν μπορεί να δώσει το αυτοκίνητο του στον εγγονό του, δίνοντας του ταυτόχρονα, μαζί με το όνομα, το «ρομαντισμό του δρόμου» και την κληρονομιά του.[Π-Α 3]

18

ΠΟΙΕΣ ΕΞΕΤΑΣΕΙΣ
ΝΑ ΚΑΝΩ;

Ποιες εξετάσεις είναι απαραίτητες και ποιες είναι περιττές; Έχουν
σχέση οι πολλές εξετάσεις με την πρόληψη;

ΟΙ ΣΥΣΤΑΣΕΙΣ ΟΛΩΝ των μεγάλων οργανισμών υγείας συγκλίνουν στο ότι οι περισσότεροι από μας δεν χρειάζονται κάθε χρόνο πολλές και λεπτομερείς ιατρικές εξετάσεις. Έχει επιβεβαιωθεί με επανειλημμένες έρευνες ότι οι ετήσιες εξετάσεις δεν ωφελούν στους υγιείς ανθρώπους, όσον αφορά την πρόληψη των παθήσεων, την έγκαιρη διάγνωση ή τη μεγαλύτερη διάρκεια ζωής.

Τι είναι λοιπόν η περιβόητη Προληπτική Ιατρική, τι σημασία έχει το ρητό *κάλιον το προλαμβάνειν ή το θεραπεύειν;*

Η πρόληψη των ασθενειών δεν γίνεται με συχνές και αμέτρητες εξετάσεις. Γιατί, όταν είναι φυσιολογικές, όλα είναι μια χαρά. Όταν δεν είναι, έχει ήδη εμφανιστεί η νόσος.

Η πρόληψη των ασθενειών που προκαλεί λόγου χάριν το κάπνισμα δεν έχει να κάνει με καμία εξέταση. Έχει να κάνει αποκλειστικά και μόνο με τη διακοπή του καπνίσματος.

Η πρόληψη των ασθενειών που έπονται της παχυσαρκίας έχουν να κάνουν αποκλειστικά με την απώλεια του πλεονάζοντος βάρους.

Οι ασθένειες φθοράς δεν προλαμβάνονται με καμία εξέταση,

όσο συχνά και αν επαναλαμβάνεται. Προλαμβάνονται όμως με βεβαιότητα, όταν η διατροφή μας είναι σωστή, όταν η φυσική μας κατάσταση διατηρείται καλή, όταν διαχειριζόμαστε καλά το στρες και όλα αυτά από την αρχή της ζωής μας. Αν εμφανιστεί η νόσος, είναι αργά να εξαλειφθεί ακόμα και με τις σκληρότερες προσπάθειες, οι οποίες παρά ταύτα αν γίνουν, έστω και τότε, την τελευταία στιγμή, μπορεί να βοηθήσουν σημαντικά στη σταθεροποίησή της.

Στο πέρασμα των χρόνων έχουν[104] δοκιμαστεί άπειρες εξετάσεις και διαγνωστικά εργαλεία για την εκτίμηση της πιθανότητας να υποστεί κάποιος λ.χ. έμφραγμα του μυοκαρδίου. Χρησιμοποιήθηκαν εξετάσεις φθηνές αλλά και πανάκριβες, με κόστος πολλών χιλιάδων ευρώ η κάθε μια. Έχουν δημοσιευτεί χιλιάδες μελέτες, που καταλήγουν στο ίδιο σημείο: *ακόμα και οι πιο ακριβές εξετάσεις προσθέτουν λίγα ή τίποτε στην εκτίμηση ενός επερχομένου κινδύνου.* Με άλλα λόγια δείχνουν ποια είναι η κατάσταση σήμερα χωρίς να μπορούν να μαντέψουν τι ξημερώνει αύριο.

Οι ετήσιες εξετάσεις έχουν κάποια αξία όταν λαμβάνουν υπ' όψη την ηλικία και τους ατομικούς παράγοντες κινδύνου των ασθενών. Τα εμβόλια, όπως της γρίπης, εννοείται ότι δεν ανήκουν στις ετήσιες εξετάσεις.

Η USPSTF, η U.S. Preventive Services Task Force, είναι σύμβουλος της Υπηρεσίας Δημόσιας Υγείας των ΗΠΑ σε θέματα πρόληψης. Η υπηρεσία αυτή προτείνει μόνον τις εξετάσεις που έχουν αποδειχθεί αποτελεσματικές, όπως τον προσυμπτωματικό έλεγχο για τη χοληστερίνη, τη μαστογραφία, την εξέταση κατά Παπανικολάου και την κολονοσκόπηση για τον προσυμπτωματικό έλεγχο του καρκίνου του παχέος εντέρου. Σύμφωνα με την USPSTF όλες οι άλλες εξετάσεις του αίματος, των ούρων, οι πάσης φύσεως ακτινογραφίες, -γραφήματα και ακροάσεις δεν συστήνονται.

Γιατί όμως εξακολουθούν να γίνονται κάθε χρόνο και μάλιστα όλο και περισσότερες, όλο και πιο λεπτομερείς, όλο και πιο ακριβές εργαστηριακές εξετάσεις; Γιατί οι ιατροί παρασύρονται και δεν ακολουθούν πιστά τις οδηγίες;

Η απάντηση είναι επειδή οι ασθενείς θεωρούν ότι οι πολλές εξετάσεις αποτελούν υψηλής στάθμης ιατρική περίθαλψη, οι δε ιατροί χάνουν την εμπιστοσύνη και την εκτίμηση των ασθενών τους, όταν δεν τους υποβάλλουν σε λεπτομερείς περιοδικούς ελέγχους. Έτσι, παραγγέλλονται αμέτρητες εξετάσεις και είναι όλοι ευχαριστημένοι με ένα χαμένο: το ασφαλιστικό ταμείο.

Η ετήσια επίσκεψη στον ιατρό σας έχει πολλά ανεκτίμητα οφέλη. Πρώτα αναπτύσσει και διατηρεί μια ισχυρή αμοιβαία σχέση και μετά η ανταλλαγή απόψεων και πληροφοριών βοηθά τον ιατρό σας να σας αντιμετωπίσει καλύτερα, όταν χρειασθεί, μέσα από το δόγμα ότι δεν υπάρχουν ασθένειες, υπάρχουν μόνον ασθενείς. Οι ασθενείς όλο και κάτι κρύβουν, όταν μιλούν στον ιατρό τους, ιδίως όταν δεν τον γνωρίζουν καλά. Για τον ίδιο λόγο και ο ιατρός εκτοξεύει άστοχες ερωτήσεις, χάνοντας σημαντικές πληροφορίες. Οι συχνές, ετήσιες, επισκέψεις στον ιατρό σας δυνητικά έχουν προγνωστική αξία.

Κατά τη γνώμη μου οι ετήσιες εξετάσεις δεν είναι τελείως περιττές, τουλάχιστον μερικές από αυτές. Η USPSTF θέτει κατευθυντήριες γραμμές, όχι απαράβατους κανόνες. Η καθημερινή πρακτική μας δείχνει ότι η γνώση και η πείρα του ιατρού είναι που κάνει τη διαφορά. Έτσι σε γενικές γραμμές, από έναν ιατρό με αυτοπεποίθηση, δεν ζητούνται εξετάσεις που δεν έχουν αποδεδειγμένη προληπτική αξία. Για παράδειγμα, δεν θα ζητηθούν εξετάσεις για προσυμπτωματικό έλεγχο του σακχαρώδη διαβήτη τύπου 2, πέραν από τον προσδιορισμό της γλυκόζης του αίματος, αν δεν είστε παχύσαρκος, βαρύς καπνιστής ή με επιβαρυμένο κληρονομικό ιστορικό. Αν πάλι είστε πότης, θα υποβληθείτε σε ειδικότερες ηπατικές εξετάσεις. Ο έμπειρος ιατρός δεν ψάχνει στην τύχη αλλά βασίζεται στους παράγοντες κινδύνου κάθε ασθενούς ξεχωριστά.

Αν παρ' όλα αυτά έπρεπε να κωδικοποιήσουμε τις ενέργειες για τον προσυμπτωματικό έλεγχο, τη συχνότητα και το είδος των εξετάσεων που έχουν πραγματική αξία[105], θα κάναμε τις εξής υποδείξεις:

- Έλεγχος αρτηριακής πίεσης, περιοδικά από 18 ετών. Στην παιδική ηλικία έλεγχος ανά έτος.

- Έλεγχος βάρους περιοδικά από μικρή ηλικία. Ευαισθητοποίηση του ασθενούς και του περιβάλλοντός του.

- Έλεγχος χοληστερόλης, ολικής και HDL, ανά πενταετία από την ηλικία των 20 ετών. Έλεγχος ανά έτος αν υπάρχουν παράγοντες κινδύνου.

- Εξέταση, των γυναικών, κατά Παπανικολάου, ανά τριετία από τα 21 έως τα 70 έτη, εφόσον τα πρώτα τρία τεστ, που γίνονται ανά έτος, αποδειχθούν φυσιολογικά.

- Μαστογραφία ανά 1-2 έτη μετά την ηλικία των 40 ετών. Αυτοεξέταση με παρατήρηση και ψηλάφηση των μαστών ανά μήνα από 20-70 ετών.

- Εξέταση του προστάτη των ανδρών μετά τα 55 έτη και επανεξέταση σύμφωνα με τις οδηγίες του ιατρού.

- Σιγμοειδοσκόπηση ανά πενταετία και κολονοσκόπηση ανά δεκαετία μετά τα 50 έτη. Ετήσιος έλεγχος κρυφών αιμορραγιών στα κόπρανα.

- Μέτρηση οστικής πυκνότητας των γυναικών, ειδικά των ελλειποβαρών, μετά τα 65 έτη.

Ίσως να απορούν ή να έχουν απογοητευτεί μερικοί που έχουν συνηθίσει σε δεκάδες άλλων κλινικών και αιματολογικών εξετάσεων ετησίως. Καλά, αναρωτιούνται, ούτε ένα ηλεκτροκαρδιογράφημα; Όταν η πίεση και η χοληστερόλη είναι φυσιολογικά, η καρδιά δεν εμφανίζει ασθένειες που έχουν να κάνουν με την ηλικία. Βέβαια όταν υπάρχει πρόβλημα (συγγενής ανωμαλία, μακρό QT και πλήρης κολποκοιλιακός αποκλεισμός), ισχύουν οι οδηγίες του θεράποντος ιατρού. Το ίδιο ισχύει και με τον καρδιολογικό έλεγχο των αθλουμένων.

Η πραγματικότητα λοιπόν είναι ότι σύμφωνα με όλους τους

επίσημους επιστημονικούς φορείς για την πρόληψη, η τήρηση του παραπάνω πίνακα όντως προλαβαίνει πολλές και σοβαρές ασθένειες και είναι αρκετή. Όταν υπάρχει μια ήδη διαγνωσμένη νόσος, άσχετα με την ηλικία, εννοείται ότι πρέπει να παρακολουθείται περιοδικά με τον ενδεδειγμένο για τη συγκεκριμένη νόσο τρόπο, χωρίς να παραλείπεται ο προαναφερθείς προληπτικός έλεγχος.

19

ΟΙ 5 ΤΡΟΦΕΣ
ΠΟΥ ΜΑΣ ΚΡΑΤΟΥΝ ΝΕΟΥΣ

ΑΠΟ ΤΟΝ ΠΛΟΥΣΙΟ κατάλογο των πλέον υγιεινών τροφών παγκοσμίως, πέντε ξεχωρίζουν και διακρίνονται ως οι πιο ωφέλιμες. Παρατίθενται κατά σειρά σπουδαιότητας. Η Ελλάδα, της οποίας οι κάτοικοι ζουν (ευτυχώς ακόμη) πολύ, τις έχει όλες σε άριστη ποιότητα.

1. Ελαιόλαδο.

Εδώ και χρόνια, ερευνητές από την περιβόητη *Μελέτη των 7 Χωρών* συμπέραναν ότι τα μονοακόρεστα λιπαρά οξέα του ελαιόλαδου ήταν οι κύριοι υπεύθυνοι για τα χαμηλά επίπεδα καρκίνου και ασθενειών της καρδιάς στην Κρήτη. Τώρα ξέρουμε επίσης ότι το ελαιόλαδο περιέχει και πολυφαινόλες, που είναι πανίσχυρα αντιοξειδωτικά και αποτρέπουν την πρώιμη εμφάνιση των νόσων της τρίτης ηλικίας.

2. Γιαούρτι.

Το 1970 η τότε Σοβιετική Γεωργία, διαφημίστηκε ότι είχε τους περισσοτέρους αιωνόβιους, σε ποσοστό πληθυσμού, από κάθε άλλη χώρα. Το γεγονός αποδόθηκε στην *συχνή κατανάλωση γιαουρτιού*. Σήμερα γνωρίζουμε ότι χάρη στο περιεχόμενο ασβέστιο το γιαούρτι απομακρύνει την οστεοπόρωση και τα *καλά βακτήριά* του αποτρέπουν τις ασθένειες του εντέρου. Γιαούρτι με 1% λιπαρά είναι το ιδεώδες.

3. Ψάρια.

Εδώ και τριάντα χρόνια οι ερευνητές άρχισαν να μελετούν γιατί οι Inuit της Αλάσκας δεν γνώριζαν καν τι θα πει νόσος της καρδιάς. Η αιτία, πιστεύουν τώρα οι επιστήμονες, είναι τα ω-3 λιπαρά οξέα που περιέχονται στο λίπος των ψαριών και τα οποία κρατούν τη χοληστερόλη χαμηλά, αλλά και τους παλμούς της καρδιάς ρυθμικούς.

4. Καρύδια.

Μελέτη επί των Αντβεντιστών της 7ης ημέρας (μιας θρησκείας που δίνει έμφαση στην υγιεινή ζωή και στη χορτοφαγία), έδειξε ότι τα καρύδια, που τα συνηθίζουν οι Αντβεντιστές, επιμηκύνουν τη ζωή. Σήμερα ξέρουμε ότι τα καρύδια περιέχουν ω-3 λιπαρά οξέα, βιταμίνες, ιχνοστοιχεία αλλά και αντιοξειδωτικές ουσίες.

5. Κόκκινο κρασί.

Από τα αρχαία χρόνια αποδόθηκαν στο κρασί ευεργετικές ιδιότητες. Με κρασί έπλεναν τα τραύματα. Με κρασί εύφραιναν την καρδίαν. Σήμερα γνωρίζουμε ότι το κρασί, ειδικά το κόκκινο, περιέχει ρεσβερατόλες, ένα σύμπλεγμα ουσιών που πιστεύεται ότι διεγείρουν τα γονίδια που είναι υπεύθυνα για την επιβράδυνση της κυτταρικής γήρανσης.

Αλήθεια δεν είναι πανεύκολο να καταναλώνουμε κάθε μέρα τρία από τα παραπάνω τρόφιμα; Σκεφτείτε το λίγο. Τρώμε τρεις φορές. Το ελαιόλαδο έτσι κι αλλιώς προστίθεται στη σαλάτα ή το κύριο πιάτο καθημερινά. Τόσο δύσκολο είναι να φάμε ένα γιαουρτάκι ή δύο καρύδια ή ακόμη καλύτερα γιαούρτι με καρύδια; Τα ψάρια και το κρασί ας μην τα καταναλώνουμε κάθε μέρα. Μία δύο φορές την εβδομάδα είναι αρκετές.

20

ΟΙ 5 ΤΡΟΦΕΣ
ΠΟΥ ΜΑΣ ΓΕΡΝΑΝΕ

1. Μαγιονέζα.

Αν δεν σας αρέσει η μαγιονέζα είστε τυχεροί. Αν όμως σας αρέσει πρέπει να τη σταματήσετε αμέσως. Όντας 100% μίγμα λιπαρών ουσιών, δεν περιέχει τίποτε χρήσιμο και ωφέλιμο. Είναι εξ ολοκλήρου βλαπτική. Μην γλύψετε ούτε το δάχτυλό σας, ποτέ. Αγνοήστε τις διαφημίσεις που την κατατάσσουν στις πηγές ω-3 λιπαρών. Υπάρχουν άλλες καλύτερες πηγές.

2. Τηγανητά.

Οτιδήποτε τηγανητό είναι κατά 50% λίπος, ζωικό ή φυτικό. Λόγω της υψηλής θερμοκρασίας τηγανίσματος, το λίπος είναι εν μέρει ταγγισμένο και άκρως ανθυγιεινό. Το ίδιο και περισσότερο βλαπτικός, όταν εισπνευστεί, είναι και ο καπνός που φεύγει από το τηγάνι.

3. Fast food.

Αποφεύγετέ τα για όλη σας τη ζωή. Σίγουρα θα ζήστε περισσότερο. Δεν έχει σημασία αν είστε πολυάσχολος ή όχι. Μην τα κάνετε τρόπο ζωής. Ένα πλήρες γεύμα με fast food περιέχει περισσότερες από 1000 θερμίδες. Δυστυχώς περιέχει μόνο θερμίδες και αλάτι και σας γεμίζει χοληστερόλη και φλεγμονές, που είναι το σταθερό υπόβαθρο μιας σαθρής υγείας.

4. Βούτυρο.

Ο κόσμος νομίζει ότι ο εχθρός είναι το ψωμί. Εχθρός είναι ό,τι μπαίνει επάνω στο ψωμί και δη το βούτυρο. Μας παρέχει μόνο θερμίδες, χοληστερόλη φλεγμονές και τίποτε άλλο.

5. Αναψυκτικά;

Ο κόσμος δεν κατανοεί πόσες θερμίδες προσλαμβάνει πίνοντας οτιδήποτε άλλο εκτός από νερό. Το νερό έχει μηδέν θερμίδες και παρ' όλ' αυτά δεν μπορούμε να ζήσουμε χωρίς αυτό. Ένα ποτήρι σόδα μας φορτώνει με 80 θερμίδες. Οι light κόλες δεν έχουν θερμίδες αλλά έχουν χρωστικές ουσίες και αμφιλεγόμενες γλυκαντικές ουσίες, που είναι τεχνητές.

Παρατίθεται ένας μικρός πίνακας για να πάρετε μια ιδέα του καλού και του κακού:

Είδος τροφής	Συνολικές θερμίδες	Θερμίδες από λίπος	Ετυμηγορία
Φασόλια	110	10	καλά
Σιτηρά	140	20	καλά
Γιαούρτι 0%	90	0	έξοχο
Τηγανητά	160	70	κακά
Μαγιονέζα	60	60	φριχτή

21

ΤΟ ΧΕΙΡΟΤΕΡΟ ΓΕΥΜΑ

ΛΕΝΕ ΣΥΧΝΑ ΟΤΙ είναι εύκολο να μαγειρεύουμε για τους άλλους, γιατί μας διασκεδάζει και δύσκολο για τον εαυτό μας γιατί το θεωρούμε αγγαρεία. Έτσι όταν μαγειρεύουμε για τον εαυτό μας, συνήθως ετοιμάζουμε κάτι πρόχειρο και μάλλον ανθυγιεινό. Όχι σπάνια αγοράζουμε κάτι έτοιμο.

Εδώ θα παίξουμε λίγο ετοιμάζοντας για τον εαυτό μας το χειρότερο φαγητό. Ό,τι πιο ανθυγιεινό μπορούμε να φανταστούμε!

Είναι εύκολο να το κάνουμε γιατί διαβάζοντας το βιβλίο μέχρι εδώ κατανοήσαμε επαρκώς το ρόλο των φυτικών ινών, των βιταμινών, των ιχνοστοιχείων, των αντιοξειδωτικών, των λιπών καλών και κακών κ.τ.λ.

- Για να είναι ένα γεύμα κακό πρέπει να περιέχει υποχρεωτικά πολλές θερμίδες. Να είναι παχυντικό. Θα πρέπει δηλαδή να έχει πολλούς υδατάνθρακες, μάλιστα τέτοιους με υψηλό γλυκαιμικό δείκτη, όπως πατάτες (τηγανητές), μακαρόνια, ζάχαρη. Αυτά θα βοηθήσουν στο να μεγαλώσει η κοιλιά και να αυξηθούν τα κιλά μας. Θα σκουντήσουν λίγο τη χοληστερόλη και το σάκχαρο.

- Θα πρέπει να έχει ζωικό λίπος, που είναι προτιμότερο να προέρχεται από σταβλισμένα ζώα. Να περιέχει δηλαδή βούτυρο, κρέμα γάλακτος, τυριά ή άλλα προϊόντα από ολικό γάλα. Να περιέχει κοτόπουλο με την πέτσα του. Καλά θα ήταν να περιέχει και τρανς λιπαρά, μαργαρίνη ας πούμε. Τα λίπη θα βοηθήσουν στα κιλά, στα προγούλια αλλά και στη χοληστερόλη. Έτσι θα βλάψουν τα αγγεία μας και την καρδιά μας. Η μαργαρίνη θα βοηθήσει να πάθουμε διαβήτη τύπου 2 αθόρυβα. Θα μας βοηθήσει και στη γρήγορη γήρανση και στον καρκίνο.

- Πρωτεΐνες; Ναι πολλές. Ας ξεχάσουμε τα φασόλια και τα ψάρια. Καλά θα ήταν να πάρουμε τις πρωτεΐνες από το σταβλισμένο μοσχαράκι ή το κοτόπουλο. Καλό είναι και το αρνί. Έτσι θα πάρουμε και κτηνοφάρμακα, για καλό και για κακό. Μη ξεχάσουμε και τη μεταλλαγμένη σόγια, δίνει και αυτή πρωτεΐνες.

- Φυτικές ίνες; Τι είναι αυτές; Μακριά από σαλάτες, φρούτα και πίτουρα. Τα τελευταία είναι για τις κότες. Έτσι θα βοηθήσουμε τη δυσκοιλιότητα να χειροτερεύσει και το έντερό μας να πάθει πιο γρήγορα καρκίνο.

- Αλάτι; Να έχει μπόλικο. Πώς αλλιώς θα νοστιμίσει; Πώς θ' ανεβεί η πίεση και πώς θα διψάσουμε για να πιούμε πολύ cola;

Ευχαριστώ που διαθέσατε τη φαντασία σας. Ας πάμε παρακαλώ να επισκεφτούμε όχι ένα αλλά 4 καταστήματα διαφορετικής αλυσίδας, που πουλάνε fast food και δραστηριοποιούνται στη χώρα μας. Ας μελετήσουμε τον κατάλογο με τα διαθέσιμα εδέσματα και ας παρατηρήσουμε διακριτικά τι τρώνε οι πελάτες. Πόσο μακριά από το χειρότερο γεύμα που μαγειρέψαμε πριν λίγο είναι τα φαγητά των καταστημάτων αυτών;

Τα καταστήματα αυτά εξαπλώνονται σαν τη γρίπη σε όλες τις χώρες του κόσμου. Οι πελάτες τους αυξάνονται με ιλιγγιώδη ρυθμό. Στο δρόμο μπορείτε να τους αναγνωρίσετε εύκολα. Είναι οι παχύσαρκοι νέοι, ή σχετικά νέοι. Η υγιεινή διατροφή, δυστυχώς, είναι καθαρά μια μεσοαστική συνήθεια. Πολύ φοβάμαι ότι θα ζούμε όλο και περισσότερο σε περίκλειστες περιοχές, έξω από τα τείχη των οποίων θα γίνεται ό,τι μπορείτε να φανταστείτε.

Τα φαγητά των καταστημάτων αυτών παρασκευάζονται μαζικά με την ίδια συνταγή σαν να είναι σκυλοτροφές. Σερβίρονται μαζικά. Όταν περιμένετε απρόσωπα στη σειρά να τα αγοράσετε, κανείς από την επιχείρηση δεν διερωτάται αν είστε άνθρωπος ή σκύλος.

22

ΤΑ 10 ΚΟΡΥΦΑΙΑ ΑΝΤΙΚΑΡΚΙΝΙΚΑ ΤΡΟΦΙΜΑ

Τα ογκογόνα γονίδια οπλίζουν το όπλο του καρκίνου αλλά οι
κακές μας συνήθειες τραβούν τη σκανδάλη.

Σ ΤΑ ΠΡΟΗΓΟΥΜΕΝΑ κεφάλαια αναφέρθηκε ότι τα αίτια
του καρκίνου έχουν γενετική καταβολή. Η καταβολή αυτή,
στις περισσότερες μορφές της νόσου, δεν είναι αρκετή για να δη-
μιουργήσει καρκίνο σε έναν ενήλικα, ειδικά μετά τη μέση ηλικία.
Μπορεί δηλαδή τα ογκογόνα γονίδια του DNA μας να εκπέ-
μπουν το σήμα, όμως το σήμα αυτό απευθύνεται σε κλειστούς
δέκτες. Όταν δεν καπνίζουμε, όταν ασκούμαστε, όταν ελέγχουμε
το βάρος και το στρες, όταν η διατροφή μας είναι αντιοξειδωτική
οι δέκτες παραμένουν κλειστοί. Υπάρχει λοιπόν μια σειρά τρο-
φών οι οποίες θα μπορούσαν να χαρακτηριστούν ως αντικαρκι-
νικές, με την ευρεία έννοια του όρου. Η συχνή κατανάλωση των
συγκεκριμένων τροφών θα μπορούσε να μας προφυλάξει, σαν
ασπίδα, από ενδεχόμενο καρκίνο. Τα 10 κορυφαία αντικαρκινικά
τρόφιμα είναι τα εξής:

Τα θαλασσινά, ειδικά τα ψάρια και ειδικότερα τα λιπαρά ψάρια.
Η αντιφλεγμονώδης δράση των ω-3 λιπαρών οξέων είναι αδι-
αμφισβήτητη. Πέρα από αυτό τα θαλασσινά περιέχουν περισσό-
τερα από 72 ιχνοστοιχεία. Η κατανάλωσή τους δύο φορές την
εβδομάδα θεωρείται επαρκής. Η κατανάλωσή τους επιβάλλεται

και για τον επιπρόσθετο λόγω ότι τα κηπευτικά των σύγχρονων καλλιεργειών, της γρήγορης και μεγάλης παραγωγής, δεν περιέχουν, κατά μέσο όρο, περισσότερα από 8 ιχνοστοιχεία. Περιέχουν βέβαια βιταμίνες και φλαβονοειδή, που είναι άκρως ευεργετικά. Στα ιχνοστοιχεία υστερούν σημαντικά. Για παράδειγμα το ιχνοστοιχείο χρώμιο, του οποίου η αντικαρκινική προστασία είναι αναγνωρισμένη, απουσιάζει. Τα ψάρια, περιέχουν πλέον των 72 ιχνοστοιχείων και συμπληρώνουν τις ελλείψεις των φρουτοκηπευτικών.

Οι ντομάτες. Εκτός από το σημαντικό φορτίο βιταμίνης C που φέρουν οι ντομάτες περιέχουν και το πολύτιμο φλαβονοειδές λυκοπένιο. Σ' αυτό οφείλεται το κόκκινο χρώμα τους αλλά και η αντικαρκινική προστασία, όπως δείχνει η μια μελέτη μετά την άλλη. Το λυκοπένιο μας προστατεύει από τον καρκίνο του πνεύμονα, του στόματος και του προστάτη. Η μαγειρεμένη ντομάτα κάνει το λυκοπένιο πιο δραστικό (απορροφάται γρηγορότερα και μαζικότερα) και είναι πιο ευεργετική από την νωπή. Μια κανονική ντομάτα περιέχει 20mg λυκοπένιο, ποσότητα υπεραρκετή.

Τα βατόμουρα. Περιέχουν υψηλή συγκέντρωση φλαβονοειδών. Λέγεται ότι κρατούν το «μυστικό της νεότητας». Πέρα από αυτό τα βατόμουρα βοηθούν στη διατήρηση της μνήμης. Η αντικαρκινική τους προστασία εκτείνεται σε πολλές μορφές καρκίνου. Όπως όλα τα σκουρόχρωμα κηπευτικά και φρούτα έτσι και τα βατόμουρα είναι πλούσια σε αντιοξειδωτικούς παράγοντες οι οποίοι μετριάζουν την οξειδωτική κόπωση των κυττάρων και περιορίζουν τις συνεπαγόμενες βλάβες, μεταξύ αυτών και τον καρκίνο. Τα βατόμουρα πλέον καλλιεργούνται και πωλούνται σε επιλεγμένα καταστήματα. Πωλείται στα καταστήματα γιαούρτι με χαμηλά λιπαρά, 1%, που περιέχει και βατόμουρα.

Κόκκινα λάχανα και παντζάρια. Σ' αυτά συμπεριλαμβάνονται, ως ομοειδή και τα μπρόκολα, τα κουνουπίδια και τα λαχανάκια Βρυξελλών. Περιέχουν πολλά φλαβονοειδή αλλά και κάλιο. Ειδικά τα παντζάρια περιέχουν τόσα πολλά φλαβονοειδή που χρωματίζουν τα ούρα κόκκινα. Πολλοί πανικοβάλλονται και σταματούν, αδικαιολόγητα, να τα καταναλώνουν.

Σπανάκι. Περιέχει σε υψηλά ποσοστά βιταμίνη C, β-καροτένια και φολικό οξύ που είναι ισχυρά αντιοξειδωτικά. Εκτός από αυτά το σπανάκι περιέχει φυτικά ω-3 λιπαρά οξέα, σίδηρο και άλλα ιχνοστοιχεία. Η Ιατρική Σχολή του Πανεπιστημίου της Μινεσότα μας συμβουλεύει να το τρώμε δύο φορές την εβδομάδα. Ευεργετικές για το έντερο είναι και οι περιεχόμενες στο σπανάκι φυτικές ίνες. Περιορίζει τις πιθανότητες εμφάνισης καρκίνου του εντέρου, του πνεύμονα αλλά και του μαστού στις γυναίκες.

Σκόρδο. Έχουμε ήδη γράψει πολλά για το ταπεινό αυτό κηπευτικό. Η χαρακτηριστική οσμή του οφείλεται στις περιεχόμενες θειούχες ενώσεις. Στις ενώσεις αυτές οφείλεται και η αντικαρκινική του προστασία. Οι θειούχες ενώσεις του (αλλιίνες) καταστέλλουν τα ογκογόνα γονίδια και επιβραδύνουν την ανάπτυξη του καρκίνου. Γυναίκες που τρώνε σκόρδο, έστω μια φορά την εβδομάδα, έχουν 32% λιγότερο κίνδυνο να εμφανίσουν καρκίνο του μαστού.

Σιτηρά ολικής αλέσεως. Συνδυαστική μελέτη 40 μεγάλων ερευνών κατέληξε στο συμπέρασμα ότι καταναλώνοντας προϊόντα σιτηρών ολικής αλέσεως απομακρύνεται κατά 33% ο κίνδυνος εμφάνισης 20 διαφορετικών μορφών καρκίνου.

Εσπεριδοειδή. Αποτελούν πλούσιες πηγές βιταμίνης C. Πέραν αυτού περιέχουν πολλές ομάδες φλαβονοειδών, μεταξύ των οποίων και τα λεγόμενα λεμονοειδή. Τα τελευταία δίνουν την πικρόξινη γεύση στα κίτρα. Η κατανάλωση πορτοκαλιών π.χ. συνδέεται με περιορισμό της εμφάνισης καρκίνου του πνεύμονος και του στομάχου.

Φράουλες. Έρευνα του Πανεπιστημίου του Harvard κατέδειξε ότι συχνή κατανάλωση φράουλας σχετίζεται με τα μειωμένα κρούσματα καρκίνου έως 70%. Την ίδια ωφέλεια έχουν και πολλά άλλα βαθύχρωμα φρούτα, όπως τα βατόμουρα, τα μούρα, τα σμέουρα, τα κόκκινα και τα μαύρα σταφύλια.

Φασόλια. Είναι εξαιρετική πηγή πρωτεϊνών. Οι πρωτεΐνες των φασολιών δεν επηρεάζουν το PH του αίματος. Οι πρωτεΐνες του κρέατος το επηρεάζουν καθιστώντας το υπόξινο γεγονός που έχει σαν συνέπεια την απομάκρυνση μέρους του ασβεστίου των οστών και την αραίωση του οστικού ιστού. Ο φλοιός τους περιέχει φυτικές ίνες. Όλα τα είδη φασολιών είναι ευεργετικά. Περισσότερο τα μαύρα. Η συχνή κατανάλωσή τους συνδέεται με την αποτροπή πολλών μορφών καρκίνου, ειδικά της πεπτικής οδού. Τα φασόλια σόγιας είναι πλούσια σε ισοφλαβόνες, οι οποίες φαίνεται ότι μειώνουν τον κίνδυνο εμφάνισης καρκίνου του μαστού μπλοκάροντας την δράση των ογκογόνων οιστρογόνων.

Συνοπτικά επαναλαμβάνουμε ότι όλα τα φρούτα και τα κηπευτικά είναι πολύτιμα χάρη στις βιταμίνες, τα ιχνοστοιχεία και τους αντιοξειδωτικούς παράγοντες που περιέχουν. Όσο πιο σκούρο είναι το χρώμα τους τόσο πιο καλά είναι. Πέρα από την αντικαρκινική δράση ενισχύουν το ανοσοποιητικό, δυναμώνουν και παρατείνουν τη μνήμη και βελτιώνουν την όραση.

Προτιμάτε τα προϊόντα βιολογικής καλλιέργειας γιατί δεν έχουν φυτοφάρμακα. Τα προϊόντα αυτά αναπτύσσονται πιο αργά, είναι πιο νόστιμα και περιέχουν περισσότερα ιχνοστοιχεία. Να τρώτε πολύχρωμες σαλάτες. Η υγεία σας είναι καλύτερη όσο πιο πολύχρωμο είναι το πάτο σας.

ΠΑΡΑΡΤΗΜΑ

Τα θρεπτικά συστατικά

23

ΤΙ ΕΙΝΑΙ Η ΤΡΟΦΗ ΜΑΣ

Περιληπτική και ενδεικτική αναφορά στα θρεπτικά συστατικά, είτε
είναι θερμιδογόνα είτε όχι.

ΕΧΟΥΜΕ ΤΗΝ ΕΝΤΥΠΩΣΗ ότι η τροφή μας αποτελείται
από εκατοντάδες ή και χιλιάδες διαφορετικά πράγματα. Τα
αμέτρητα και ποικίλα εδέσματα της κουζίνας κάθε λαού μας δη-
μιούργησαν την εικόνα ότι η ανθρώπινη διατροφή είναι πολυμε-
ρής. Στην πραγματικότητα επτά κατηγορίες θρεπτικών συστατι-
κών μας παρέχει η πληθώρα των παγκοσμίων εδεσμάτων. Αυτά
είναι:

- Οι υδατάνθρακες.
- Οι πρωτεΐνες.
- Τα λίπη.
- Οι άπεπτες φυτικές ίνες.
- Το νερό.
- Οι βιταμίνες.
- Τα ανόργανα άλατα και ιχνοστοιχεία.

Από όλα αυτά θερμιδική αξία, πέραν της βιολογικής, έχουν μό-
νον μερικοί υδατάνθρακες, οι πρωτεΐνες και τα λίπη. Τα υπόλοιπα
δεν παρέχουν στον οργανισμό μας ούτε μια θερμίδα, είναι όμως
εξίσου απαραίτητα για τη διατήρηση της ζωής.

Θα επιχειρηθεί μία σύντομη αναφορά στα συστατικά που αποτελούν τα θρεπτικά στοιχεία του ανθρώπου. Είναι περιληπτική και κατά συνέπεια ελλιπής, με πληροφοριακή κυρίως αξία.

α. Υδατάνθρακες

Οι υδατάνθρακες χημικώς είναι αλδεϋδικές ή κετονικές ενώσεις με πολλαπλές υδροξυλικές ομάδες. Αποτελούν το μεγαλύτερο ποσοστό της οργανικής ύλης επάνω στη γη και έχουν πολλαπλό ρόλο σε κάθε μορφή ζωής ως καύσιμα, ως δομικά και ως ενδιάμεσα μεταβολικά προϊόντα. Οι υδατάνθρακες αντιπροσωπεύουν την πιο άμεσα διαθέσιμη πηγή ενέργειας. Η ημερήσια αναγκαία ενέργεια του οργανισμού μας, πρέπει να παρέχεται, κατά το μισό και πλέον, από αυτούς και μόνο, το υπόλοιπο από τις πρωτεΐνες και τα λίπη μαζί.

Υπάρχουν τρεις *κύριοι* τύποι υδατανθράκων:

- Τα σάκχαρα.
- Τα άμυλα.
- Οι μη αμυλώδεις πολυσακχαρίτες.

Στα σάκχαρα ανήκουν οι υδατάνθρακες με τα μικρότερα μόρια, ενώ οι υπόλοιποι είναι μακρομοριακοί. Τα πιο κοινά σάκχαρα είναι η γλυκόζη, η σακχαρόζη και η φρουκτόζη που ανευρίσκονται στα φρούτα, στα λαχανικά και στο μέλι και η λακτόζη που βρίσκεται στο γάλα. Η γνωστή μας λευκή κρυσταλλική ζάχαρη χημικώς αποτελείται από δύο ενωμένα, με σύντηξη, μόρια. Ένα γλυκόζης και ένα φρουκτόζης.

Τα άμυλα είναι διαδεδομένα και ανευρίσκονται στα δημητριακά, στα όσπρια, στις πατάτες καθώς και σε ορισμένα άλλα κηπευτικά και φρούτα.

Οι υδατάνθρακες, είτε είναι σάκχαρα είτε άμυλα, αποδίδουν μεταβολιζόμενοι τις ίδιες θερμίδες, 4 ανά γραμμάριο. Η διατροφική διαφορά τους συνίσταται στο ότι τα σάκχαρα, επειδή είναι μοριακώς μικρότερα από τα άμυλα, διασπώνται και απορροφώνται ταχύτερα και δίνουν απότομα μεγάλες συγκεντρώσεις στο αίμα. Τα άμυλα, όντας μεγάλα μόρια, διασπώνται βραδύτερα, απορροφώνται με τον ίδιο ρυθμό και γενικά η διαδρομή τους από το στόμα ως το αίμα είναι πιο γραμμική. Τα άμυλα, στην πραγματικότητα, είναι παχυντικές ενώσεις, όπως τα σάκχαρα. Είναι όμως χορταστικές, πιο χορταστικές από αυτά, αλλά και από τα λίπη, και όταν τηρούνται τα όρια, δεν είναι παχυντικά.

Οι μη αμυλώδεις πολυσακχαρίτες δεν έχουν θερμιδική αξία για τον άνθρωπο, επειδή δεν διασπώνται στο πεπτικό του σύστημα, ούτε απορροφώνται. Η κυτταρίνη, το κύριο συστατικό των φυτικών ινών, υπάγεται σε αυτούς.

β. Πρωτεΐνες

Το όνομα πρωτεΐνη προέρχεται από το ρήμα πρωτεύω, που ακριβώς τονίζει την εξαιρετική σημασία που έχουν για τη ζωή.

Χημικώς οι πρωτεΐνες ή λευκώματα είναι σύνθετες οργανικές ενώσεις, που, εκτός από άνθρακα, υδρογόνο και οξυγόνο περιέχουν άζωτο σε ποσοστό 16%, φωσφόρο, θείο και άλλα στοιχεία.

Η δομή των πρωτεϊνών βασίζεται στα αμινοξέα. Αυτά αποτελούν τους κρίκους της αλυσίδας που λέγεται πρωτεΐνη. Μόνον είκοσι αμινοξέα όλα κι όλα ενώνονται μεταξύ τους, με κάθε δυνατό συνδυασμό και αριθμό και δίνουν το τεράστιο πλήθος των ανθρώπινων πρωτεϊνών. Φανταστείτε είκοσι γράμματα του αλφαβήτου μας να συνδυάζονται ποικιλοτρόπως ανά δύο ή περισσότερα -μέχρι είκοσι- πόσους τόμους λεξικών σχηματίζουν. Φανταστείτε στη συνέχεια να ενώνονται και οι λέξεις μεταξύ τους πάλι με άπειρους συνδυασμούς. Έτσι συμβαίνει με τις πρωτεΐνες. Η ποικιλομορφία αυτή των πρωτεϊνών προσδίδει στις ενώσεις αυτές *την πληθώρα των χαρακτηριστικών και των ρόλων τους* και την μεγάλη σημασία που έχουν για τη ζωή.

Μέχρι την διευκρίνιση του ακριβούς ρόλου του DNA το 1953, (Watson και Crick), επικρατούσε η αντίληψη ότι οι πρωτεΐνες, λόγω ακριβώς της πολυπλοκότητας της δομής των, αποτελούσαν μεταξύ των άλλων το γενετικό υλικό. Δεν μπορούσαν να υποθέσουν ότι το DNA με τους σχετικά λιγότερους συνδυασμούς έκρυβε τόσες πληροφορίες.

Τώρα που ουσιαστικά έχει ολοκληρωθεί[106] ο προσδιορισμός της αλληλουχίας του ανθρωπίνου *γονιδιώματος*, ο χαρακτηρισμός του πολύ πιο πολύπλοκου *πρωτεώματος*, συμπεριλαμβανομένων των βιολογικών ρόλων των ειδικά τροποποιημένων πρωτεϊνών, μπορεί να αρχίσει με σοβαρότητα.

Πάντως η πρώτη, αρχέγονη, μορφή ζωής ξεκίνησε με την τυχαία ένωση μερικών αμινοξέων που αιωρούνταν στο νερό, δηλαδή με τη σύνθεση των πρώτων απλών πρωτεϊνών. Το DNA, υποθέτουμε, δημιουργήθηκε σε τελείως απλή μορφή αργότερα, όταν οι μορφές ζωής άρχισαν να γίνονται πιο πολύπλοκες.

Ο ρόλος των πρωτεϊνών είναι δομικός και λειτουργικός. Η λειτουργία της κάθε πρωτεΐνης καθορίζεται από τη χημική της δομή. Συμμετέχουν στην κατασκευή όλων των μεμβρανών του κυττάρου, τόσο της κυτταρικής όσο και της πυρηνικής αλλά και στις μεμβράνες των κυτταρικών οργανιδίων. Πέρα από την συμμετοχή σε κάθε κύτταρο, οι πρωτεΐνες είναι το κυρίαρχο υλικό των σκελετικών μυών, του μυοκαρδίου καθώς και των μυϊκών στιβάδων των αιμοφόρων αγγείων και των σπλάχνων. Ο συνδετικός ιστός, ο οστίτης ιστός, το δέρμα, το αίμα βρίθει πρωτεϊνών. Υπάρχουν παντού, σε κάθε σημείο, είτε ως δομικοί λίθοι είτε ως κονίαμα. Αποτελούν τη βασική ουσία για την ανάπτυξη του σώματος και για την αποκατάσταση κατεστραμμένων ιστών.

Ο λειτουργικός ρόλος των πρωτεϊνών είναι εξίσου σημαντικός. Τα ένζυμα και τα αντισώματα είναι πρωτεϊνικές ενώσεις. Οι αχθοφόροι του οργανισμού είναι πρωτεΐνες. Αυτές μεταφέρουν τα αδιάλυτα στο νερό λίπη, το οξυγόνο, το σίδηρο. Σε κάθε εκδήλωση της κυτταρικής ζωής, οι ενώσεις αυτές είναι παρούσες, πολύτιμες, απαραίτητες.

Οι πρωτεΐνες ως θρεπτικό συστατικό, ανάλογα με την προέλευση χαρακτηρίζονται σε:

- Φυτικές και
- Ζωικές.

Οι ζωικές είναι πλήρεις πρωτεΐνες επειδή διασπώμενες με την πέψη, παρέχουν στον οργανισμό μας όλα -και τα 20- αμινοξέα που χρειάζεται για τη σύνθεση των δικών του πρωτεϊνών. Οι φυτικές πρωτεΐνες δεν περιέχουν όλα τα αμινοξέα και επομένως, διατροφικά, δεν θεωρούνται πλήρεις. Από τις ζωικές πρωτεΐνες ο οργανισμός μας λαμβάνει τα αμινοξέα που δεν βρίσκει στις φυτικές και που δεν μπορεί να τα συνθέσει ο ίδιος. Πρόκειται για τα λεγόμενα *απαραίτητα ή αναντικατάστατα* αμινοξέα. Η κατανάλωση ψαριών μας καλύπτει πλήρως.

Για την καλή του λειτουργία ο οργανισμός μας χρειάζεται 50 γραμμάρια καθαρών πρωτεϊνών ημερησίως. Το 15% της ημερήσιας θερμιδικής απαίτησης καλά είναι να προέρχεται από τις πρωτεΐνες, κυρίως τις φυτικές. Αν καταναλώσουμε περισσότερες, τότε αυτές μεταβολίζονται και ανάλογα με τις ενεργειακές ανάγκες ή μετατρέπονται σε γλυκόζη και καίγονται ή μετατρέπονται σε λίπος που στη συνέχεια αποθηκεύεται. Οι πρωτεΐνες αποδίδουν 4 θερμίδες ανά γραμμάριο, όταν καίγονται, όσο δηλαδή και τα σάκχαρα. Εν τούτοις όμως δεν είναι παχυντικές, γιατί αφενός είναι ιδιαίτερα χορταστικές και αφετέρου η διάσπασή τους (πέψη)είναι αργή.

γ. Λίπη

Τα λίπη είναι ενώσεις άνθρακα, υδρογόνου και μικρών ποσοτήτων οξυγόνου. Πρόκειται για εξαιρετικώς θερμιδογόνα θρεπτικά συστατικά, αποδίδοντα 9,3 θερμίδες ανά γραμμάριο.

Χημικώς, τα λίπη προκύπτουν από την ένωση πολλών τριγλυκεριδίων μεταξύ τους. Τα τριγλυκερίδια, που συνιστούν τη δομική μονάδα των λιπών, προκύπτουν με τη σειρά τους από την ένωση τριών λιπαρών οξέων με ένα μόριο γλυκερόλης. Συνεπώς τα λίπη είναι πολλά, ανάλογα με το ποια λιπαρά οξέα συμμετέχουν στη δομή των τριγλυκεριδίων τους. Τα λίπη σύμφωνα με την προέλευσή τους χωρίζονται σε:

- Φυτικά ή έλαια.
- Ζωικά.

Επίσης διακρίνονται σε μονοακόρεστα, πολυακόρεστα και κεκορεσμένα, όταν στη σύνθεσή τους συμμετέχουν τα αντίστοιχα λιπαρά οξέα.

Βιολογικώς, πιο πολύτιμα θεωρούνται τα έλαια, ιδίως το ελαιόλαδο, διότι τα συμμετέχοντα στη σύνθεσή τους λιπαρά οξέα είναι κατά κύριο λόγο μονοακόρεστα και πολυακόρεστα και λιγότερο κεκορεσμένα, ενώ στα ζωικά λίπη συμβαίνει το αντίθετο, με τα κεκορεσμένα να υπερτερούν συντριπτικά. Το ζωικό βούτυρο περιέχει 15% νερό και 85% κεκορεσμένα λίπη.

Τα λίπη είναι παρεξηγημένα αλλά ως θρεπτικά συστατικά είναι απαραίτητα. Το 30% των ημερησίως προσλαμβανομένων θερμίδων καλό είναι να προέρχονται από την κατανάλωση λιπών, κατά προτίμηση ελαίων, ακόμη πιο καλά ελαιολάδου. Ως θρεπτικά συστατικά είναι παχυντικά, κυρίως επειδή είναι θερμιδογόνα και δευτερευόντως διότι διασπώνται και απορροφώνται εύκολα.

Τα λίπη συμμετέχουν, μαζί με πρωτεΐνες και υδατάνθρακες, στη δομή των κυτταρικών μεμβρανών και είναι οι φορείς των λιποδιαλυτών βιταμινών. Το σωματικό λίπος έως ένα σημείο είναι απαραίτητο, διότι λειτουργεί ως αμορτισέρ για πολλά εσωτερικά όργανα, αποτελεί την ενεργειακή μας παρακαταθήκη και συμβάλλει στη διατήρηση της θερμοκρασίας του σώματος.

Γιατί όμως τα λίπη έχουν αποκτήσει τόσο κακή φήμη; Η απάντηση είναι απλή. Γιατί κάνουμε κακή χρήση. Γιατί καταναλώνουμε πολλά και γιατί καταναλώνουμε τα κακά λίπη και όχι τα καλά.

δ. Άπεπτες φυτικές ίνες

Οι άπεπτες φυτικές ίνες, που βρίσκονται στα τοιχώματα των φυτικών κυττάρων, είναι ένα σύνθετο μείγμα από μη αμυλώδεις πολυσακχαρίτες, κυρίως κυτταρίνης, λιγνίνης και πηκτίνης. Οι φυτικές ίνες δεν διασπώνται στο πεπτικό σύστημα του ανθρώπου και επομένως δεν έχουν την παραμικρή θερμιδική αξία. Παρά το ότι στη συνέχεια δεν απορροφώνται από το έντερο, κατατάσσονται στα θρεπτικά συστατικά ως απολύτως απαραίτητα συνθετικά της ανθρώπινης διατροφής.

Οι φυτικές ίνες χωρίζονται σε:

• Διαλυτές και

• Αδιάλυτες.

Οι διαλυτές στο νερό φυτικές ίνες υπάρχουν στο αλεύρι ολικής άλεσης, στη βρόμη, στους ξηρούς καρπούς και σε ορισμένα όσπρια και λαχανικά. Οι ίνες αυτές στο πεπτικό σύστημα, απορροφώντας νερό, διογκώνονται και μετατρέπονται σε ένα είδος τζελ που καταλαμβάνει σημαντικό χώρο του εντέρου. Παράλληλα, αναμειγνυόμενες, επιβραδύνουν την πέψη και την απορρόφηση της περίσσειας των άλλων θρεπτικών και παχυντικών συστατικών.

Οι αδιάλυτες ίνες, που υπάρχουν στο πίτουρο, στους πλήρης σπόρους και σ' όλα τα κηπευτικά και φρούτα, αυξάνουν τον όγκο των κοπράνων και επιταχύνουν τη διέλευσή τους από το έντερο, διευκολύνοντας έτσι τις κενώσεις. Η εύρυθμη λειτουργία του εντέρου δημιουργεί αίσθημα ευεξίας και είναι αποτρεπτικός παράγων αρκετών ασθενειών, όχι μόνο του πεπτικού αλλά γενικότερα.

Οι φυτικές ίνες, εκτός του ότι είναι αδρανείς θερμιδικά, είναι ιδιαίτερα χορταστικές. Ο παππούς συνήθιζε να λέει οτι *το χόρτο είναι για χόρταση*, υπονοώντας ότι οι φυτικής προέλευσης τροφές πρέπει να υπερτερούν και να μη λείπουν από το τραπέζι μας. Έλεγε επίσης: *εμείς να τρώμε τα πίτουρα και όχι οι κότες και τα φρούτα να τα τρώμε με τις φλούδες γιατί αυτές βλέπει ο ήλιος*. Πράγματι οι φλούδες είναι πλούσιες σε ίνες και βιταμίνες. Οι φλούδες βέβαια, που έτρωγε ο παππούς, δεν είχαν φυτοφάρμακα.

Οι ινώδεις φυτικές τροφές καταπινόμενες καταλαμβάνουν όγκο στο στομάχι δημιουργώντας αίσθημα κορεσμού και στην ουσία εκτοπίζουν χώρο που θα καταλάμβαναν άλλες παχυντικές τροφές. Δεν είναι όμως μόνο μηχανικός ο ρόλος των ινών. Η παρουσία τους στο έντερο συμβάλλει στην καλύτερη επεξεργασία των εκεί υπολοίπων θρεπτικών συστατικών, καθώς αναμειγνύονται με αυτά, παρατείνεται η παραμονή τους στον εντερικό σωλήνα και έτσι γίνεται καλύτερη η απορρόφηση τόσο των βιταμινών όσο και των μετάλλων.

Καλά νέα για τις φυτικές ίνες μας έρχονται από τη Βρετανία. Ερευνητές του πανεπιστημίου του Λίντς διαπίστωσαν ότι όσες γυναίκες τρώνε πάνω από 30 γραμμάρια φυτικών ινών την ημέρα έχουν 50% λιγότερες πιθανότητες να εμφανίσουν καρκίνο του μαστού. Η μελέτη δημοσιεύτηκε στην ιατρική επιθεώρηση International Journal of Epidemiology. Οι ίνες δεν απορροφώνται και επομένως οι αντικαρκινική δράση τους αποδίδεται όχι σε αυτές, αλλά στην πληρέστερη επεξεργασία των τροφών, όταν αυτές είναι αναμεμειγμένες με ίνες μέσα στο έντερο και στην εύρυθμη λειτουργία του εντέρου.

ε. Νερό

Το νερό αυτό καθαυτό δεν έχει καμιά θερμιδική αξία. Είναι όμως ουσιώδες για τη ζωή αφού σ' αυτό είναι διαλυμένα ή αιωρούνται όλα τα θρεπτικά συστατικά που μεταφέρονται με το αίμα στα όργανα και τους ιστούς που τα χρειάζονται. Διαλυμένα επίσης σ' αυτό αποβάλλονται τα άχρηστα παράγωγα των κυτταρικών διεργασιών. Το νερό αντιπροσωπεύει το 60% του σωματικού βάρους ενός άνδρα και το 50% περίπου του σωματικού βάρους μιας γυναίκας. Τα δυο τρίτα του σωματικού νερού βρίσκονται μέσα στα κύτταρα, δημιουργώντας το κατάλληλο περιβάλλον για τις χημικές αντιδράσεις, που γίνονται ασταμάτητα. Το υπόλοιπο ένα τρίτο βρίσκεται μέσα στα αιμοφόρα αγγεία και αποτελεί το υγρό στοιχείο του αίματος, διατηρώντας τον όγκο του και την πίεσή του και τέλος, μια μικρή ποσότητα νερού βρίσκεται μεταξύ των κυττάρων δημιουργώντας το εξωκυττάριο περιβάλλον και προσδίδοντας ελαστικότητα στους ιστούς. Το νερό με τη μεγάλη θερμοχωρητικότητα που έχει βοηθά στη ρύθμιση της θερμοκρασίας του σώματος.

Το νερό το προσλαμβάνουμε πίνοντάς το αυτούσιο. Μια επί πλέον σημαντική ποσότητα νερού μας παρέχουν οι τροφές μας, ειδικά οι νωπές φυτικές. Τέλος, ο οργανισμός μας με τις μεταβολικές του διαδικασίες παράγει 0,5 λίτρο νερού ημερησίως.

Το νερό αποβάλλεται από το σώμα με την εκπνοή, την εφίδρωση, τη διούρηση αλλά και την αφόδευση. Για την αναπλήρωση της ημερήσιας απώλειας, απαιτούνται καθημερινά δυο λίτρα νερού. Η σημασία του στη διατήρηση της ζωής φαίνεται από την εξής απλή παρατήρηση: χωρίς τροφή ζούμε μερικές εβδομάδες, χωρίς νερό ζούμε μόνο μερικές ημέρες. Το σημαντικότατο ρόλο του νερού στη ζωή αλλά και στη καθημερινή μας διαβίωση τον αντιλαμβανόμαστε, όταν, για λόγους τεχνικούς, το στερηθούμε από τα σπίτια μας έστω και για λίγη ώρα.

στ. βιταμίνες

Οι βιταμίνες είναι οργανικές ενώσεις απαραίτητες για τον έλεγχο ζωτικών κυτταρικών λειτουργιών. Οι βιταμίνες συμμετέχουν ως συνένζυμα στις ποικίλες ενδοκυτταρικές αντιδράσεις, οι οποίες δεν θα μπορούσαν να συντελεστούν χωρίς την παρουσία τους. Χημικώς η δράση τους είναι καταλυτική.

Η ημερήσια ανάγκη σε βιταμίνες δεν ξεπερνά τα μερικά χιλιοστά ή ακόμη και εκατομμυριοστά του γραμμαρίου για κάποιες από αυτές. Οι ανάγκες καλύπτονται πλήρως από την καθημερινή μας διατροφή. Η αντίληψη ότι όσο πιο πολλές βιταμίνες προσλαμβάνουμε τόσο πιο καλά, είναι απολύτως λανθασμένη αλλά και δυνητικά επιβλαβής. Στις αναφορές για τα διατροφικά συμπληρώματα έχει αναπτυχθεί στην έκταση που πρέπει το ζήτημα των βιταμινών. Η υποβιταμίνωση είναι πλέον ανύπαρκτη στο δυτικό κόσμο, απεναντίας παρατηρείται υπερβιταμίνωση.

ζ. Μεταλλικά στοιχεία και ιχνοστοιχεία

Τα μέταλλα και τα ιχνοστοιχεία ήταν γνωστά, για το σημαντικό τους ρόλο, πολύ πριν ανακαλυφθούν οι βιταμίνες. Ο ρόλος τους είναι είτε δομικός, (π.χ. οστεοποιητικά μέταλλα), είτε λειτουργικός, (π.χ. σίδηρος), είτε προστατευτικός, (π.χ. αντιοξειδωτικά στοιχεία). Είναι απολύτως απαραίτητα για την υγεία και τη μακροζωία.

Λεξιλόγιο

Αθηρογένεση: Δημιουργία και ο μηχανισμός δημιουργίας της αθηρωματώδους πλάκας.

Αθηρωμάτωση: Εναπόθεση οξειδωμένης LDL χοληστερόλης ανάμεσα στο ενδοθήλιο και το μυϊκό χιτώνα των αρτηριών.

Αιμοσφαιρίνη: Πρωτεΐνη του ερυθρού αιμοσφαιρίου, κόκκινου χρώματος, που μεταφέρει το οξυγόνο από τους πνεύμονες σε όλους τους ιστούς.

Ακρομεγαλία ή μεγαλακρία: Αταξία που χαρακτηρίζεται από μεγέθυνση της κεφαλής, του προσώπου, των χεριών και των ποδιών εξ αιτίας της υψηλής αυξητικής ορμόνης στους ενήλικες. Δυνατόν να παρατηρηθεί σακχαρώδης διαβήτης και μεγέθυνση των σπλάχνων.

Αλλιίνες: Βραχύβιες ουσίες που απελευθερώνονται κατά την μάσηση ή το μαγείρεμα του σκόρδου. Αντιδρούν γρήγορα μεταξύ τους και παράγουν *αλλισίνες*, ουσίες με αντισηπτική, αντιφλεγμονώδη και αντικαρκινική δράση.

Αμινοξέα: Δομικά τεμάχια των πρωτεϊνών, οι κρίκοι της πρωτεϊνικής αλυσίδας.

Ανθοκυανίνες: Αντιοξειδωτικοί παράγοντες της οικογένειας των φλαβονοειδών.

Αντισώματα: Είναι τα «αντίδοτα» για τους παθογόνους εισβολείς, που συνθέτει το ανοσοποιητικό. Κάθε εισβολέας είναι τρωτός μόνο από το δικό του αντίσωμα.

Απόπτωση: Ο θάνατος κυττάρου εξ αιτίας ενός είδους «αυτοκτονίας» του.

Αυτοάνοσο νόσημα: Παθολογική κατάσταση κατά την οποία το ανοσοποιητικό σύστημα επιτίθεται σε ιστούς του ιδίου του σώματος προκαλώντας ασθένειες.

Αφροκύτταρα: Μακροκύτταρα παραγεμισμένα με «φαγοκυτταρωμένη» χοληστερόλη. Ανευρίσκονται στην αθηρωματική πλάκα των αρτηριών.

Β-καροτένια: Φυτικής προέλευσης ομάδα ισχυρών αντιοξειδωτικών ουσιών. Υπάρχουν σε αφθονία στα κίτρινα, κόκκινα και βαθυπράσινα κηπευτικά και φρούτα. Είναι δραστικά μέσα από την ομάδα τους, όχι μεμονωμένα.

Βλαστοκύτταρα: Ανειδίκευτα εμβρυικά κύτταρα. Από αυτά προέρχονται έπειτα από ειδίκευση τα κύτταρα όλων των ιστών.

Botox: Μη χειρουργική αισθητική θεραπεία των ρυτίδων. Συνίσταται στη έγχυση εμφυτεύματος κάτω από τις ρυτίδες που επιθυμούμε να εξαλείψουμε.

Γλυκαιμικός Δείκτης: Μέτρο που εκτιμά το επίπεδο της γλυκόζης στο αίμα που προκαλούν οι διάφορες υδατανθρακούχες τροφές, 2-3 ώρες μετά τη βρώση τους.

Γλυκοζυλίωση: Χημική αντίδραση μεταξύ σακχάρων και πρωτεϊνών. Όταν λαμβάνει χώρα παρουσία ενζύμων παράγονται γλυκοπρωτεΐνες που είναι χρήσιμες. Απουσία ενζύμων παράγονται γλυκοτοξίνες, τα AGEs, που είναι βλαπτικά.

Γλυκοτοξίνες: Προϊόντα προχωρημένης μη ενζυματικής γλυκοζυλίωσης. Είναι διεθνώς γνωστά ως AGEs.

Γκρελίνη: Ορμόνη που διεγείρει την όρεξη.

Δεσοξυριβονουκλεϊνικό οξύ, DNA: Γενετικό υλικό όλων των μορφών ζωής. Βρίσκεται στον πυρήνα του κυττάρου.

Διάρκεια ζωής: Ο μέγιστος αριθμός ετών που μπορεί να ζήσει ένα άτομο ενός είδους.

Δυσθυμία: Κακή διάθεση, ήπια κατάθλιψη που διαρκεί επί μακρόν. Μερικά άτομα υποφέρουν σε όλη τους τη ζωή.

Δυσκοιλιότητα: Αφόδευση με συχνότητα μικρότερη από 3 φορές την εβδομάδα.

Ελεύθερες ρίζες: Ασταθή υψηλής δραστικότητας άτομα ή μόρια που φέρουν ένα αζευγάρωτο ηλεκτρόνιο.

Ένζυμο: Καταλύτης των βιοχημικών αντιδράσεων, πρωτεϊνικής φύσης.

Θερμίδα: Ενέργεια που απαιτείται για να ζεσταθεί ένα γραμμάριο νερού κατά ένα βαθμό κελσίου.

Ινσουλίνη: Ορμόνη που παράγεται στο πάγκρεας. Διευκολύνει την είσοδο της γλυκόζης στα κύτταρα όπου καίγεται (μέσα στα μιτοχόνδρια) και παράγεται ενέργεια. Στο διαβήτη τύπου 1 δεν παράγεται ινσουλίνη. Στο διαβήτη τύπου 2 παράγεται κανονικά αλλά δεν μπορεί να διαπεράσει την κυτταρική μεμβράνη.

Ιντερλευκίνη-6: Πολυλειτουργική κυτοκίνη, μικρή πρωτεΐνη. Θεωρείται σημαντική στο μεταβολισμό της γλυκόζης και των λιπών. Προφλεγμονώδης ουσία.

Καραμελοποίηση: Ο σχηματισμός, με την επίδραση της θερμότητας, συμπλόκων ή πολυμερών μορίων σακχάρων. Πολύπλοκη διαδικασία που δεν έχει γίνει κατανοητή.

Καροτινοειδή: Πρόδρομα φυτικά μόρια της βιταμίνης Α, αντιοξειδωτικά.

Κατεχίνες: Ισχυρές αντιοξειδωτικές ουσίες της οικογένειας των φλαβονοειδών, περιέχονται στο τσάι ειδικά το πράσινο.

Κολλαγόνο: Οικογένεια ινωδών πρωτεϊνών με μεγάλη αντοχή στον εφελκυσμό. Το ¼ των συνολικών πρωτεϊνών μας είναι με τη μορφή του κολλαγόνου. Δομικό συστατικό.

Κορτιζόλη: Ορμόνη των επινεφριδίων με συμπαθητικομιμητική δράση.

Κοτινίνη: Παράγωγο μεταβολισμού της νικοτίνης. Ανιχνεύεται στο αίμα τόσο των καπνιστών όσο και των παθητικών καπνιστών.

Κυτταροκίνες ή κυτοκίνες: Πολυλειτουργικές μικρές πρωτεΐνες που εκδηλώνουν προφλεγμονώδη δράση. Σε αυτές ανήκουν η ιντερλευκίνη-6 η c-αντιδρώσα πρωτεΐνη και άλλες. Είναι διαμεσολαβητές της φλεγμονής.

Λεπτίνη: Ορμόνη που καταστέλλει την όρεξη. Εκκρίνεται κατά τη διάρκεια του ύπνου.

Λευκοτριένια: Τάξη ορμονών που μεσολαβούν στις φλεγμονές και τις αλλεργικές αντιδράσεις. Είναι παράγωγα του αραχιδονικού οξέος. Επιτείνουν τις φλεγμονές.

Μακροθρεπτικά: Πρωτεΐνες, λίπη, υδατάνθρακες, νερό. Είναι απαραίτητα σε μεγάλες ποσότητες.

Μακρομόρια: Γιγαντιαία μόρια, σύμπλοκα ή πολυμερή άλλων μικρότερων, π.χ. κολλαγόνο, AGEs, Cross-linked πρωτεΐνες.

Μακροφάγα: Λευκοκύτταρα που κάνουν φαγοκυττάρωση.

Μελανοτονίνη: Ορμόνη της επίφυσης που προκαλεί τον ύπνο. Το σκότος ευνοεί την έκκρισή της.

Μεταβολισμός: Το σύνολο των φυσικών και χημικών αλλαγών που συμβαίνουν στους ζώντες ιστούς, των οποίων ο ρόλος είναι η παραγωγή και ο έλεγχος της ενέργειας.

Μεταβολίτης: Κάθε ουσία που είναι προϊόν μεταβολισμού.

Μετάσταση: Η μετανάστευση καρκινικών κυττάρων και η εγκατάσταση και ανάπτυξη σε σημεία μακρινά του τόπου πρώτης εμφάνισης.

Μικροθρεπτικά: Απολύτως απαραίτητα σε ελάχιστες ποσότητες. (Βιταμίνες, μέταλλα, ιχνοστοιχεία).

Μικρομόρια: Ενώσεις απλές μικρού σχετικά μοριακού βάρους.

Μιτοχόνδρια: Ενδοκυτταρικά οργανίδια όπου επιτελείται ο λεγόμενος *αναπνευστικός μεταβολισμός.* Έχουν δικό τους γενετικό υλικό και πιστεύεται ότι είναι βακτήρια που το πάλαι ποτέ ενσωματώθηκαν στα κύτταρα των ζώων.

Νικοτίνη: Ελαιώδης χημική ένωση που προκαλεί την εξάρτηση του καπνιστή. Δρα ευθέως επί των νευρώνων.

Νουκλεοτίδια: Δομικά τεμάχια του DNA, οι κρίκοι της γενετικής αλυσίδας.

Ντοπαμίνη: Νευροδιαβιβαστική ουσία, μοιάζει με ορμόνη και συνδέεται με το αίσθημα απόλαυσης και ικανοποίησης.

Ομοιοστασία: Σύνολο μηχανισμών που ρυθμίζουν την κανονική λειτουργία του σώματος. Η χημική ισορροπία μεταξύ αντιθέτων «πιέσεων».

Οξείδωση: (1) Χημική αντίδραση με οξυγόνο.

(2) Η απώλεια ηλεκτρονίων από άτομο ή χημική ένωση που την ιονίζει θετικά.

Οξειδωτική τάση: Λέγεται και *οξειδωτικό στρες* και περιγράφει την φιλοοξειδωτική ατμόσφαιρα που κυριαρχεί εντός του κυττάρου. Συμπεριλαμβάνει τη δημιουργία των ελευθέρων ριζών και τις εν συνεχεία οξειδώσεις που αυτές προκαλούν.

Οξειδωτική κόπωση: Είναι η επιβάρυνση του κυττάρου από την οξειδωτική τάση. Η οξειδωτική κόπωση υποδύεται το μοντέλο της γήρανσης του κυττάρου λόγω των οξειδώσεων.

Ορθορεξία νευρική: Η έμμονη ενασχόληση με την υγιεινή διατροφή.

Πολυφαινόλες: Η μεγαλύτερη τάξη αντιοξειδωτικών παραγόντων. Έχουν πολλές υποκατηγορίες, μεταξύ αυτών τα φλαβονοειδή.

Προγηρία: Γονιδιακή ασθένεια που σχετίζεται με την εμφάνιση πρόωρου γήρατος. Χρησιμοποιείται μεταφορικά όταν δεν συμβαδίζει η εμφάνιση με την ηλικία.

Προσδόκιμο επιβίωσης: Αναφέρεται στο μέσο αριθμό ετών που ένα άτομο αναμένεται να ζήσει, σε ένα δεδομένο πληθυσμό.

Προσταγλανδίνες: Δραστικά μόρια που συμμετέχουν στις φλεγμονώδης διαδικασίες. Συντίθενται από ω-3 λιπαρά οξέα και έχουν αντιφλεγμονώδη δράση.

Ριβοσωμάτια: Ενδοκυτταρικά οργανίδια, μεγάλης σημασίας, που συνθέτουν τις πρωτεΐνες.

Συνένζυμα: Ουσίες με επικουρική ενζυματική δράση, τέτοιες είναι οι βιταμίνες.

Ταννίνες: Μεγάλη τάξη αντιοξειδωτικών παραγόντων φυτικής προέλευσης. Αφθονούν στη φύση. Χρησιμοποιούνται και στη βυρσοδεψία.

Τελομεράση: Ένζυμο που αναγεννά τα τελομερή μετά από κάθε κυτταροδιαίρεση αυξάνοντας το μήκος των χρωμοσωμάτων. Θεωρείται το ένζυμο της μακροζωίας.

Τελομερή: Τα άκρα των χρωμοσωμάτων. Σε κάθε κυτταρική διαίρεση ελαττώνονται αριθμητικά. Από ένα σημείο και μετά δεν μπορεί να γίνει η διαίρεση και επέρχεται ο θάνατος.

Τ-λεμφοκύταρα: Λευκοκύτταρα που κάνουν φαγοκυττάρωση.

Τρανς λιπαρά: Μαργαρίνες. Μερικώς υδρογονωμένα ακόρεστα έλαια. Είναι άκρως ανθυγιεινά.

Υπέρταση: Υψηλή αρτηριακή πίεση του αίματος.

Φλαβονοειδή: Μεγάλη κατηγορία φυτικών αντιοξειδωτικών παραγόντων. Σε αυτά οφείλεται το χρώμα των φρούτων, των κηπευτικών και των λουλουδιών.

Φωτοσύνθεση: Βιοχημική διαδικασία κατά την οποία τα πράσινα φυτά συνθέτουν υδατάνθρακες χρησιμοποιώντας νερό, διοξείδιο του άνθρακα και ηλιακή ενέργεια.

Βιβλιογραφία

ΕΙΣΑΓΩΓΗ

1 **Η ιατρική πλέον και όχι η θεολογία...** Μιχάλης Πιτσιλίδης, *Popular Medicine*, σελ. 6, εφημ. ΚΑΘΗΜΕΡΙΝΗ, Σεπτ. 2006.

2 **Πράγματι αν αφαιρεθεί...** Μιχάλης Πιτσιλίδης, Κωνσταντίνος Σπίγγος, *Popular medicine*, σελ.19-21,εφημ. ΚΑΘΗΜΕΡΙΝΗ, Σεπτ. 2006.

107 ΕΤΩΝ

3 **Να ζήσει 107 βεβαιωμένα χρόνια...**
Προσωπική επικοινωνία και γνώμη.

ΑΘΑΝΑΣΙΑ, ΕΝΑ ΠΑΡΗΓΟΡΟ ΨΕΜΑ

4 **Σε ένα πλανήτη αθανάτων...** *Phaistos Network S.A,* δικτυακός χώρος *Pathfinder.*

5 **Αυτό που εντυπωσιάζει στη βιολογία...** Φώτης Καφάτος. *Κ, ΚΑΘΗΜΕΡΙΝΗ,* συνέντευξη Φεβρ. 2007 σελ. 28-36.

6 **Για την ώρα και για πολλές γενιές...** Αθανάσιος Φωκάς. *Κ, ΚΑΘΗΜΕΡΙΝΗ,* συνέντευξη Φεβρ. 2007 σελ. 28-36.

7 **Προσωπικά η αθανασία με φοβίζει...** Γ. Βουλτσιάδης, συγγραφέας επιχειρηματίας, προσωπική επικοινωνία.

8 **Αντιμετωπίζοντας το ενδεχόμενο...** Leon Kass. *Being Human,* έκδοση Leon Kass.

9 Στο «Πλάτωνος Συμπόσιον» η Διοτίμα... *ΠΛΑΤΩΝΟΣ ΣΥΜΠΟΣΙΟΝ,* Ακαδημία Αθηνών, *Ελληνική Βιβλιοθήκη,* σελ. 206-210, εκδότης Ι. Δ. Κονάρος, 15η έκδοση, Ιούν. 1998.

ΠΑΡΑΔΕΧΤΕΙΤΕ ΤΗΝ ΗΛΙΚΙΑ ΣΑΣ

10 **Το κάθε τι στο σύμπαν...** Leonard Hyflick. *No Truth to the Fountain of Youth,* Scientific American, Νοεμβ. 2002, *σελ.* 98-102.

11 **Ευτυχισμένοι, διακεκριμένοι και...** Άννα Δ. Παππά, *Μαθαίνοντας πώς να μαθαίνω,* Εκδόσεις Φυλάτος 2006.

12 **Η εγκατάλειψη μεταφράζεται...** J. Panksepp, *Feeling the Pain of Social Loss,* Science, Οκτ. 2003, σελ. 237-239.

13 **Αν επιστρέψουμε στο «Πλάτωνος Συμπόσιον»...** *ΠΛΑΤΩΝΟΣ ΣΥΜΠΟΣΙΟΝ,* Ακαδημία Αθηνών, *Ελληνική Βιβλιοθήκη,* εκδότης Ι.Δ. Κονάρος, 15η έκδοση, Ιούν. 1998.

14 **Όσοι παίρνουν τακτικά σκευάσματα...** JAMA, The Journal of the American Medical Association. Φεβρ. 2007, σελ. 852-857.

15 **Ωστόσο τα συμπληρώματα...** *Harvard Θέματα Υγείας,* Ιαν. 2007, σελ. 5, Ιατρικές Εκδόσεις Π.Χ. Πασχαλίδης.

16 **Η επίπτωση του ασβεστίου...** *BMJ British Medical Journal,* τεύχ. 330, 14 Οκτ. 2006.

17 **Σε μια έρευνα που έκανε το...** *Harvard Θέματα υγείας,* Ιατρικές Εκδόσεις Π.Χ. Πασχαλίδης.

18 **Τα συστατικά του περιέχουν εκχυλίσματα...** Ginia Bellafante, *Is This Cream Worth $500?* New York Times, 13 Ιουν. 2003.

19 **Ο ινσουλινοειδής αυξητικός παράγων...** V.A. Blakesley et al., *Role of the IGF-1 Receptor in Mutagenesis and Tumor Promotion.* Journal of Endocrinology, τεύχ. 152, 1997 σελ. 339-344.

20 **Όσοι έχουν συσσωρευμένη...** Γ. Βουλτσιάδης, συγγραφέας επιχειρηματίας. Προσωπική επικοινωνία.

ΓΕΡΝΑΜΕ, ΕΙΝΑΙ ΦΥΣΙΚΟ

21   Τον όρο **καραμελοποίηση με την...** Andrew Weil M.D. *Healthy Aging*, σελ. 66, Εκδόσεις Alfred Knopf, Νέα Υόρκη 2005.

22   **Η καραμελοποίηση μια πολύπλοκη...** www.agsi.ubc.ca/courses/fnh/410/colour/3-81.htm.

23   **Η λεγόμενη αντίδραση του Maillard...** J. O'Brien, H.E. Nursten, M.J.C. Crable, και J. M. Ames, *The Maillard Reaction in Foods and Medicine* (Λονδίνο: Royal Society of Chemistry, 1998). Ιδέ επίσης, Harold McGee, *On Food and Cooking, The Science and Lore of the Kitchen* Νέα Υόρκη: Scribner's, 2004 σελ. 778-779.

24   **Τα AGEs προκαλούν επί πλέον...** Melpomeni Peppa MD, Jaime Uribari MD, Hellen Vlassara MD, *Glucose, AGEs and Diabetes Complications: What is New and What Works.* Clinical Diabetes, American Diabetes Association, τεύχος 21, σελ. 186-187, 2003.

25   **Τα AGEs περιεγράφησαν πληρέστερα...** Dr Anthony Cerami, Hypothesis: *Glucose as a Mediator of Aging.* Journal of the American Geriatric Society, τεύχ. 9, σελ. 626-634, 1985

26   **Πολύ ελπιδοφόρα νέα φάρμακα...** A. Cerami, *Cross-link breakers, Pharmaceutical Intervention of AGEs*, Novartis Bulletin Symposium 235, 2000.

27   **Όλοι έχουμε προσέξει τις καφετιές κηλίδες...** Andrew Weil M.D. *Healthy Aging*, σελ. 72-73, Εκδόσεις Alfred Knopf, Νέα Υόρκη 2005.

28   **Οι κηλίδες λιποφουσκίνης δεν είναι...** Brunk, και A. Terman, *Lipofuscin: Mechanisms of Age Related Accumulation and Influence on Cell Function.* Free Radical Biology and Medicine, τεύχ. 33, Νοεμ. 2002, σελ. 611-619.

29   **Ο Βρετανός βιοχημικός και συγγραφέας...** Nick Lane, *Oxygen: The Molecule That Made the World.* Νέα Υόρκη, Oxford University Press, 2002.

30 Ίσως αυτές οι άμυνες...Nick Lane, *Oxygen: The Molecule That Made the World*. Νέα Υόρκη, Oxford University Press, κεφ. 9, 2002.

31 **Κατά τους B. Halliwell και J. M. Guteridge...** *Reactive Species and Antioxidants,* Plant Physiology, τεύχ. 141(2) σελ. 312-322, Ιούν. 2006.

32 **Συνδέει για πρώτη φορά την πρωτεϊνοσύνθεση...** Νεκτάριος Ταβερναράκης, Πόπη Συντιχάκη, Κωστούλα Τρουλινάκη. Ινστιτούτο Μοριακής Βιολογίας και Βιοτεχνολογίας Πανεπιστημίου Κρήτης. *Nature* τεύχ. 445, 4 Φεβρ. 2007.

33 **Το μεγαλύτερο ποσοστό τροφίμων...** Dr Walter Willett, *Κ-ΚΑΘΗΜΕΡΙΝΗ,* σελ. 28, συνέντευξη στην Τάνια Γεωργιοπούλου, Μαρτ. 2007.

34 **Η βιταμίνη Ε, η ντίβα των βιταμινών...** *New England Medical Journal,* Μάρτιος 30, 2003.

35 **Τα τελευταία αποτελέσματα σβήνουν κάθε...** E. Guallar, D.F. Hanley, E.R. Miller, *An Editorial Update: Annus Hirribilis For Vitamin E.* Annals of Internal Medicine, 19 Ιουλ. 2005, τεύχ. 143, σελ. 143-145.

36 **Όλοι έχουμε μετρήσει τα επίπεδα...** *Biochemistry,* Jeremy Berg, John Tymozcko, Lubert Stryer. Τόμος II, σελ. 800, Εκδόσεις W.H. Freeman and Co.

37 **Μύθος η δραστικότητα της βιταμίνης C...** Ian Samble, εφημερίδα Guardian, Τετάρτη 18 Ιουλίου 2007.

38 **Το κεφάλαιο Βιταμίνη C...** Anna Saleh, *Vitamin C: The final world,* News in Science, 2 Οκτ. 2001.
    Τι γίνεται όμως στη θεατρική σκηνή... New England Journal of Medicine, *Homocysteine Lowering and Cardiovascular Events,* τεύχ. 354, αρ. 15, 13 Απρ. 2006.

39 **Επειδή η οξειδωτική τάση είναι...** Nick Lane *Oxygen: The Molecule That Made the World,* Oxford University Press, 2002.

ΑΝΤΙΓΗΡΑΝΣΗ,
ΟΤΑΝ Η ΙΑΤΡΙΚΗ ΠΑΡΑΠΛΑΝΑ

40   **American Academy of Anti-Aging Medicine...** www.worldhealth.net

41   **Παρατηρείται μια μεγέθυνση, μια...** Olshansky, Hayflick και Carnes, *Position Statement of Human Aging*, 2002.

42   **Η A4M σας ενημερώνει σήμερα...** www.wellnesstoday.com/anti-aging-underattack.htm.

43   **Η A4M διοργάνωσε το Δεκέμβριο του 2006...** Duff Wilson, The New York Times, *Η ΚΑΘΗΜΕΡΙΝΗ*, Απρ. 20, 2007.

44   **Δεν μαθαίνεις τίποτε για το χρόνο...** Gina Kolata, *Live Long? Die Young? Answer Isn't Just in Genes*, The New York Times, National Desk, 31 Αύγ. 2006.

45   **Αιώνες πριν οι Ταοϊστές της Κίνας...** Eric Steven Yudelove, *Taoists Yoga and Sexual Energy*. Εκδόσεις Llewellyn, 2002.

46   **Τη γνωστή κλινική της Ελβετίας...** Robert Thomson, *Niehans Cellular Therapy*, Νέα Υόρκη, Εκδόσεις Grosset και Dunlap, 1980.

47   **Ο Χριστιανισμός με την παρηγορητική...** Παντελής Μπουκάλας, άρθρο, *Η ΚΑΘΗΜΕΡΙΝΗ,* 7 Απρ. 2007.

ΑΝΤΙΦΛΕΓΜΟΝΩΔΗΣ ΔΙΑΤΡΟΦΗ,
Η ΑΛΗΘΙΝΗ ΑΝΤΙΓΗΡΑΝΣΗ

48   **Νευρική ορθορεξία, έτσι αποκαλείται...** www.Steven Bratman.com

49   **Το διαγνωστικό ερωτηματολόγιο...** Jeanie Lerche Davis, *Orthorexia: Good Diets Gone Bad*, δυκτιακό περιοδικό WebMD, Medical News, 2000.

50 **Καλό είναι αυτό που έτρωγαν...** Dr Walter Willett, *Κ-ΚΑΘΗΜΕΡΙΝΗ*, σελ. 28, συνέντευξη στην Τάνια Γεωργιοπούλου, Μαρτ.2007.

51 **Στην κατανάλωση ταχυτροφών...** Εύη Διαμάντη-Κανδαράκη, Αναπλ. Καθηγ. Ιατρικής Σχολής του Πανεπιστημίου Αθηνών, άρθρο, kathimerini. gr 15-5-2005.

52 **Έχω μπροστά μου μια ολοσέλιδη διαφήμιση...** Ολοσέλιδη ρεκλάμα, σε περιοδικό, της εταιρείας *Nature's Plus*.

53 **Δεν πρόκειται για δίαιτα αδυνατίσματος...** Andrew Weil M.D, *Healthy Aging*, σελ. 141, Εκδόσεις Alfred A. Knopf, Νέα Υόρκη 2005.

54 **Ο διαπρεπής Γάλλος καρδιολόγος...** Μισέλ Ντε Λορζερίλ, εφημ. ΕΛΕΥΘΕΡΟΤΥΠΙΑ, περιοδικό Ε, τεύχος 849, 22 Ιουλ. 2007, σελ. 47-49, συνέντευξη στο Γιώργο Χριστοδουλόπουλο.

55 **Όποιος κατανοήσει το μηχανισμό...** Dr Gary Stix, Scientific American, A *Malignant Flame*, σελ. 42-49, Ιουλ. 2007.

56 **Επίσης ενδιαφέρον παρουσιάζει...** Dr Sarah Conklin, *Polyansaturated fatty acids are associated with normative variation in mood, personality and Behavior.* Έκτη Ετήσια Ημερίδα Έρευνας, 19 Ιουν. 2006, Pittsburgh.

57 **Σχετική έρευνα που έγινε στη Νορβηγία...** A. David Smith και άλλοι, *Rethinking Brain food*, American Clinical Nutrition, τεύχ. 86, αρ. 5, σελ. 1259-1260, Νοέμ. 2007.

58 **Μελέτη συνέδεε την αυξημένη περίμετρο...** American Journal of Clinical Nutrition, 2003.

59 **Αν ξεφυλλίσετε το βιβλίο Consumed...** Benjamin R. Barber, *Consumed*, εκδόσεις Norton, 2007.

60 **Η Μινιμάτα είναι ένα μικρό λιμάνι...** Δρ. Α. Κοβάτσης, καθηγητής Α.Π.Θ, *Απειλή για τη δημόσια υγεία ο υδράργυρος*, συνέντευξη στον Στ. Σκλαβενίτη, εφημ: Σήμερα στη Θεσσαλονίκη, τεύχ. 401, σελ. 8, 20 Ιουλ. 2007.

61 **Για την αντιοξειδωτική δράση του τσαγιού...** www.teahealth.co.uk.

62   Ο ερευνητής του καρκίνου... Dr John Thomas Pinto, *Antiprolifare effects of SAMC on kolon cancer*. Cancer Research, τεύχ. 61(2) σελ. 725-731, 2001.

ΤΟ ΥΓΡΟ ΔΙΑΜΑΝΤΙ

63   Το ελαιόλαδο είναι το έλαιο που... www. oliveoil.gr

64   Η καθηγήτρια της Ιατρικής Σχολής... Αντωνία Τριχοπούλου. Βλέπε, αρ 68.

65   Στο ίδιο πλαίσιο κινούνται... Δημ. Τριχόπουλος, καθηγ. Ιατρικής Σχολής Πανεπιστημίου Αθηνών και Harvard. Ρεπορτάζ της Γαλήνης Φούρα, εφημ. *Η ΚΑΘΗΜΕΡΙΝΗ,* 7-1-2007.

ΑΛΗΘΕΙΑ; ΓΙΑΤΙ ΤΡΩΜΕ ΤΟΣΟ ΠΟΛΥ

66   Ο άνθρωπος δεν χάνει την ευκαιρία... *Harvard, Θέματα Υγείας,* Ιατρικές Εκδόσεις Πασχαλίδη, τεύχ. 9, σελ.1, Σεπτ. 2006.

67   Υπάρχει μια ερώτηση που δεν είναι καθόλου... http/hin. nhlbi.nih.gov/portion.

Η ΣΩΣΤΗ ΔΙΑΤΡΟΦΗ ΓΙΑ ΗΛΙΚΙΩΜΕΝΟΥΣ

68   Όταν είναι εν ζωή και οι δύο... *USA Food and Drug Organization (FDA),* FDA Consumer magazine. Έκδοση αρ. FDA. 04-1301G. Μαρτ. 1996, σε συνεχή ανανέωση.

69   Οι άνθρωποι της μέσης ηλικίας... *Harvard Θέματα Υγείας,* Ιατρικές Εκδόσεις Πασχαλίδη, τεύχ. 12, σελ. 1-2, Ιαν. 2007.

70   Ο προγραμματισμός αρχίζει... Paula Kurtzweil, *Growing Older, Eating Better,* FDA Consumer, Μαρ. 2003.

ΚΑΠΝΙΣΜΑ, ΤΟ ΜΕΓΑΛΟ ΛΑΘΟΣ

71 **Κάπνισμα: Μέγα Πάθος, Μέγα Λάθος.** Συγγραφή, εκμετάλλευση: *Αντικαπνιστικός Σύλλογος Ελλάδος.* Τηλ. παραγγελίας του βιβλίου 210-9705079. Συνιστάται.

72 **Καπνός. Ένα απλό, ταπεινό χόρτο...** *Αντικαπνιστικός Σύλλογος Ελλάδος.* www.nonsmoking.gr

73 **Σε 20 λεπτά η πίεση του αίματος...** *Κάπνισμα, Μέγα Πάθος, Μέγα Λάθος,* βλέπε αριθμ. 72.

74 **Στις 10 Ιανουαρίου του 2004 είδε...**
Δρ. Ηρακλής Αβραμόπουλος
Medweb http://www.medweb.gr

75 **Άλλοι πάλι καπνιστές έχουν στραφεί...**   Κ. Ασναουρίδης, Χ. Βλαχόπουλος, και άλλοι. *American Journal of Hypertension,* σελ. S16, Μάιος 2004.

76 **Σε απόλυτες τιμές ο αριθμός των καπνιστών...** *Παγκόσμια Οργάνωση Υγείας (ΠΟΥ), υπηρεσίας του ΟΗΕ.* www.who.int

77 **Πόσος χρόνος όμως απαιτείται...** Dr Joseph Di Franza, και συνεργάτες, *Symptoms of Tobacco Dependence After Brief Intermittent Use: The Development and Assessment of Nicotine Dependence in Youth.* Archives of Pediatrics and Adolescent Medicine, τεύχ. 161, σελ. 704-710, Ιούλ. 2007.

ΦΥΣΙΚΗ ΔΡΑΣΤΗΡΙΟΤΗΤΑ, ΑΣΚΗΣΗ

78 **Εργασία είναι ένα μεγάλο κομμάτι...** MacArthur Foundation, *Successful Aging,* John W. Rowe, Robert L. Kahn. Εκδόσεις Pantheon, 1998.

79 **Από την άλλη μεριά, η κατάλληλη...** Wayne Westcott κ.α., *Strength Training Elderly Nursing Home Patients,* Mature Fitness 6, τεύχ. 4, 1999 ή:
www.seniorfitness.net/strength.htm

80 **Κάποιο σούρουπο...** *Όταν ο ήλιος πεθάνει,* Οριάννα

Φαλάτσι, Εκδόσεις Πάπυρος Πρες, 1973.

Η ΔΕΣΜΕΥΣΗ...

81 **Επίκτητος, δούλος που ελευθερώθηκε...** *Virtue and Happines, The Manual of Epictetus,* Εκδόσεις Shamhada, Boston & London 2004.

82 **Επιστρέφοντας στο τέλος της χρονιάς ...** Το Βρετανικό Economic and Social Research Council, παρήγγειλε τη διεθνή δημοσκόπηση, τον Οκτ. του 2006, στη Nielsen, www. AC Nielsen. Uk.

ΥΠΝΟΣ, ΑΝΑΠΑΥΣΗ, ΧΑΛΑΡΩΣΗ

83 **Η διάρκεια ύπνου που χρειαζόμαστε...** Tang Nky, και άλλοι, *Correcting Distorted Reception of sleeping in Insomnia: A Novel Behavioural Experiment,* Behavior Research and Therapy, τεύχ. 42, αρ.1, σελ. 27-39. 2004.

84 **Η μελανοτονίνη είναι μια ορμόνη...** www.ahrg.gov/clinic/epcsums/melatsum.htm

85 **Να ασκείστε τακτικά αλλά όχι...** Dr Andrew Weil, Healthy Aging, Εκδόσεις Alfred A. Knopf, Νέα Υόρκη 2005.

86 **Το ιατρικό κέντρο της ανατολικής Βιρτζίνια...** *www. Sleep medicine. com.*

87 **Ο Dr Rubin Naiman ψυχολόγος...** R. Naiman, *The Healing Night: The Science of Sleeping, Dreaming and Awaking,* Εκδόσεις Hugh Partner.

Η ΔΙΑΧΕΙΡΙΣΗ ΤΟΥ ΣΤΡΕΣ

88 **Η κορτιζόλη είναι ευθέως τοξική στους νευρώνες...** Robert Sapolsky, *An updated guide to Stress, Stress-related diseases, and Coping.* 2η έκδοση, Νέα Υόρκη, W. H. Freeman, 1998.

89 **Η δική μας στρατηγική είναι η χαλαρωτική απάντηση...** Herbert Benson, *The Relaxation Response,* Εκδόσεις

Harper Torch, Νέα Υόρκη, 1976.

90 **Το στρες, η κατάθλιψη, η σχιζοφρένεια...** Dr Gary Stix, *A Malignant Flame,* Scientific American, σελ. 42-49, Ιούλ. 2007.

91 **Υπολογίζεται ότι άτομα που υποφέρουν...** E.S. Epel και άλλοι, *Accelerated Telomere Shortening in Response to Life Stress,* Πρακτικά της Εθνικής Ακαδημίας Επιστημών, Νέα Υόρκη, 2004, σελ. 17312-15.

92 **Παρόμοια είναι τα συμπεράσματα...** Psychosomatic Medicine, E. Denollet, J. Hamming, *The Distressed Personality,* τεύχ.67(4), σελ. 632-7 Φεβρ. 2007.

ΑΡΝΗΤΙΚΑ ΣΥΝΑΙΣΘΗΜΑΤΑ, ΚΑΤΑΘΛΙΨΗ

93 **Η κατάθλιψη είναι προϊόν γονιδιακής...** Δρ Κώστας Στεφανής, **Κ**-ΚΑΘΗΜΕΡΙΝΗ, συνέντευξη στον Γιώργο Δουατζή, τεύχ. 221, σελ. 26-32, Αυγ. 26, 2007.

94 **Η κατάθλιψη δεν είναι χαρακτηριστικό...** I. A. Παράσχος, *Κατάθλιψη ηλικιωμένων, το πρόβλημα.* PsychoMedNedHellas, www.mednet.gr/psyco/elderly.htm.

95 **Η ιατρική επιστήμη διαχειρίζεται το στρες...** Judith S. Beck, *Cognitive Therapy: Basis and Beyond,* Νέα Υόρκη, *Εκδόσεις Guilford* Press, 1995.

96 **Ένα εξαιρετικό κείμενο που έγραψε η ψυχολόγος...** Kathleen Dowling Singh, www.pbs.org/wnet/ onouruwnterms/artikles/inventory2.html.

ΜΝΗΜΗ, Η ΔΙΑΤΗΡΗΣΗ ΤΗΣ

97 **Πως όμως η σωματική άσκηση...** Harvard Θέματα Υγείας,

Η Γνώση είναι Δύναμη, τεύχ. 16, σελ. 3, Ιούν. 2007, Ιατρικές Εκδόσεις Π.Χ. Πασχαλίδης.

98 **Η νικοτίνη με όχι παράδοξο τρόπο...** Wanda Hanilton, *Nicotine Benefits,* το πλήρες κείμενο υπάρχει στη δικτυακή θέση:
www.forces,org/evidence/hamilton/other/nicotine.htm
Επίσης, A. Ott και άλλοι, *Effect of smoking on Global Cognitive Function in Nondemented Elderly,* Neurology τεύχ. 62, σελ. 920-924, 2004.

99 **Ginkgo, είναι βοτανικής προέλευσης ...** P.L. LeBars και άλλοι, *Extract of Ginkgo biloba for Dementia,* Journal of the American Medical Association, τεύχ. 278, σελ. 920-924, 2004.

100 **PS ή Phosphatyl serine, είναι...** T.H. Crook και άλλοι, *Effects of Phosphatylserine in Age-Associated Memory Impairment,* Neurology 41, τεύχ. 5, σελ. 644-649.

ΟΔΗΓΗΣΗ ΚΑΙ ΤΡΙΤΗ ΗΛΙΚΙΑ

101 **Είναι ευνόητο ότι άνθρωποι με χρόνιο πρόβλημα υγείας...** Harvard Θέματα Υγείας, *Παραμένοντας υγιής στο αυτοκίνητό σας: αντιμετωπίζοντας την ασθένεια και την ηλικία,* τεύχ. 7. σελ. 1-3, Ιούλ. 2006, Ιατρικές Εκδόσεις Π.Χ. Πασχαλίδης.

102 **Είμαι ασφαλής οδηγός, είναι ασφαλής...** Ιδέ www.aarp.org

ΠΟΙΕΣ ΕΞΕΤΑΣΕΙΣ ΝΑ ΚΑΝΩ;

103 **Στο πέρασμα των χρόνων έχουν δοκιμαστεί...** health. harvard. Edu/104 και 105.

104 **Το είδος των εξετάσεων που έχουν πραγματική αξία...** U.S. Preventive Services Task Force (USPSTF), πληκτρολογώντας απλά *uspstf,* ανοίγει όλος ο κόσμος της

πρόληψης.

ΤΙ ΕΙΝΑΙ Η ΤΡΟΦΗ ΜΑΣ

105 **Τώρα που ουσιαστικά έχει ολοκληρωθεί...** *Biochemistry,*
Jeremy Berg, John Tymozcko, Lubert Stryer. Τόμος 1, σελ
347, Εκδόσεις W.H. Freeman and Co.

ΠΡΟΣΑΡΜΟΣΜΕΝΑ ΑΠΟΣΠΑΣΜΑΤΑ

Π-Α 1: Προσαρμοσμένα αποσπάσματα από το HEALTHY AGING,
Dr. ANDREW WEIL, σελ. 67-73, εκδόσεις ALFRED KNOPF, 2005.

Π-Α 2: Προσαρμοσμένα αποσπάσματα από το HEALTHY AGING,
Dr. ANDREW WEIL, σελ. 51-52, εκδόσεις ALFRED KNOPF, 2005.

Π-Α 3: Προσαρμοσμένα αποσπάσματα από το Harvard Θέματα
Υγείας, τεύχος 7, Ιούλ. 2006, Ιατρικές Εκδόσεις Ι.Χ.
Πασχαλίδης και άλλα τεύχη.

Αφιερώνεται

στην Άννα
τον Κωνσταντίνο
και το Δημήτριο

ΛΙΓΑ ΛΟΓΙΑ ΓΙΑ ΤΟ ΣΥΓΓΡΑΦΕΑ

Ο συγγραφέας του βιβλίου, που είναι ιατρός της Βιομηχανικής Ιατρικής (Εργασίας), έχει μακρόχρονη επαγγελματική θητεία ως καταξιωμένο επιστημονικό στέλεχος μεγάλου πολυεθνικού ομίλου εταιριών του εξωτερικού, όπου άρχισε και περάτωσε την ιατρική του σταδιοδρομία.

Η προληπτική ιατρική γενικά και ειδικά ο εντοπισμός των βλαπτικών παραγόντων των εργασιακών χώρων και η εκτίμηση και πρόληψη των ασθενειών που αυτοί προκαλούν στους εργαζόμενους, ήταν το κύριο επιστημονικό του αντικείμενο.

Παράλληλα με αυτό είχε εξάρχοντα ρόλο στην κατάρτιση του εβδομαδιαίου σιτηρεσίου των εργαζομένων των εταιριών εκείνων που παρείχαν μαζική σίτιση στο προσωπικό τους.

Ως ιατρός είχε, κατά συνέπεια, την προνομιακή θέση να μελετά χιλιάδες ατομικούς φακέλους υγείας εργαζομένων, που τηρούσαν οι υγειονομικές υπηρεσίες των εταιριών και που προέρχονταν από πολλές χώρες, περισσότερες από 15. Είχε το πολύτιμο πλεονέκτημα να παρατηρεί την επίπτωση της εργασίας αλλά και της διατροφής στην υγεία χιλιάδων εργαζομένων, να συγκρίνει, να συσχετίζει τα δεδομένα και να αποκομίζει πολύτιμες επιστημονικές εμπειρίες, που πολλές βρήκαν θέση στο βιβλίο αυτό και στα βιβλία που ακολουθούν.

Η υγιεινή διατροφή των εργαζομένων και η βελτίωση της υγείας τους μέσα από αυτή, ήταν η έμμονή του ιδέα, με έξοχα στην πράξη αποτελέσματα και αμοιβαίο όφελος τόσο για τις εταιρίες και τους ασφαλιστικούς οργανισμούς, όσο κυρίως για τους εργαζόμενους.

Τα τελευταία χρόνια ασχολείται με δική του επιχείρηση, χωρίς να παραμελεί ούτε στιγμή την ιατρική του ενημέρωση.

Το όνομα Στέργιος Μάλαμας αποτελεί ψευδώνυμο και επιλέχθηκε για να μη προκαλεί σύγχυση με εταιρία που φέρει το όνομα του συγγραφέα, αλλά και αντιδεοντολογική διαφήμιση του βιβλίου. Δανείζεται λοιπόν το επώνυμο, του από μητρός παππού του, τιμώντας παράλληλα και μνημονεύοντας με αυτό τον τρόπο τον άνθρωπο που ήταν η μακρινή αιτία για να γραφεί το βιβλίο που κρατάτε στα χέρια σας.

ΕΥΧΑΡΙΣΤΙΕΣ

Ευχαριστώ ολόψυχα όλους τους εκλεκτούς φίλους για την ανεκτίμητη βοήθεια και για την επιστημονική συνεισφορά στη συγγραφή του βιβλίου. Θερμές ευχαριστίες ιδιαίτερα στους:

Βαρλάμη Γεώργιο,
Καθηγητή Παιδιατρικής της Ιατρικής Σχολής του Αριστοτελείου Πανεπιστημίου Θεσσαλονίκης.

Φράγκου Αθανάσιο, Χειρουργό,
Διδάκτορα της Ιατρικής Σχολής του Πανεπιστημίου Αθηνών, Υποστράτηγο Υγειονομικού ε.α.

Χαλέμη Ζαχαρία, Παιδίατρο,
Ιατρό του Ε.Σ.Υ. Διδάκτορα της Ιατρικής Σχολής του Αριστοτελείου Πανεπιστημίου Θεσσαλονίκης.

Αυγολούπη Δημήτριο, Αναισθησιολόγο,
Ιατρό του Ε.Σ.Υ. τ. Διοικητή Νοσοκομείων.

Παππά Άννα,
Παιδαγωγό και συγγραφέα παιδαγωγικών βιβλίων.

ΣΑΣ ΣΥΝΙΣΤΩ ΝΑ ΔΙΑΒΑΣΕΤΕ

Το βιβλίο του ιατρού Andrew Weil που φέρει τον τίτλο Healthy Aging, Εκδόσεις ANDREW A. KNOPF, Νέα Υόρκη. Κυκλοφορεί και στην ελληνική με τον τίτλο *Ζωντάνια για πάντα* από τις Εκδόσεις Ισόρροπον.

Το βιβλίο του Nick Lane που φέρει τον τίτλο Oxygen: The Molecule That Made The World, Εκδόσεις OXFORD UNIVERSITY PRESS, Νέα Υόρκη.

Τα τεύχη Harvard Θέματα Υγείας, Ιατρικές Εκδόσεις Π.Χ. Πασχαλίδης, ένθετα κάθε Τρίτη στην εφημερίδα Η ΚΑΘΗΜΕΡΙΝΗ.

Το βιβλίο Κάπνισμα, Μέγα πάθος Μέγα Λάθος, έκδοση του Αντικαπνιστικού Συλλόγου Ελλάδος. www.nonsmoking.gr

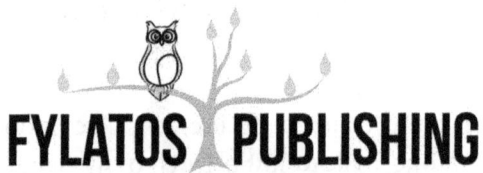